シリーズ日米医学交流 No.11

女性医師のための医学留学へのパスポート

財団法人　日米医学医療交流財団／編

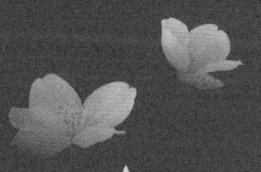

A PASSPORT FOR CLINICAL TRAINING

はる書房

巻頭言

　2011年3月11日の東日本大震災の折，ありがたいことに世界中から支援の手が差し伸べられようとしました．いちはやく約1万6000人を投入した米軍に加えて，外務省によると世界20カ国から1000人をこえる救助隊員が派遣されたとのことです．しかしこと外国人医師による医療となると，たいへん難しい状況がありました．それは日本の臨床医療が閉鎖的で，海外とは異なる極めて特異な仕組みで機能しているからです．

　震災直後には始まったカナダや台湾などの民間レベルでの医療支援ですが，活動開始が，受け皿の未整備もあり難航する中，震災後約2週間経ったとはいえイスラエル国防軍の医療チームが外国人医療チームとしてははじめて医師法適応の例外として，場所と時間を限定しての外国人医師の医療行為が認められたことは画期的な出来事でした．しかし現実には，いわば野戦病院として完結した形での外国人の医療チームであり，通訳を介したとはいえ近隣の他の日本の医療チームとの共同歩調は難しく，十分な役割を果たせないまま短期間に撤収されることになったと聞きます．

　日米医学医療交流財団は1988年に創設されました．日本と北米を中心とした世界各地との医学医療の国際交流促進を図ることで，とかく海外の動向には閉鎖的である日本の医療に，国際標準の視点を導入し，医療の安全と質の向上をもたらすことで，国民の健康に資するのが目的でした．

　この目的を達成するには，特に医師を中心とした，人材の交流が重要となります．そして特定の医療技術や治療法ではなく，医療制度，システムの相違を理解するのには，単なる見学旅行ではなく，実際に留学してその制度の中で生活して学ぶ必要があります．しかし特に臨床医学での留学となりますと言葉や資格の問題や障壁も高く，限られた情報の中で多くの志を持った若い医師たちが苦労している状況を目の当たりにしてきました．

そこで，創立10周年を記念して，医師，医療関係者の海外留学促進の一助として，日米医学交流シリーズ（『医学留学へのパスポート』）の発刊を開始し，昨2010年には10巻目を出版いたしました．各巻で，様々な切り口での留学経験者の体験談を中心とした編集を行い，本シリーズが契機となって留学への道が開かれた医師も出てくるなど，成果をあげてきております．しかし私どもの努力はまだまだ道半ばにも達していません．

　考え方の是非はさておき，近年話題にのぼる「医療ツーリズム」にしても，それに全面的に応えられる病院は国内には皆無といえます．国際的な病院評価機構であるJCI（Joint Commission International）の認証を受けた病院は国内に数カ所しかなく，アジアの近隣諸国が軒並み数十施設で認証をうけている現状とは大きな差異があります．

　今回の切り口は，女性医師の海外留学という，極めて広い切り口です．日本の医療現場は，男女の持ち場に建前上は大きな差異はない状況になりつつあります．しかし現実には幾多の課題が残されています．特にそれが，将来の医師としてのキャリア向上を目指しての海外留学となりますと，問題はさらに複雑に絡み合います．単身で道を開いた方々の場合もそうですが，夫の留学に合わせての留学やお子様を連れての留学で，幸運にも機会に恵まれたというよく聞かれる話の陰にも，周到な計画が垣間見られます．

　本巻には，そうして幾多の困難を乗り越えた先駆者の体験とともに，これからの女性医師が目指す方向性に良い示唆を与える多様な助言が盛り込まれています．海外医学留学を目指す女性医師が増加し，やがて帰国して日本の医療に貢献してくださる方々がひとりでも多くなることを願うものです．

2011年9月

日米医学医療交流財団理事長
宮坂勝之

Contents

巻頭言 ……………………………………………………………………… 1
宮坂勝之（財団法人 日米医学医療交流財団理事長）

I 部

女性医師のための医学留学へのパスポート
── それぞれの留学体験　PART11 ──

**解説　医師の働き方の多様性こそ
　　　今，求められている** …………………………………………… 9
武田裕子（ロンドン大学キングスカレッジ医学部プライマリケア・公衆衛生学講座研究員）

*

chapter 1
人生計画書の続き …………………………………………………… 23
小林美和子（エモリー大学感染症科）

chapter 2
子育てしながら，夫と一緒に臨床留学 ………………………… 41
松本さつき（アイオワ大学小児神経科）

chapter 3
今なら日本で働くのも面白いかもしれない …………………… 61
内藤亜由美（ロンドン・ジャパングリーンメディカルセンター小児科）

chapter 4
栄養失調病棟の子どもたちを救いたい ………………………… 79
赤羽桂子（ユニバーシティ・カレッジ・ロンドン大学院国際小児保健学）

chapter 5
「海外で」「臨床医をしながら」──医学教育を学ぶ ……… 91
内野三菜子（トロント大学・プリンセスマーガレット病院放射線腫瘍科）

chapter 6
いくつもの邂逅と偶然に導かれて ……… 111
鈴木ありさ（ブリガムアンドウィメンズ病院放射線科）

chapter 7
千載一遇のチャンスに単身渡米した私 ……… 123
堤（瀧澤）美代子（聖路加国際病院一般内科 / ナショナルメディカルクリニック）

chapter 8
Clinician-Educator としてのこれから ……… 145
プレヴォ田辺智子（医療法人知音会御池クリニック / 京都府立医科大学医学教育研究センター）

chapter 9
始まりはニューヨークでの出会いから ……… 163
木村道子ブルーノ（クイーンズメディカルセンター神経内科 / 開業）

chapter 10
日本で総合内科医として歩む ……… 185
北野夕佳（聖マリアンナ医科大学 / 横浜市西部病院救急集中治療部）

chapter 11
"インシャーラ"の言葉とともに歩んできた道 ……… 209
大津聡子（日本赤十字社和歌山医療センター感染症部兼国際医療救援部）

chapter 12
予定になかったアメリカでの臨床研修 ……… 227
十川佳美（モンテフィオーレ医療センター神経内科）

chapter 13
米国にガラスの天井は存在するか？ ……………… 243
金城さくら（カリフォルニア大学サンフランシスコ校麻酔科）

chapter 14
圧倒的な情熱を賭けられるものを見つけて ……………… 257
矢野（五味）晴美（自治医科大学臨床感染症センター）

Ⅱ部

JANAMEF 留学セミナー 2010
── 海外医学留学の魅力と、留学への準備・秘訣 ──

chapter 01
卒前臨床留学と私
1. オックスフォード大学（英国）の臨床実習を経験して …… 275
   候　聡志（聖路加国際病院内科）
2. ジョーンズ・ホプキンス病院での臨床留学を経験して …… 281
   清藤哲史（虎の門病院脳神経外科）
3. デューク大学での3カ月留学 ……………………………… 289
   原田陽平（名古屋大学医学部6年）

chapter 02
海外でのレジデント・フェローの経験と私
1. 米国臨床留学の意義と代償
   ── 現役チーフレジデントの立場から ── ………… 297
   島田悠一（ニューヨーク・ベスイスラエルメディカルセンター内科）

2．バーモント大学（米国）での
　　循環器科フェローシップを経験して ………………………… 308
　　　　鈴木健樹（東京大学大学院医学系研究科（循環器内科））

chapter 03
研究留学と私
1．医学部学生時代に研究留学を経験して ……………………… 319
　　　　杉山雄大（東京大学大学院医学系研究科公衆衛生学教室）
2．私の米国・ミシガン大学への研究留学 ……………………… 325
　　　　原田美由紀（東京大学医学部附属病院女性診療科・産科）

chapter 04
東京大学における学生・ポスドク・医師の留学支援：
応募前の準備・応募時のノウハウ等 ……………………………… 333
　　　　丸山稔之（東京大学大学院・医学研究科・医学部国際交流室）

■ 資料
資料1　2012年度 JANAMEF　研修・研究，調査・
　　　　研究助成募集要項 ……………………………………… 345
資料2　2011年度　JANAMEF 助成者リスト ………………… 352
資料3　環太平洋・アジア基金 …………………………………… 353
資料4　助成団体への連絡および，留学情報の問い合わせ先 …… 355

執筆者紹介 ………………………………………………………… 357

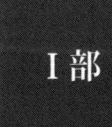

女性医師のための医学留学への パスポート
―― それぞれの留学体験 PART 11 ――

解説
医師の働き方の多様性こそ
今,求められている

ロンドン大学キングスカレッジ医学部
プライマリケア・公衆衛生学講座研究員
武田裕子

I. 女性医師の特集で見えてくるもの
―クリティカル・マス

　量が積み重なって,持続的かつ不可逆的な効果・影響を生じる臨界点となる数量をクリティカル・マスという[1].『医学留学へのパスポート』シリーズが女性医師に焦点をあてるのも,女性医師の数がこのクリティカル・マスに達したことの表れといえそうだ.
　さまざまな分野で独自の活躍を続ける執筆者たちによる本書には,これまでの『医学留学へのパスポート』と同じく,北米および英国の研究・教

育制度の優れた点，ユニークな研修プログラムや大学院教育など，日本の医学教育の参考になる事柄が具体的に書かれている．その国の医療事情や，制度の違いなども伝わってきて興味深い．

　留学までの過程や必要な手続きに関する記述は，将来医学留学を目指している方の参考になるであろう．また，英語力不足から臨床能力が欠如していると判断されないための努力の数々，例えば，充実した診療録記載を心がけたり，朝，誰よりも早く出勤して担当患者を把握するというエピソード，日本で得たスキルを用いて競争的環境の中で信頼を得ていった様子は，他のシリーズでも触れられており，留学生活の厳しさを垣間見せるものである．

　本書の特色は，それに加えて，どのように留学を決意したか，厳しい臨床研修や大学院教育をどう乗り切ったか，その後の進路をどう選択しているか，ライフ・サイクルのステージに応じて書かれている点にある．

　留学のきっかけも，そのときの状況も個人によって大きく異なり，多様な選択肢が存在することを示唆している．結婚して2人でレジデンシーに挑戦したカップル，夫の研究留学を契機に努力の末に念願の臨床留学を実現した医師，あるいは夫の留学に付き添って渡航し結果的に臨床医として活躍の道が開けた医師，結婚後単身で渡米し研修を修了した医師もいれば，子育てをしながら夫とともに厳しい研修医生活を乗り切った医師もいる．単身で渡航しパートナーに巡り合った医師もいれば，独身で新しい道を切り開いている医師もいる．

　仕事か家庭かといった二者択一の選択は過去のものとなったと感じさせる．しかし一方で，日本ではその両方を選択することが男女を問わず困難で，肩身が狭く感じられる現状があることも，本書は伝えている．

II. わが国における女性医師の増加

医師偏在に拍車をかけるとの推測も

　医学部入学者数に占める女性の割合は，1970年が約10％であったのに対し，1990年には25％に達し，1994年の医師国家試験では合格者の3割を女性が占めた．以後，毎年，誕生する医師のうち30－35％は女性である．それに伴い，わが国の女性医師の割合は着実に増加し，1975年に9.8％であったものが2008年には17.2％に達している[2]．

　女性医師の増加は，実質的な労働人口に影響を与え[3]，今後，へき地の医師不足や診療科における医師偏在に拍車をかけるのではないかと推測されている[2,3]．人口1000人あたりの産婦人科医，小児科医（小児人口あたり）が増加する一方，内科医・外科医は減少すると試算されている[2]．

"M字カーブ"の意味するもの

　特にわが国で問題となっているのは，育児期間中の女性医師の就業率の低下・離職である[3]．図1は，厚生労働省が隔年で行っている"医師・歯科医師・薬剤師調査"のデータをもとに，医師が25歳で卒業したと仮定した場合の就業率の男女差を示すものである（「日本の医師需給の実証的調査研究（主任研究者 長谷川敏彦）」より引用）[4]．

　同じデータを用いて，Kaneto C et al. は，1980年と1990年のそれぞれの時点で医籍登録していた25－64歳の医師をコホートとして就業率を2002年まで追跡している．その結果，20歳代後半から30歳代にかけて著明な就業率の低下を女性に認めた[3]．1980年度コホートでは32歳前後の就業率が最低で73.2％，女性の社会進出を促進したといわれる男女雇用機会均等法施行後の1990年コホートでも，34歳前後の女性医師就業率が最低で74.8％であった．

　これは，"M字カーブ"といわれる現象で，出産・育児を機に離職する

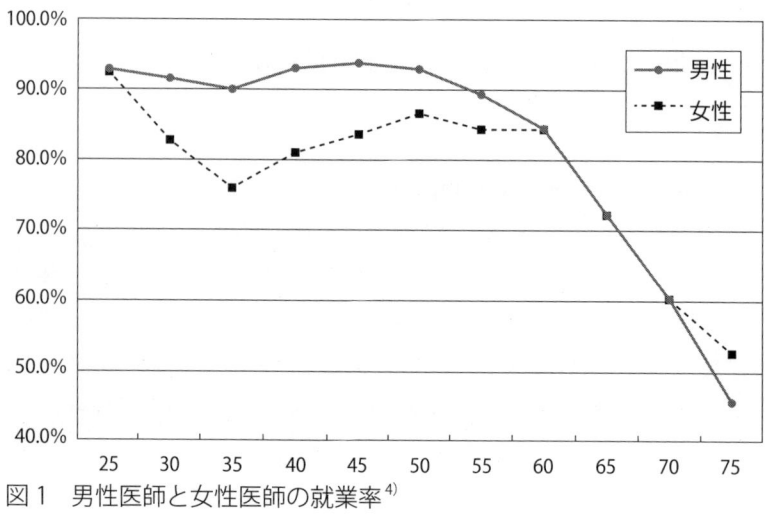

図1 男性医師と女性医師の就業率[4]

女性の存在を示すものである．そのため，離職防止・再就業支援の目的でさまざまな施策が導入されている．例えば，厚生労働省"緊急医師確保対策"には女性医師支援事業が盛り込まれ，就業斡旋や職場復帰のための講習会の実施，復職のための相談事業（女性医師バンク設立），病院内保育所の整備，さらに短時間正規雇用導入などが行われてきた．

III. 医学部入学者のほぼ半数以上が女性となった欧米

女性の進出が著しい欧米の医学界の現況

欧米では，女性医師の増加はさらに急速に進んでいる．OECD（経済協力開発機構）のデータによると35歳以下の医師における女性の割合は，英国で54％，フランスで58％，スペインで64％となっている．英国では，2010年度医学部入学者の56％が女性であり，英国王立内科医会（Royal College of Physicians）は，2017年には全医師の半数以上が女性になると予測している[5]．

米国でも，1969年以降，医学部入学者の女性の割合は年々増加し，すでに1982年時点で31.4％であったものが，2003年には49.6％に達した．また，2009年度に医師免許を獲得した女性は8133名（全体の48.3％）で，過去最大数となっている[6]．カナダの医学部入学者は，2003年の時点で58％が女性である．最も女性の比率の低い医学部でも入学者の43％が女性であり，女性比率の高いマックマスータ大学（McMaster University）では71％，ラバル大学（Universite Laval）では74％に上っている．

　女性の進出が著しい欧米の医学界であるが，女性医師に対して懐疑的な風潮はいまだに残っているという[7]．女性医師の増加が医師の影響力や社会的地位を弱めるという発言を続ける重鎮がいたり[7]，妊娠出産に伴う休業の穴埋めや，ワークシェアリングが進みパート・タイム医師が増えて，より多くの医師を育成し給与を支払う必要が出てくるのではないかといった新聞記事もみられる[5]．一方，女性のほうが安い給与でも働き，弱者のために働きたいという気持ちが強いといわれる[8]．

　実際に，米国医学部教員を対象とした調査では，職位・在職期間・職務・学位の有無等の条件を揃えて比較したところ，女性教員の給与は平均で11％，1万2777USドル（約150万円）低かった[9]．英国医師会の調査でもNHS（National Health Service）で勤務する医師の給与は，1万5000ポンド（約200万円）の男女間格差があるという[5]．

　リーダーシップを発揮する立場に就く女性の割合も低いままである[1,7,8]．米国医学部に対する調査で，女性教員の62％が講師までしか昇進しない職にあり，49％が有期限のポストであるのに対し，男性教員の55％には教授まで昇進可能な身分が保障されていたとの報告がある[9]．

M字カーブに表れる国際比較

　本書には出産直前まで集中治療室で勤務したり，当直する米国人医師の姿が幾度となく描かれている．先進諸国のなかでも，米国の働く女性にとって妊娠・出産をめぐる環境は厳しい．

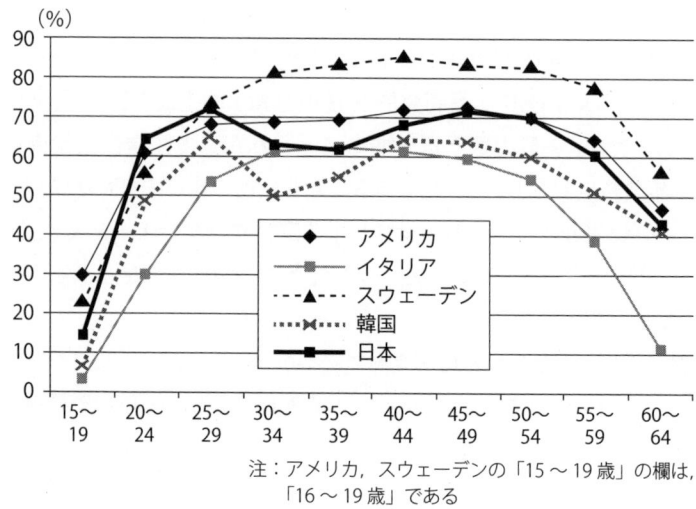

注：アメリカ，スウェーデンの「15～19歳」の欄は，「16～19歳」である

図2　就業率の国際比較[11]

　2003年時点の報告によると，米国では，出産休暇，育児休暇，病児看護休暇を併せて休暇期間は12週間となっており，いずれも無給である[10]．本書執筆者の1人は研修医1年目に出産した体験を書いている．2週間の選択研修・エレクティブ（Elective）と研修医全員に与えられる4週間の休暇を産後休暇にあてて復職したとのこと．日本のように院内保育を推し進める体制になく，都市部では保育園の待機児童も多いという状況は，決して恵まれているとはいえない．

　保育園の利用料やベビーシッターの給与も高額で，"研修医1人分の給料では，家賃と保育園代を支払った後には…（略）…勉強に必要な本を買うのもためらわれるほど家計は苦しかった"と本書の執筆者の1人は書いている．

　しかし，それにもかかわらず女性にとっては働きやすい環境が備わっており，キャリアと家庭の両立は可能だと子育て中の執筆者は述べている．図2に，OECD Databaseをもとに作成された女性全般の就業率の国際比較を示す[11]．

日本，韓国では，30歳代前後で就業率の低下がみられるが，米国，イタリア，スウェーデンでは，育児期間中の就業率の低下はみられない．英国でも，出産後に離職する医師は考えられていたほどには多くなく，"M字カーブ"とはならなかったと報告されている[7]．

　それはいったいなぜであろうか．以下に，本書の記載の中からそのヒントとなりそうな項目を拾い上げてみたい．

IV. キャリアと家庭の両立を可能にするもの

(1) 産前・産後休暇の取得をめぐるサポート体制

　医療現場で働く女性医師の割合が日本よりも多く，診療科によっては半数あるいは7割を女性が占める．そうなると研修中の出産も珍しくなく，そのための組織的な対応が求められる．

　サンディエゴ退役軍人メディカルセンター（VA San Diego Medical Center）では，女性医師の妊娠・出産は当然起こるという認識のもと，代診医の派遣会社と業務提携をして，産休を取得する医師が担っていた患者診療に支障をきたさないよう，組織的な対応が考えられている［第I部8章］．

　日本では産前・産後休暇の取得は，制度上は整備されている．しかし，妊娠・出産は本人のキャリア中断につながると考えられているほか，同僚医師に当直をはじめ診療業務の負担が増えてしまう状況にあり，"職場・患者放棄"と取られてしまうことさえあるという．そのため，妊娠したことが申し訳なく思われ，妊娠を職場で伝えにくいと感じる女性は少なくない．気兼ねなく産休に入れるかどうかは，産後の職場復帰にも影響する．

(2) ロール・モデルの存在

　妊娠中のレジデントがあたり前に業務をこなし，指導医や医学部教員が，子どもの話を幸せそうにする姿は，"家庭もキャリアも両方手に入れるこ

とは人間として自然なこと"[同 14 章]という印象を後に続く者たちに与える．女性に限らず男性指導医・教員が家庭を大切にする姿も，働き方を考えさせるきっかけとなるであろう．

　教授や部長などキャリアを積んだ女性医師，専門領域の世界的権威でもある女性医師がメンターとして親身に相談相手になってくれたと，多くの執筆者が書いている．お互いを尊重しながらキャリアを高め合う理想の夫婦・家族も身近に存在する．

(3) リーダーシップをとる女性医師の存在

　チーフレジデント経験者は，研修医教育を担当し管理業務を経験するなか，リーダーとしての姿勢を学んだと書いている．また，実力が評価されれば，責任のあるポジションを任される．

　カリフォルニア大学サンフランシスコ校（University of California San Francisco）では大学総長が女性の内科医であり，ノーベル賞医学生理学賞を受賞した女性研究者の Dr. Blackburn が在籍しているほか，外科の主任教授は夫と 2 人の子どものいる女性初の肝臓移植外科医という[同 13 章]．

　ガラスの天井は欧米にも存在するというが，女性だからと特別視されない分，機会も均等に与えられる．このような卓越した女性が当たり前のように周囲にいるのも，クリティカル・マスをこえる数の女性医師が長年にわたり努力を続けた成果であろう．

(4) 同僚女性医師たちによるピア・サポート

　同じような環境で働く価値観の近い同年代の女性医師は，心強い味方である．仕事面の助け合いにとどまらず，保育園やベビーシッターなど育児に関する情報交換をはじめ，効率よく働くための貴重なソーシャル・キャピタルは，女性医師の割合が多いほど構築しやすくなる．

(5) 研修医の勤務環境

　米国の研修プログラムでは，週80時間労働，連続勤務は30時間までとするシフト勤務が義務付けられている．働きやすさは，勤務時間の長短よりも，勤務終了時間が予測でき，予定を立てやすいかどうかにかかっていると思われる．勤務が終わればポケット・ベルを切って病院に呼ばれることがなく，オンとオフを区別できることも，働きやすさにつながっている．

　また年間プログラムのなかで，休暇の時期や選択研修期間・エレクティブを自分の都合に合わせて設定できるので，産休を正規の休暇の枠でとれ，周囲に迷惑をかけるのではという心理的負担感を軽減できる［同9章］．また，研修先を選ぶマッチングにおいて，カップルでの採用を申請できる制度も既婚者に活用されている．

(6) 働き方に関する幅広い選択肢

　勤務時間やワークシェアリングなど仕事上の選択肢が多く，勤務形態に関する希望を上司に述べることができ，家庭との両立において自分のプライオリティに沿った選択が可能である．Frank et al. は，勤務環境を自分でコントロールできることが，女性医師の仕事満足度を左右すると指摘している[12]．

(7) ハラスメントの許されない組織文化

　Frank et al. は，女性医師の仕事満足度と，医師として働き続けたいという思いの双方を規定する因子として，勤務環境のコントロールのほか，職場のストレスとハラスメントの有無の3つを挙げている[12]．

　ハラスメントへの遭遇は，疲労感，抑うつ，無力感を生じ，自己の存在価値を見失い，怒りの感情をもたらすと報告されている．若い医師ほど被害に遭いやすいとも報告されている[13]．本書の中でもそうした体験が述べられているが，ハラスメントは決してまれなことではない[14]．

　それにもかかわらず，この問題が表だって取り上げられることは少なく，

十分な取り組みがなされているとは言いにくいのが現状である．ハラスメントの被害について声を上げることが非常に困難であるなか，本書における問題提起が真摯に受け止められることを切に願う．

(8) 理解あるパートナーの存在と育児への協力

配偶者のおられる執筆者の方々は，皆，夫への謝意を本文で表されている．結婚後すぐに妻を単身で米国臨床研修に送り出した夫もあれば，臨床研修で疲れ切る妻を温かく励まし続けたり，ある時期を主夫となって妻を支えた夫もおられる．妻の単身赴任中，保育者・ナニー（Nanny）を雇用して幼児と2人で暮らした夫や，朝4時に出勤する妻に代わり，研究生活の合間に乳幼児の世話一切を引き受けた夫など，パートナーの理解と協力がいかに重要であったか，本文から切々と伝わってくる．

わが国には，まだまだ性別役割分担意識が存在し，男性が家事・育児に携わるのは奨励されつつも，まだ当然のことにはなっていない．2003年のデータでは，3歳未満の子どもに対する短時間勤務取得率は，わが国では女性73.1％，男性0.44％となっている[10]．一方，米国では，育児休暇の取得率（2001年）でみると，女性36％，男性34％とほぼ同数である[10]．

米国・英国と暮らして，父親が家事・育児を当たり前に担当している様子を垣間見ると，家庭内の男女共同参画が実現すれば，女性の働きやすさは大きく増すだろうと容易に想像できる．親として育児に関わりたい男性が増えるなか，女性医師支援という枠組みではなく，子育て世帯への支援が考えられるようになれば，男性女性にかかわらず医師の働きやすさは増すのではないだろうか．

(9) 家事のアウトソーシング

米国では，保育園・託児所，ベビーシッターから住みこみナニーまで幅広く活用されているが，掃除や洗濯などの家事についても，賃金を支払って依頼している医師は珍しくない．研修医にも利用している者がいるほど

だ．日本でも，子どもと向き合う時間を増やすために，家事支援を得たいと思う医師は少なくないはずだが，家事代行はそれほど活用されていないように思える．

　経済的に困難というよりも，自分自身でやるべきことという思いが心理的障壁をつくりだしているのではないだろうか．家事負担が女性に集中する傾向のある日本でこそ，家事のアウトソーシングは検討されてよい．

(10) 労働倫理と医師への期待の違い
　本書のなかで，仕事に対する態度の，欧米人と日本人医師との違いがたびたび触れられている．患者診療のために自己を犠牲にする姿勢を美徳とする風潮が日本にはあり，患者もそれを期待しているように思える．一方，欧米では，自分や家族のために時間を確保するのは当然のことであり，自分自身が，継続して診療に当たれるような働き方の選択は，プロフェッショナルとしての責務だと位置付けられている[15]．

　日本人医師の勤勉さ，強い責任感，高い職業意識は世界に誇るものであるが，一方，メンタル・ヘルスに無理を生じ，休職せざるをえない医師もいる．女性医師の増加は，医師の働き方を見直すきっかけとなり，男女を問わず医師として働き続けられる環境づくりにつながると期待される[8]．

Ⅵ．先輩医師からのメッセージ

　本書を通して伝わってくるのは，自分自身に制約を設けず，自分のやりたいこと，すべきことを見つけて進んでほしいという先輩医師からのエールである．

　時には道が閉ざされたように見えることがあっても，後になってそれが意味のあることであったと分かった（"Things happen for a reason."）という体験が本書では多く語られている．臨床留学は特別なことと思われやすいが，皆，悩みながら，また迷いつつもそのときどきに最善と思える決断をし，努力を続けている．

女性医師が増加したことで医師の働き方の多様性が認められ，男性にとっても働きやすい環境が整いつつある．性別や年齢を理由にあきらめることなく，日本や世界にどのような可能性があるのか探り，選択肢を広げてほしい．

　多くの出会いや，つながりに支えられて歩み続けられていることを忘れず，読者の方々が，ご自身を最も必要としている場所で活躍していかれることを願っている．

[参考文献]

1) Morahan, P.S., et al., *The leadership continuum: a framework for organizational and individual assessment relative to the advancement of women physicians and scientists*. J Womens Health (Larchmt), 2011. 20(3): p. 387-96.
2) Koike, S., et al., *Estimation of physician supply by specialty and the distribution impact of increasing female physicians in Japan*. BMC Health Serv Res, 2009. 9: p. 180.
3) Kaneto, C., et al., *Gender difference in physician workforce participation in Japan*. Health Policy, 2009. 89(1): p. 115-23.
4) 厚生労働省医政局. 資料3 医師を取り巻く現状等について「日本の医師需給の実証的調査研究（主任研究者 長谷川敏彦）より引用」第1回今後の医学部入学定員の在り方等に関する検討会
  2010 [cited 2011 September 12]; Available from: http://www.mext.go.jp/b_menu/shingi/chousa/koutou/043/siryo/__icsFiles/afieldfile/2011/01/18/1300372_2.pdf.
5) Carvajal, D., *The changing face of medical care: the female factor*, in *The New York Times* 2011.
6) AAMC. *U.S. medical school applicants and students 1982-1983 to 2010-2011*. 2010 [cited 2011 10 September]; Available from: https://www.aamc.org/download/153708/data/charts1982to2011.pdf.
7) Allen, I., *Women doctors and their careers: what now?* BMJ, 2005. 331: p. 569-72.
8) Levinson, W. and N. Lurie, *When most doctors are women: what lies ahead?* Ann Intern Med, 2004. 141(6): p. 471-4.
9) Wright, A.L., et al., *Gender differences in academic advancement: patterns, causes, and potential solutions in one US College of Medicine*. Acad Med, 2003. 78(5): p. 500-8.
10) 山崎隆志, 主要国における仕事と育児の両立支援－出産・育児・看護休暇を中心に－, 2005, 国立国会図書館調査及び立法考査局.
11) 内閣官房. 資料5 就労促進に関する資料 社会保障改革に関する集中検討会議（第六回）. 2011 [cited 2011 September 12]; Available from: http://www.cas.go.jp/jp/seisaku/syakaihosyou/syutyukento/dai6/siryou5.pdf.

12) Frank, E., et al., *Career satisfaction of US women physicians: results from the Women Physicians' Health Study. Society of General Internal Medicine Career Satisfaction Study Group*. Arch Intern Med, 1999. 159(13): p. 1417-26.
13) Frank, E., D. Brogan, and M. Schiffman, *Prevalence and correlates of harassment among US women physicians*. Arch Intern Med, 1998. 158(4): p. 352-8.
14) Nagata-Kobayashi, S., et al., *Medical student abuse during clinical clerkships in Japan*. J Gen Intern Med, 2006. 21(3): p. 212-8.
15) Royal College of Physicians and Surgeions, *The CanMEDS 2005 Physician Competency Framework*., F. J.R., Editor 2005: Canada

chapter 1

小林美和子

エモリー大学感染症科

人生計画書の続き

July 2006-May 2009
Internal Medicine Resident, Beth Israel Medical Center in New York University Hospital and Manhattan Campus for the Albert Einstein College of Medicine
January 2008-May 2010
Master of Public Health, Johns Hopkins Bloomberg School of Public Health
June 2009-June 2010
Chief Medical Resident, Beth Israel Medical Center University Hospital and Manhattan Campus for the Albert Einstein College of Medicine
July 2010-Present
Fellow, Division of Infectious Diseases
Emory University

要旨………

　今の日本では本人の希望と努力次第で女性のキャリアの可能性は無限に広がっています．大学卒業後，仕事を始める前に立てた「人生計画書」．今見直してみて，10年近く前に立てた留学の道のりがこうして実現できたこと，こうした機会を与えられたことの幸せをあらためて感じています．
　この計画書を書くにあたって影響を受けたある記事があるのですが，それはあらためて女性ならではのキャリア，ならびに人生設計のありかたを考えさせられるものだったのでした．

漠然と米国臨床留学にあこがれていた約10年前，日米医学医療交流財団から出されていた書籍のシリーズ（『医学留学へのパスポート』）を何度も読んでは自分もいつかは留学したいという思いを膨らませていました．そして今，自分がこのシリーズの原稿を執筆する立場になろうとは，夢にも思っていませんでした．

　さまざまな幸運な機会と出会いに恵まれて実現した留学までの道のり．私もまだまだ発展途上の身ですが，私のこれまでの経験が少しでも多くの医学生のお役に立てることを願っています．

英語を生かした仕事をしたい

　私はいわゆる「帰国子女」です．父の仕事の関係で，6歳から10歳までの4年弱をアメリカで過ごしました．帰国後中学受験をし，都内の中高一貫校に入学しましたが，英語に力を入れている学校であるためか，英語に興味をもって一生懸命勉強する人が周囲に多く，高校時代に海外留学をする人も毎年数名いました．

　「帰国子女」であることは確かに英語の聞き取り，発音では有利だと思いますが，所詮は小学校レベルの英語しか取得していませんので，勉強しなければ落ちこぼれます．元々負けず嫌いなこともあって，何があっても英語だけは人に負けたくない，という思いもあり，自分も一生懸命英語の勉強をするようになりました．そして，「将来は英語を生かした国際的な仕事をしたい」ということを漠然と思うようになりました．

すべてにおいてやる気が空回り

失意の日々と日米学生会議への参加

　高校時代に読んだ日野原重明先生の緩和医療の本に感銘を受け，自分も「患者さんを病気としてではなく，人間として全体的に診れる」医師を目

指したい，という思いを抱き，医学部進学を決意しました．都内の女子校でぬくぬくと過ごし，狭い世界しかみていなかったから，大学に入ったらいろんな経験をして人間としての幅を広げたい，そのような夢を抱いていました．

　大学入学当初は，勉強もスポーツも両立させた文武両道生活を目指そうと意気込み，医学系の運動部に入りましたが，初めての一人暮らし，大学と周囲の研究機関以外はほとんど何もない街での生活，と新しい生活になかなか慣れず，ストレスのせいか，原因不明の皮疹が出現．1年目の1学期が終わる頃には体重がすっかり減ってしまい，夏休みに入ると毎日のようにあった部活の練習をなんとかこなし，逃げるように親元に戻ってからは，ひたすら毎日布団にもぐって身動きひとつしようとしない生活でした．

　「これではいけない」と思いながらも，体力とともに精神力も弱っていたのでしょう．一体どうしたらいいかわからず，夏休みが終わって部活でめきめきと腕を上げる同級生を横目に，部活に熱が入らない自分がまるで落ちこぼれであるかのような劣等感に悩まされていました．

　友人に「あなたは一体何をしたいの？」と言われても自分でもよくわからず，本の中に人生の指針を求めてあれこれ読んでいた時期でもありました．

　そんな中でも，英語には変わらず情熱を注いでいました．筑波大学では，1年目の英語のクラスは，年度始めに行われる英語のテストによる成績に応じてクラス分けがされるのですが，中でもいい成績をとると，上級英語クラスを取る資格が得られます．この上級英語クラスは全学部生対象でありました．私はこのクラスをとり，そのほかにもNHKラジオのビジネス英語，それに続いて流れていた英語ニュースを毎日のように聞いていました．また，2年生以降は医学英語のクラスもあり，それに参加することで少しずつ医学英語を覚えていきました．

　悶々と過ごしていた大学1年目も終わりに差しかかった頃，大学構内で「日米学生会議」*の参加者募集のポスターを目にしました．日米学生会議は，1934年に満州事変以降悪化しつつあった対日感情を憂いた日本人大学

生有志が始めた歴史ある会議で，宮沢喜一元首相（故人）が奥様と出会われた会議としても有名です．

＊http://www.jasc-japan.com/

OB/OGには現在は各界のリーダーとして活躍していらっしゃる方も多く，私も大学入学直前に知り合いの医学生が日本側の実行委員長をしていると聞いてからずっと興味をもっていました．

なんとか現状打破をしたかったのと，以前から抱いていた「英語を生かしたい」「いろんな人と交流したい」という思いが重なって，応募．1999年夏に開催された第50回日米学生会議に参加することになりました．

夏に開催される学生会議本番までに，日本人参加者同士での合宿などの事前交流が行われることになっていました．そこで，他の参加者の話を聞くと，考えることも，これまでこなしてきたことも自分よりも遥かにスケールの大きな人たちがいるのに圧倒されました．この経験を一夏かぎりで終わらせるのはもったいないと思い，翌年の日本開催の実行員に立候補し，第51回日米学生会議の企画，運営にかかわることになりました．

この頃には自分に対する自信も少しずつ回復し，「やめたら完全に負け犬」という思いで名ばかり登録されていた部活も，これをきっかけに思い切って辞めました．1年間の実行委員生活は，大変なこともありましたが，学生会議を通じて得た経験とネットワークは今では大切な宝です．

留学の思い新たに

日米学生会議の実行委員も終わる頃，「英語だけできてもなにもならない．そもそも中身がある人間にならなくては」ということを強く思うようになりました．そして，自分の専門性を確立し，それに秀でることの必要性を強く感じるようになりました．

そこで医学の勉強に専念した，と言えたら格好いいのでしょうが……日米学生会議の経験を買われて知り合いからある医療シンポジウムへの参加

依頼を受けたこともあって，その後はしばらく医療系の学生会議の参加，企画に関わりました．

参加した会議のひとつに，ハーバードの学生と交流し，日米の医学教育についてディスカッションするというものがありました．ちょうどこの頃から「良いと言われるアメリカの臨床研修を身をもって体験したい」と思うようになりました．そして，この時期から，医学留学の情報を積極的に集めるようになりました．

筑波大学では6年生のはじめに海外で研修ができる制度があります．私もこの制度を利用して，3カ月アメリカで過ごしました．「海外で研修」といっても，研修先は自分で探さなくてはいけません．いろんなつてを頼ったり，各大学に問い合わせたりして，結局ハワイ大学の家庭医学を1カ月，ボストンのマサチューセッツ総合病院（Massachusetts General Hospital：以下，MGH）での内科サブインターンを1カ月，そしてニューヨークのベスイスラエルメディカルセンター（Beth Israel Medical Center）での感染症科を1カ月間ローテーションすることとなりました．

その頃すでにアメリカに学生として1年間の留学を行っていた友人に「英語か医学．どちらかひとつは完璧にしろ」といわれ，「医学は無理でも，英語ならなんとかなるかもしれない」と，同じく海外研修に決まった同級生と，Clinical Skills Assessment（現在のUSMLE CS）のシナリオをまとめた本をもとに，ロールプレイを行って問診，診察の練習を行いました．

自分ではそれなりに準備して行ったつもりだったのですが，特にMGHのサブインターンを行った際，自分の実力では「まったく歯が立たない」ことを思い知らされました．そもそも「アメリカでは学生に何でも教えてくれる．何でもやらせてくれる．どんな質問でもちゃんと聞いてきちんと答えてくれる」と勝手に思っていた時点で認識が甘かったのでしょう．

自分が実際にアメリカの研修医となり，こちらのサブインターンと働くようになり，彼らがまさに"サブインターン"として，インターン同様にチームの戦力となっているのをよく知った今となっては，当時ろくにプレ

ゼンテーションもできない，患者さんの初期対応もできなかった自分がサブインターンと称してやっていたことが恥ずかしくあります．穴があったら入りたい気分です．

　初めてアテンディングの前で入院患者のプレゼンテーションを行った際，それが終わった時点で笑顔で"how did you get here?"と聞かれたことを思い出します．その頃は「なんでそんなことを聞くんだろう」と思いましたが，今から思うと「こんな下手くそなプレゼンをして，一体どうやってMGHに来れたんだ？」ということだったのでしょう．

　歯が立たないなりに，一生懸命文献検索をして症例の勉強をしてみたり，必要以上にオンコールをとってみたりしましたが，やる気だけが空回り．落ち込む私に，例の先に留学中の友人は「受けてきた教育が違うだけで，能力が違うわけじゃないよ」と慰めてくれましたが，いつしかアメリカに来てリベンジをしたい，と思うようになりました．

無謀な計画

　当時は専門医になることにはあまり興味がなく，内科全般を診ることができるすぐれた臨床家を目指していたこともあって，海外研修から帰国後，私は全国各地の研修病院の見学に行きました．マッチングが始まる前の最後の年（マッチングならびに新卒後臨床研修制度の導入は2004年）で，研修病院での卒後研修への注目が大分集まってはいましたが，卒業後大学に残らない学生はまだまだ少数派でした．

　海外留学も「いつかは」とは思い，USMLEの勉強もなんとなく始めながらも，受験の時期など具体的に計画していなかった私を一念発起させたのは，聖路加国際病院を見学した際にかけられた一言でした．私が海外留学に興味があり，USMLEの勉強をしていることを知った研修医が「ここに来たら，そんな勉強する暇ないよ」と言ったのでした．

　日本の研修生活に忙殺されて，USMLEを受験する時期を逃し，海外留学の夢をあきらめている人を知っていた私は，そんなことで留学の夢が閉ざされてはかなわない，と卒業までにECFMG certificateを取るための

試験に合格することを決意しました.

　夏休みの図書館，卒業試験や国家試験の勉強を行う同級生を横目に，私はUSMLEの本を開き，夏休み明けのStep 1の受験を目指して必死になって勉強していました．今となっては無謀な計画だと思うのですが，短期決戦で受かるためには教材を絞ってそれを何度もこなそうと思い，ろくに情報収集も行わずに勉強に取り組みました．

　結果はめでたく合格．Step 2の勉強は卒業試験と並行して行い，国家試験の直前であった2月末に受験．そして，CSA（現在のCS）は卒業式を休んで受験．2003年6月にECFMG certificateを手にしました．

医者としての基本を叩き込まれた時期

職場と寮を往復する生活

　私の頃はマッチングではなかったので，一番はじめに受験した聖路加国際病院の内科研修医としての合格通知を得ると，そのまま聖路加への入職を決意しました．

　MGHで歯がたたなかったのが悔しく，日本でしっかり臨床を鍛えたいと思い，聖路加での3年間は研修に専念しようと思いました．実際は「専念」どころか，ひたすら病院と，病院から徒歩5分ほど離れた寮を往復する生活．仕事の要領が良くなかった私は病院に寝泊まりすることもしばしば．先輩に怒られたり，仕事で失敗して落ち込むことも多かったですが，皆が同じような生活を送っていたこともあってお互い仲良く，今振り返れば楽しい思い出です．

　聖路加は「お金持ち病院だ」など，いろいろ言われますが，勤務する人々のモラルが高く，先輩，同僚の向上心も高かったため，医者としてあるべき姿の基本を徹底的に叩き込まれました．内科の研修が終わる頃には内科チーフレジデントに選ばれ，退職するまでの3カ月間，チーフレジデントとして勤務する機会にも恵まれました．

Nプログラムに応募そして採用

　入職して初めは英語の勉強どころではなかったのですが，あるときアメリカ人の患者さんを担当し，大学時代と比べると，英語が思ったように口から出なくなっている自分に気付きました．そして，何事も継続しなければ，力は衰えることを痛感し，英語に触れる機会をなんとかして増やそうと思うようになりました．同時に，日本での研修も半ばに差しかかり，研修修了後の進路を考えるようになってから，留学への思いが再度ふつふつとわき起こってきました．

　その頃には，ただ「海外に憧れて」いただけでなく，感染症科のトレーニングということと，公衆衛生の勉強をすることに強い関心を抱くようになりました．とくに，興味を持つようになった国際保健の分野に目を向けると，感染症の問題が占める割合がいまだに大きく，「英語を生かした国際的な仕事をしたい」という私の昔からの思いを一番実現させやすい科だ，と思うようになりました．聖路加研修中に，感染症科のアテンディングである古川恵一先生から感染症科のおもしろさを学んだこともありました．

　感染症科の臨床研修を行うだけであれば，感染症科研修だけをアメリカで行う，という手もあるのですが，それではアメリカの感染症科専門医の資格をとることができません．そこで，アメリカの内科研修を行うという目標が具体化してきました．そして，本格的にまず，英語に触れる機会を増やすために，早朝に電話でできる英会話レッスンを探したところ，毎日決まった時間に英語のネイティブが電話をかけてくれる英会話レッスンを見つけました．

　また，研修生活も後半になり，時間のゆとりが少しできてくると，仕事の後の時間を利用して英会話教室の個人レッスンに通うようになりました．留学のほうは，以前から興味をもっていたNプログラム[*]への応募を考えるようになりました．Nプログラムは現在新宿海上ビル診療所の理事長をされている西元慶治先生が中心となって日本人医師をニューヨークにある研修プログラムへ派遣するプログラムです．

＊ http://www.tokio-mednet.co.jp/nprogram/outline/preface/01.html

実は医学部6年生の海外実習終了後に一度ご挨拶に伺っていたのですが，その後はすっかりご無沙汰してしまっていました．3年ぶりに西元先生にお会いして，留学の意思をお伝えし，その後選考試験を経て，無事に2006年7月からマンハッタンにあるベスイスラエルメディカルセンターへの内科研修医に採用していただけることとなりました．

ゆとりある生活の中での新たな目標

カルチャーショック
　夢に見たアメリカでの研修医生活を，2006年7月より開始しました．ベスイスラエルメディカルセンターではNプログラムを通じて毎年数名の日本人の先生方がいらしていたことから，引っ越しの準備や手続き，そして研修がスタートしてからもあらゆる面での情報が得やすく，先輩方のサポートも整っており，そういった意味では大変恵まれた環境で留学生活をスタートできたと思います．
　学生時代に少しアメリカの医療現場に触れていたとはいえ，やはりさまざまな違いに当初は驚きました．例えば，日本で勤務していたときは，「できるだけ当直医の先生に迷惑をかけないように」と自分の担当している患者さんの急変時は自ら残って対応したり，また患者さんが亡くなる時期が近づけば，いつ呼ばれても駆けつけられるように携帯を絶えず握りしめていたものでした．ところが，アメリカでは定時に仕事を終わらせたら引き継いで帰ります．患者さんが急変しようと亡くなろうと，それは当直医の仕事，という割り切った生活で，そのことに大分カルチャーショックを受けました．また，日本と比べて圧倒的に医療従事者が多く，日本で1人の研修医が行っていた仕事が，分業化で複数の医療従事者によって行われていることにも当初は驚きを隠せませんでした．
　患者さんの在院日数が日本と比べて圧倒的に短いということもあるので

しょう．しかしその一方で，引き継ぎに次ぐ引き継ぎの結果，情報のモレが生じたり，研修医の「自分が担当医である」という自覚も日本に比べて薄くなってしまう感はやはり否めませんでした．

全米一のプログラムを受講

　日本での研修中にも，内科病棟以外のローテーションを行う期間がありましたが，ベスイスラエルメディカルセンターでの研修でも，Electiveと言って，主に自分の興味のある専門科でコンサルテーション業務を行ったり，研究に取り組んだりできる期間が年に数カ月盛り込まれていました．この期間は平日の勤務時間にさらにゆとりができ，週末は休み，といった具合で，日本にいた頃と比べて圧倒的に時間に余裕ができました．

　しかし，ゆとりがあるだけに，しっかりと自分の目標を掲げて研修医時代の計画を立てないと，容易に安きに流れてしまうのが人間（私？）の悲しい性．私はこのゆとりの時間を利用して，兼ねてから勉強したいと思っていたジョーンズ・ホプキンス大学ブルームバーグ公衆衛生大学院（Johns Hopkins Bloomberg School of Public Health）で公衆衛生修士（Master of Public Health: MPH）の勉強をすることにしました．

　ジョーンズ・ホプキンスのMPH[*]は US News and World Report でも全米1位にランクされる有名なプログラムです．加えて，単位の8割はインターネット上で受講できるパートタイムのコースもあったため，研修医が終わる頃までに学位を取得することを目標に受講を開始．年に4週間与えられていた休暇の時間を利用してジョーンズ・ホプキンスのあるボルチモアまで出かけ，現地での単位取得に励みました．

　　＊ http://grad-schools.usnews.rankingsandreviews.com/best-graduate-schools/top-public-health-schools/public-health-rankings

　また，国際保健に関心をもちながらも現場を見た経験がほとんどなかったことから，そういった機会を探したところ，イェール大学（Yale University）が窓口となって研修医の派遣を行っているプログラムを見つけ

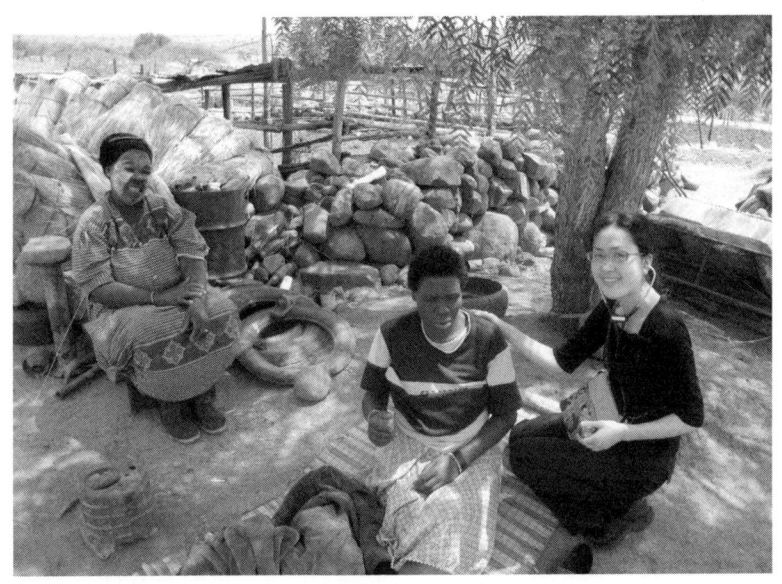

▲ Elective を利用して南アフリカに 6 週間行ったときのもの

ることができました．そしてベスイスラエルの許可を得た上で Elective を利用して，南アフリカにある HIV 診療所へ 6 週間出かけ，現地の患者さんの診療に携わることもできました．

アメリカ流の「自己責任」の一端
　働く女性医師事情に少し焦点を変えてみると，医療現場で働く女性医師が日本よりも多く目についたのも事実です．研修医の中でも結婚している女性が何名かおり，研修中に妊娠，出産を経験する人もいました．マンハッタンの保育園事情はなかなか厳しいようで，ベビーシッターや保育園を探すのに，みなさんなかなか苦労しているようでしたし，育児と仕事の両立は大変なことに変わりはないでしょう．
　しかし，上記のように病棟勤務でも，勤務時間の予想がつきやすいこと，また Elective のような病棟フリーの期間があることからも産休のスケジュールも立てやすく，日本の研修生活よりは家庭生活を両立させやすい

のは確かなようでした．また，周囲に同じような環境の女性医師がいるからこそ，情報交換もしやすいようでした．しかし，もちろん産後の休暇は取るとしても，出産までの臨床業務にプログラム側も特別な配慮をするわけではなさそうです．

　臨月近い大きなお腹を抱えてCCUの当直をこなす循環器内科医，出産前日まで普通に病棟業務をこなしていた研修医，また，妊娠中でも集中治療室の業務とオンコールをこなす人．これらはベスイスラエルメディカルセンターだけの例ではなく，他の病院の研修医からも実際に耳にした例です．「何事も自己責任」，つまり，体調管理は自分で，ということなのでしょうが，こればかりは傍からみて本当に気の毒に思うほどでした．

チーフレジデントとして経験したこと

フェローシップ応募のプロセス

　アメリカで，循環器内科や消化器内科，血液腫瘍内科などの専門医を希望する場合には，（3年間の）一般内科研修の後にさらに専門科のフェローシップを行う必要があります．そして，その面接は大体フェローシップ開始1年半前にあたる研修2年目の冬から春にかけて行われます．応募のための準備を考えると，だいたい研修1年目の終わりには何科に進みたいのかを決める必要があります．

　私は研修修了後の4年目にチーフレジデントとして残るオファーを2年目の秋頃にもらっていました．ですから，フェローシップへの応募は1年先延ばし（研修最終年）になりました．応募に必要な書類は，履歴書に志望動機を記載するPersonal statement，そして推薦状3-4通です．自分が将来何をしたいのか，そしてそのためにこれまでどのようなことを行ってきたか．自分は一体どういう人物か，ということをはっきり表現できなければ，いいPersonal statementもいい面接もできません．フェローシップ応募のプロセスは，自分の人生設計についていろいろ考えさせ

▲チーフ終了時の Senior party（プログラム卒業時のパーティー）で 5 人のチーフで撮った写真——筆者は，向かって右から 2 番目

られた作業でもありました．また，いい推薦状を書いてもらうためには自分のプログラムでの評価だけでなく，自分の興味のある分野での研究実績を積み，その分野の専門家とのコネをつくっておくことも大事なことです．

　感染症の良いトレーニングができ，かつ公衆衛生に強いプログラムが私の希望でした．ですからアメリカ疾病予防管理センター（Centers for Disease Control and Prevention: CDC）に近いエモリー大学（Emory University）[*]にマッチできたことは非常に幸運でした．

　* http://www.medicine.emory.edu/divisions/id/education/fellowship/index.cfm

リーダーの資質

　ニューヨークでの 3 年間の研修は瞬く間に過ぎ，2009 年から 2010 年にかけて，1 年間チーフレジデントとして勤務しました．私のときは 5 人

いたチーフレジデント全員が偶然女性でした．

　日本でチーフレジデントをつとめたときには，救急外来，ならびに内科外来からの入院は日中はすべてチーフレジデントを通して行われ，臨床業務がかなりの部分を占めていました．一方，ベスイスラエルメディカルセンターではチーフレジデントの仕事の大部分が教育，ならびに管理業務が占めています．つまり，レジデントや医学生のための教育カンファレンスを開いたり，当直のスケジュールを組んだり，その他レジデンシー中に生じるさまざまな問題に対処して行くことが主な役割でした．

　事実，私の仕事は症例カンファレンス形式をとったレジデントレポート，内科外来，ならびにベスイスラエルメディカルセンターにローテーションで回ってくるアルバート・アインシュタイン大学（Albert Einstein College of Medicine）*の3年生の教育を担当するのが主でした．

　* http://www.bimcmedicine.org/home.html

　アメリカの医学生の3年生にとって，内科はコア・カリキュラムのひとつなので，あらかじめ大学側が提示した教育カリキュラムがあります．すでに各科スタッフによるレクチャーなどが彼らの予定に組み込まれていましたが，それに加えて私は身体所見をとる勉強に力を入れて取り組むことにしました．相手は実際の患者さんです．

　学生のために興味深い身体所見がある患者さんを探し，さらにその承諾を得るのは大変でした．私自身，身体所見などこれまでほぼ独自に勉強をしていたので，学生を教えられるように再度身体所見の本を引っ張りだして勉強し直しました．この1年は，アメリカの研修プログラムがどのように機能しているか，研修医の評価がどのように行われているのか，そして，リーダーの資質といったことを考えさせられる大変よい機会でもありました．

家庭と仕事の両立の秘訣，とは

長期的な人生のビジョンをもつ

　大学卒業後，聖路加国際病院での仕事を開始する前に1年後，5年後，10年後，20年後の人生目標を立て，紙に書いたことがありました．研修が始まってからはほとんど読み返すこともなく，机の引き出しの片隅に封印していましたが，アトランタへ引っ越す頃になって久しぶりに読み返す機会がありました．10年近く前に立てた目標であるのにもかかわらず，仕事面の人生計画においては今のところ多くを達成できているのに半ば驚いています．

　この人生計画表を作るにあたって影響を受けたものがあります．それは，2002年1月1日，日本経済新聞にあった緒方貞子さんの取材記事です．緒方貞子さんは，国連難民高等弁務官に就任され，国際的にも大いに活躍されましたが，一方で結婚してお子さんを育てられ，そしてご家族の介護経験もあるとのことです．

　中でもとくに印象に残ったのが，「家庭と仕事の両立」について聞かれたときのくだりでした．「女性と男性はサイクルが違うだけ」「男性と同じサイクルを歩まなくても出産し，子育てするのも幸せであり，喜び」……と淡々と答えられています．さらに「家庭生活にとられた時間を取り戻す秘訣は」との記者の質問に，緒方さんはなんと答えたでしょうか．「勉強すること」というのがその答えでした．そのことばに，私はとても大きな感動を受けたのを覚えています．女性の社会進出が珍しい時代を過ごされ，さぞやご苦労も多かったにちがいありません．ところが，まさに人生を達観した捉え方をされ，ひたすら努力を積み重ねてこられたことが伝わってきました．

　現に，緒方貞子さんが国連難民高等弁務官に任務されたのは60代になってから．もちろん，それまでの実績の積み重ねがあってのご活躍であ

―【留学先の情報】―

Dr. Wendy Armstrong
Program Director
Emory University
Division of Infectious Diseases
49 Jesse Hill Jr. Drive
Atlanta, GA 30303
URL● http://www.medicine.emory.edu/divisions/id/education/fellowship/index.cfm

Dr. Daniel Steinberg
Program Director
Beth Israel Medical Center
University Hospital and Manhattan Campus for the Albert Einstein College of Medicine
First Avenue at 16th Street
New York, NY 10003
URL● http://www.bimcmedicine.org/home.html

Johns Hopkins Bloomberg School of Public Health
615 N. Wolfe Street
Baltimore, MD 21205
URL● http://www.jhsph.edu/

るのには間違いありませんが，この記事を読んで，短期のキャリア目標だけに左右されず，総じて「人生どうありたいか」という長期的なビジョンをもつことの大切さを感じるようになりました．

20年後，40年後の自分

2010年の7月よりアトランタにあるエモリー大学において，留学当初

の目標であった感染症科フェローシップを開始しています．アメリカ広し，とはよく言ったもので，街も，病院の雰囲気も，患者さんの様子もマンハッタンとはがらりと変わるなかで研修を行っています．

　感染症科は主に臨床は外来とコンサルテーション業務で成り立ち，手技も扱わないために，急変で病院に駆けつけなければいけないことはほとんどありません．それだけに女性のスタッフも多く，子育てと両立させながらバリバリと仕事をしている女性を多く見かけます．

　ここまで来られたのも，多くの機会と運に恵まれたからにちがいありません．それでも20年後，40年後の自分からすれば，まだまだスタート地点．さらに，先ほど述べた人生計画書も，私生活面では未達成の「目標」も多く残されています．

　人生総じて素晴らしかった，と思えるように，そして社会的にもより多くのものを還元できる人間を目指して，さらなる進歩を目指していきたいと思います．

chapter 2

松本さつき

アイオワ大学小児神経科

子育てしながら，夫と一緒に臨床留学

July 2007-June 2010
Pediatric Residency Program
University of Iowa Children's Hospital
The University of Iowa Hospitals and Clinics
July 2010-Present
Child Neurology Residency Program
University of Iowa Children's Hospital
The University of Iowa Hospitals and Clinics

要旨………

　アメリカでは，子どものいる研修医は珍しくないが，夫婦両方とも研修をしながら子育てをしているカップルとなると（私の周りでは）多くない．夫婦両方とも研修医だと生活が不規則で，Child care は悩みの種である．アメリカには保育園以外にも，Baby sitter や，Nanny などもあり，どうにか子育ては可能である．

　これから臨床留学を考えている女性医師・医学生，女性医師をパートナーとする男性医師・医学生，そして夫の留学に付き添って渡米している女性医師に参考になればと思う．

高校時代の交換留学中に，キャリア・デイというイベントがあった．大学病院での回診，外来での研修医教育をたった1日だったが体験することができた．医学生や研修医がアテンディングと活発にディスカッションをしているのが強く印象に残った．漠然と自分も将来こんな環境で勉強してみたいと思った．

　英語は中学生時代の基地内ホームステイ，高校時代・大学時代の各1年間の交換留学でまあまあ自信があった．交換留学中に英語で勉強することを学んでいたので，英語で医学を勉強するのはそれほど抵抗がなかった．

　将来的にはアメリカで研修することを考えていたので5年生・6年生の頃に *First Aid*，それぞれの教科の本（*First Aid* で紹介されている本）で勉強し，2003年国家試験数カ月前にStep 1を受験，Step 2 CKは国家試験直後に受験した．初期研修が始まるまでの1カ月を利用してカプランのCS（現在のCSA）対策コースをニューヨークで受講し，本番のCSのテストは沖縄県立中部病院での研修1年目の休みを利用して渡米し受験した．学生時代は研修医の時期に比べ自由になる時間があるので，理想的には，学生の間に試験を終わらせておくのが次の勉強の妨げにならずいいと思う．

初期研修中の妊娠そして結婚

　体力的にはきつかったが充実した研修だった．ただし，これは独身で何時に仕事が終わっても，何を食べていようが（もしくは何も食べていなくても）本人にしか影響はないといった状況で成り立つ研修だった．もちろん，アメリカのような80-hour ruleはなく，病院にいる時間は長く，家族を持つ人には厳しい研修だった．

　子どもがいるとある程度きちんとしたものを食べさせないといけないし，寝る時間・起きる時間も子ども中心になる．子育てと研修を両立させるには，相当な努力と犠牲が必要で，女性研修医が出産後も安心して研修を続けられる環境ではなかった．

表　渡米前後の経緯

卒後年数	筆者	夫	娘・家族の出来事
1年目 (2003年)	・筑波大学医学専門学群卒業 ・沖縄県立中部病院初期研修	・宮崎医科大学卒業 ・沖縄県立中部病院初期研修	
2年目 (2004年)	沖縄県立中部病院小児科研修	沖縄県立中部病院内科研修	結婚
3年目 (2005年)	沖縄米海軍病院インターンシップ	最初の2カ月は子育て，その後海外英語研修，USMLEの勉強	第一子誕生，4月3日生まれ（生後3カ月で保育園に通い始める）
4年目 (2006年)	南部病院小児科勤務（パートタイム）	沖縄米海軍病院インターンシップ	
5年目 (2007年)	アイオワ大学小児科レジデンシー〈R-1〉	丹生谷徹先生のラボでリサーチアシスタント	渡米（娘，渡米後1カ月で現地の保育園生活が始まる）
6年目 (2008年)	同上レジデンシー〈R-2〉	アイオワ大学内科レジデンシー〈R-1〉	
7年目 (2009年)	同上レジデンシー〈R-3〉	アイオワ大学内科レジデンシー〈R-2〉	
8年目 (2010年)	・GIのフェローシップ応募を断念 ・アイオワ大学小児神経科のレジデンシーに編入〈R-4〉	アイオワ大学内科レジデンシー〈R-3〉	娘，幼稚園スタートとともにお稽古事も始める
9年目 (2011年)	アイオワ大学小児神経科レジデンシー〈R-5〉	アイオワ大学感染症科フェローシップ開始	

　夫とはこの忙しい研修医1年目に出会った．お互いに右も左も分からないインターン同士で気が合い，一緒に過ごすようになった．

　研修医2年目に妊娠，結婚．これでアメリカ行きもなくなるかと思われたが，思いがけなく沖縄米海軍病院（以下，海軍病院）でのインターンシップの話が転がり込み，出産後5週間で海軍病院でのインターン生活が始まった．

主夫として過ごした夫

　子どもは初期研修修了後すぐの4月3日に生まれた．夫は2年間の初期

研修後は子育てのために主に家にいてくれると言ってくれた．夫は沖縄中部病院研修医時代に，アメリカでの研修経験のある先生方から大きな影響を受け，自分も将来アメリカで勉強したいと思うようになっていた．夫は基本的な医学英単語と臨床医学の知識はある程度あったが，ハリソン内科学を2ページ読むのに1時間かかるほどの英語力しかなかった．

　子どもをみながら，まずは英語，できればUSMLEの勉強をするというのが夫の計画だった．恩師からの紹介で夫は夜勤バイトをすることができた．海軍病院からもらってくる私の給料は少なかったので，夫の夜勤バイトでの収入はありがたかった．今から考えても，このときの夫の決断は，自分のキャリアにとっても，社会的なことを考えても，とても勇気がいるものだったと思う．

夫婦揃っての留学を希望

　私が海軍病院での研修を引き受けたころ，つまり初期研修の後半には，アメリカで将来夫婦一緒に研修をすることを本格的に考えていた．当時の夫は英会話がまったくできなかった．英語圏に旅行の経験さえなかった．今となっては笑い話だが，夫が私の同伴として海軍病院のパーティーに行ったときなどは，往きの車中で簡単な自己紹介の英文をひたすら暗誦する必要さえあった．

　夫はパーティー中，もちろん暗誦した文章しかしゃべれなかったし，相手の話を一生懸命聞き取ろうとするあまり，相手がジョークを飛ばしたときでさえ眉間に皺を寄せていた．そんな状態であったので，夫がアメリカのレジデンシーに直接入ることは不可能だと思われた．今考えるとかなり無謀な計画だったが，とりあえずは海軍病院のインターンシップを経てアメリカでマッチングしようということになった．

語学留学の成果は？

　夫が海軍病院のポジションを得るのは大変だった．なにせ英語ができないのに，準備期間は半年もなかった．夫は中部病院研修中は，単語帳など

で単語の暗記をしていた．初期研修修了後は短期決戦！ということで，夫はコロラドにある英語学校に2カ月ほど行った（本人曰く「放り込まれた」）．

時間がないので，学生がたくさんいて先生が会話を教える普通の形式では海軍病院の面接に必要な会話力は達成できないと考えた．Executive emersion course を夫は受講した．このコースは1日中，一対一で先生が付き，夜・週末はホームステイ先での英語への暴露といった内容だった．

2カ月後に帰ってきた夫は，もう娘が寝がえりをしているのに驚いていた．たった2カ月で英語はずいぶんうまくなったが，まだ安心して海軍病院の面接を受けられるレベルではなかった．それで，ずいぶんお金はかかったが，もう一度数週間コロラドに戻り（本人曰く「出直し」），前回と同じコースを受講した．

帰りは海軍病院面接の数日前に予定していたが，帰りのフライトがあろうことかキャンセルになってしまった．夫はどうしても期日までに日本に帰らないといけないことを英語で交渉し，なんとハワイーフィリピン経由で48時間かけて沖縄に帰ってきた．面接前日のディナーぎりぎりの時間に那覇空港に到着し，空港から直接ディナーに向かったことを覚えている．

幸いなことにも夫は海軍病院に採用された．この一連の出来事は彼の英会話能力の大きな進歩を間接的に証明するものでもあった．

海軍病院でのインターンシップは，夫・私の2人にとってとても有用な研修だった．プレゼンテーションの型を学んだこと，各科を回るのでその科で必要な医学英語が身に付いたことは有益だった．何より，この研修ですべての推薦状を得られたことは大きかった．アメリカでのマッチングで有利に働いたのは言うまでもない．海軍病院での研修については大勢の先生方が書かれているのでここでは割愛させていただく．

アメリカでの研修先を決めるまで

パートタイムで 1 年働く

　前述の通り，卒業後の流れとしては，まず 2 人とも中部病院での初期研修を 2 年間（2003 － 2005 年）で終わらせた．そのあと私が海軍病院でのインターンシップをやっている間，夫は夜間バイトをした．
　次の年は夫が海軍病院でのインターンシップをして，私は民間病院でパートタイムの小児科の仕事をした．この民間病院での仕事は，上司の先生方に大変理解があり，アメリカに面接旅行に行くために 1 カ月以上休みを取ることを最初から了承していただいた上で働かせてもらった．
　この小児科の仕事はリクルート会社を通して探した．医者の仕事というと，医局・恩師からの紹介が多いと思うが，最近は医者の仕事も他の仕事と同じように，リクルーターが斡旋することも多い．
　上の先生の紹介などだと，いろいろ条件を要求するのははばかられると思うが，個人でリクルーターを通して仕事を探すときは自分の条件で働けるところを探してもらえる．そして，条件など，医師同士・事務の方と話しにくいところもリクルーターにお願いすればいいので，ある意味アメリカ的に契約関係を結べるので私はいいと思った．

面接旅行先で

　渡米中 10 カ所以上面接をした．2006 年の 11 月中旬から 12 月のクリスマス直前まで，約 1 カ月ホテルを渡り歩き，スーツケースひとつで生活をした．それぞれの都市・街を訪れた際には，病院だけでなく，病院近くの保育園も見て回った．都会の保育所は部屋も狭く，遊び場もなかったり，月謝が高い割にはあまりスタッフの質も良くないところが多かった．ある程度の質を求めるとレジデントの給料では到底賄えない月謝だった．
　研修先を決めるにあたって，プログラムの質も大事だったが，生活環境

（安全性を含めた住環境・保育園の質・日本補習校の有無等）もプログラムの質と同じ，もしくはそれ以上に大切な要因だった．

1月上旬，面接数週間後にはシンシナティー小児病院（Cincinnati Children's Hospital Medical Center）からマッチ外でのオファーがあった．だが，家族生活を考えると（街が大きすぎる，郊外からの通勤時間，保育園の件等），やはりアイオワが第一候補だったので，お断りした．

最近は臨床留学状況も変わってきていて，いろいろな場所に日本人の先生方も行かれているが，私が行き先を探していたときはやはり，ニューヨークを中心とした東海岸，都会が主な留学先という印象があった．中西部は確かに人種および文化の多様性は豊かなほうではないかもしれないが，大きな大学のある大学町に住めば，日本人を含めいろいろな人がいるので，外国人だからといってあまり嫌な思いをすることはない．

アイオワ大学病院（The University of Iowa Hospitals and Clinics）があるアイオワシティーはアイオワ一大きい大学がある街である．ここでの生活も満4年になるが，アイオワシティーは住みやすく大変いい街だと思っている．大学町は住んでいる人の教育レベルも高く，一般的に小中高校の質もよい．子連れで渡米を考えている先生方は，子どもの保育園・学校なども考慮して地方の大学町を考慮してもいいと思う．

それでもアイオワへ

私が面接旅行をしていた時点での計画は，私が1年先に研修をはじめ，夫は次の年にマッチを行うというものだった．夫は海軍病院での研修をしながら着実にUSMLEの勉強を進めていた．

アイオワ大学に決めたときに，ひとつマイナスのように思えたのは，アイオワシティーには他に内科のレジデンシープログラムがないことだった．つまり，夫がアイオワ大学内科にマッチしなかったら夫は仕事がないということだった．アイオワシティーから一番近い他の内科のプログラムは2時間以上離れた場所にしかなかった．

フィラデルフィアやシンシナティーなど大都市でも面接したが，そうい

う場所は同じ都市にいくつも他に内科プログラムがあり，夫の選択肢が広いように思えた．ただ，裏を返せば，私が働くことになる病院側は，私の夫を採用しなくても同じ街内に他に働き場所があるだろうと考えるかもしれないと思った．賭けだったが都会で子育てをすることに魅力を感じず，アイオワに行くことにした．

渡米1年目の夫と娘のこと

　住むところはインターネットで物件を探し，病院に近いアパートを借りた．日本からの電話・メールでのやり取りでスムーズに借りることができた．電話・インターネット・ガス・水道などの手配もほぼ出発前に前もってすることができていた．

　渡米したころ娘は2歳半だった．なんとか文章がつくれるくらいの年齢．一応，渡米前に英語の本を読み聞かせたり，アメリカの子ども番組を見せたりはしていたが（ちなみにDVDを見せて教育していると思うのは間違いである），その効果は微妙だった．

保育園探しとお弁当

　システムに慣れるまでの数カ月はやはり特に大変だった．だが，いい同僚に恵まれ，仕事を覚えていった．

　小児科外来で私が娘さんを見る機会があったという縁で，海軍病院の大先輩にあたる丹生谷徹先生と知り合うことができた．丹生谷先生はTranslational reseachを主になさっている呼吸器集中治療学の先生で，夫に研究室で働く機会を与えてくださった．

　夫が研究室で働くために娘を預ける保育園を早急に探した．どこも待機の数が多く，いつ入れるか分からない状況だった．だが，評判のいい保育園には実際に出向き，園長先生と会ってアピールした．アメリカでは電話だけでは無理な交渉も実際に会って話をするとうまくいくことも多く，保育園の件でも，電話では半年は無理と言われた保育園も，急遽引っ越すこ

とになる家族ができたということで2週間後には入れてもらえることになった．

研修医1人分の給料では，家賃と保育園代を払った後には，食費と光熱費しか残らなかった．夫が勉強に必要な本を買うのもためらわれるほど家計は苦しかった．

娘は2歳半でいきなり言葉も分からない環境に放り出され，日本では積極的な性格だったのに，最初の頃は部屋の隅でひとりで遊んでいることも多かった．保育園の食事も純日本風の食事で育ってきた娘には合わなかったようで，保育園の食事をほとんど食べなかった．

最初はじきに慣れるだろうと思っていた．数カ月経っても保育園の食事を食べず，家に帰ってくる頃にはふらふらになっていたので，ちゃんと成長しているか心配になって小児科を受診したりした．そこで診てもらったアジア人の先生に，アメリカの保育園のおいしくないご飯なんか食べられるわけがない，私だったら食べないわといわれ，それもそうだと思い，お弁当を持たせ始めた．お弁当は夫が主に作ってくれた．半年くらいでお弁当は卒業した．

面接に向けた強力なサポート

無給ではあったが，家の外にも居場所ができたのは夫にとっても精神上よかった．夫は，昼には内科レジデンシーのカンファレンスにも出席させてもらい，徐々に知っている人の輪を広げていった．英語はやはりまだハンディーがあったので文章をしゃべるとぼろが出るが，鑑別診断のときなどの一言発言で知識はあることを証明していた．

内科レジデンシーに応募した際も，丹生谷先生からの後押しは強力だった．小児科のプログラムディレクターからも内科のプログラムディレクターに話をしてもらった．アイオワで小児放射線科の教授をしていらっしゃる佐藤豊先生も内科プログラムディレクターに夫を面接してくれるように話をしてくださった．

各先生方の助けは本当にありがたかった．アイオワ大学一本でマッチン

グを出して，おかげで無事夫がポジションをもらうことができた．ここでもしマッチしていなかったら家族生活はどうなっていたか分からない．

Child care を利用した子育て～わが家の場合～

　夫が内科１年目，私が小児科２年目の研修を始める際，娘は３歳半．渡米して１年目は病院から徒歩圏内のアパートに住んでいたが，そこからは娘の保育園まで片道20分ほどかかるため，朝の早い病棟ローテーションのとき，少しでも娘の睡眠時間を削らないために保育園から数分の家に引っ越した．

　保育園は朝６時半から夕方６時半まで開いており，２人で協力し合って送り迎えをした．だが，どうしてもお迎えが間に合わないときのために，直前でもお迎えをお願いできる人を探しておいた．

　相互のチーフレジデントに相談して当直だけは重ならないように当直スケジュールを組んでもらったが，小児科レジデンシーの同僚の妊娠・出産でスケジュールが変更になった際，２週間ほど２人の夜勤が重なり，ベビーシッターの家に連泊させないといけないこともあった．これはさすがに娘には負担で，精神的に不安定になり娘がかわいそうだった．

　夫婦２人とも研修医で子育てというのは大変なことではあるが，不可能ではない．保育園の開いている時間が長く，また研修医であってもある程度一定の時間に帰れるので，時々お願いできるベビーシッターがいれば，いつ帰れるか分からない日本よりやりやすいと思う．

　人によっては住み込みの Nanny を雇っている人もいる．住み込みのいい利点は，朝早く子どもを起こさなくていい，夜間，急に呼ばれても子どもを病院に連れて行かなくて済むなどがある．ただし，他人と一緒に住むことはいろいろ不便な点もあり，それぞれの家庭の状況によってそのメリットとデメリットを考慮しなければならないだろう．

　Au pair といって，海外から Nanny を探すこともできる．Au pair は多くが若い女性で，大体１年を目安に，個人宅での子育て支援を主な仕事

とする人のことである．働いている家に住み込むことが多い．Au pair を斡旋する業者はたくさんあるようだ．あらゆる国から Au pair を呼ぶことができる．日本人女性で Au pair をしている人もいる．夫婦とも研修医として働いていれば払えない額ではないようだ．

　Child care のオプションが多いことは共働きの家庭にとってはありがたいことだが，逆に他人に子育てを頼りすぎなのも問題ではある．

もうひとつのレジデンシー

不況の波……消化器フェローシップを断念

　グリーンカードではなく，ビザだと NIH（National Institutes of Health）のトレーニンググラントが取れず，これはフェローシップ応募の際，多くの人にとって問題となる．ある程度大きなグラントを取ってきて研究をしているファカルティーが少ないプログラムなどでは，金銭的潤いがないため，ビザの必要なフェローを採ることが厳しい．

　だが，アイオワ大学小児科では数年に1回はある一定のフェローシップでビザの必要な外国人もフェローとして採用していた．Cardiology など競争が激しいフェローシップはそういう枠はないようだった．

　フェローシップ応募を目前にしていた 2009 年，運悪くも経済が大変悪くなり，小児科は赤字の危機に直面し，小児のデパートメントとして外国人フェローは採らないという方針になってしまった．この年度は本当にいろんなところで経費が削られ，大変厳しい状況だった．ファカルティーの新規雇用もストップされ，ファカルティーの数が足りていない科では，それぞれのファカルティーが余分に当直をしてどうにか病棟をまわしていたりしていた．

　私はレジデンシー応募当初から消化器（Gastroenterology: GI）を考えていた．GI のプログラムディレクターはこんなことになる前は私を採用してくれると言ってくれていたが，状況が変わってしまった．デパート

メントにお金がないのだからどうにもならない．

　私が1年先に3年間の小児科レジデンシーを始めていたため，夫は私より1年遅れの2011年に内科の研修が終わる計算だった．GIのプログラムディレクターは日本から親を呼んで子どもをみてもらい，1年間は家族が離れ離れになるが，ビザが必要な外国人でも採用してくれるプログラムに行くことを勧めた．家族が離れて暮らすのは難しいことは分かっていたが，一応，週末になんとか帰れる範囲内の中西部のいくつかで面接を受けた．

　一方，夫は内科レジデンシー修了後は感染症のフェローシップをしたいといっていた．私が面接に呼ばれた街では，感染症のプログラムディレクターにも前もって連絡し，夫の履歴書を持参し話を聞いてもらった．もちろん，会ったこともない夫の2年後の採用をオーケーしてくれるはずはないとは分かっていたが，どれくらい手ごたえがあるかを知りたかった．

　結局，私がアイオワから離れると家族の生活が不安定になることと，夫のフェローシップのポジションが確実ではないので，リスクが大きすぎると判断し，GIは諦めることにした．

　何か方策はないものか──．夫がレジデンシーを終わるタイミングでフェローシップを2人一緒に応募することも考えた．その場合，私の1年間だけの仕事を通勤圏内で探す必要があった．1年間など短期の場合は，一般的にLocum tenensといって，数週間から数カ月単位で欠員のある病院・クリニックで仕事をする人が多い．しかしこの仕事は，家から遠く離れた別の州での仕事が多く，子どもがいる私たちには無理だった．

　1年間だと，まだ自分の患者のベースがないため生産性も低く，1年だけという条件で採用してくれるところはなかった．たった1年で去られたら雇う側のメリットがないからだ．外国人でビザが必要ということも仕事探しを難しくしていた．

小児神経科のレジデンシーのポジションを得る

　1年間は子育てをしようかとも思ったが，レジデンシー修了後すぐに医

師の仕事から離れてしまうのはためらわれた．どうしたものかと困っていると，小児神経科のレジデントが辞めてポジションの空きができたことを知った．高校時代の交換留学先のカリフォルニア大学バークレー校ではNeuroscienceに興味をもち，神経解剖や神経生理のコースを受講したりしていて，神経科は前から興味がある分野でもあった．来年は仕事がないかもと思っていたところだったので，これはチャンスだと思い，話をしに行き，ありがたいことに採用された．

テクニカルな話だが，Child Neurologyはフェローシップではなくレジデンシーという位置づけになっているため，ビザの私でも採用してもらえた．小児神経科のレジデンシーはストレートにいくと，2年間は一般小児科，3年間は神経科の研修をするのだが，私の場合のように3年間の正規の小児レジデンシーをした後で，3年間の小児神経科の研修をすることもできる．

夫はというと，次の年，アイオワでの感染症フェローシップにマッチすることができた．夫には人一倍苦労させてしまったが，彼もアメリカでの研修を楽しんでいる．夫はレジデンシープログラムに入るのは大変だったが，入ってしまってからは問題なかった．内科のIn training examは，2年連続でプログラム1位のスコアーだったし，評判もよかった．無事に内科レジデンシーを修了した夫は，2011年7月より感染症のフェローシップを始めている．

家族一緒に生活ができ，私も専門の勉強ができるのでいい判断だった．運よく入った小児神経科も大変おもしろく，アメリカ人がよく言うように，"Things happen for a reason"だと感じている．

研修修了後の進路はまだ未定である．選択肢を増やすために，まずは永住権取得を考えている．

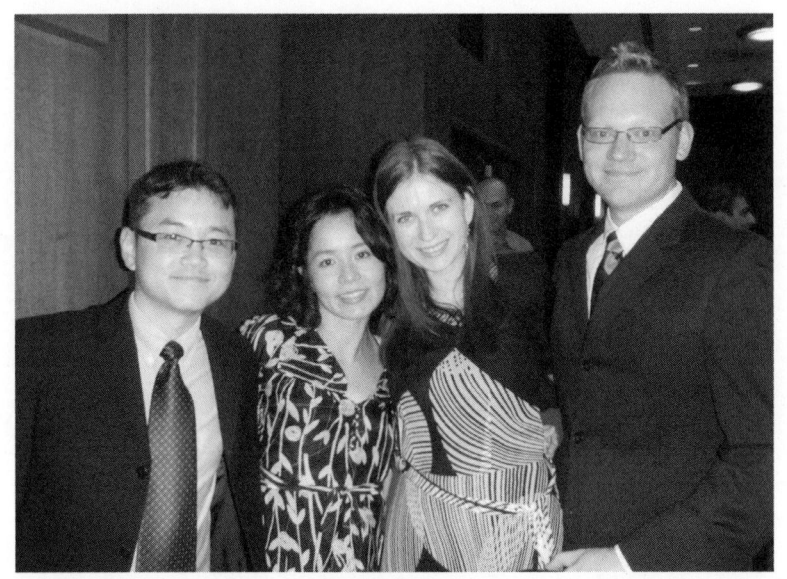

▲夫のレジデンシーの修了式で——中央が筆者，その左隣が夫

バイリンガルを育てる苦労

評判のいい学校の近くへ引っ越し

　あっという間に娘も大きくなり私がレジデンシーを終えた2010年に，娘は幼稚園が始まる年齢になっていた．少なくともアイオワシティーの幼稚園は小学校と一緒の敷地にあり，幼稚園が小学校全体に組み込まれており，日本のように幼稚園と小学校が別々ではない．アメリカという国は社会階級ごとの住み分けがはっきりしていて，私たちが住んでいた地域の学校はあまり評判がよくなかったので引っ越す必要があった．校区の家の値段と学校の評判はほぼ比例する．

　仕事場の先輩・同僚，子どもがいる看護師，そしてインターネットから学校情報を集め，4カ所ほどの学校に絞り，電話をかけ，学校見学をさせ

てもらった．アメリカでは家を買う前に校区の学校の下見をするのは常識のようである．ほとんどの学校で校長先生が簡単にカリキュラムの説明と学校案内をしてくれた．学校の設備，雰囲気，外国人・アジア人の割合など参考になった．

やはり教育というのは各家庭好みがあると思われ，また自分の子どもを通わせている学校が一番！といった感じで話をしてくれる人もいるので，他の人の情報をうのみにせずに自分の目で確かめたほうがいいと思う．

いい学校の校区には賃貸の物件は少なかった．経済的には苦しかったが，私たちはいい学校の近くに家を建てた．希望の校区に引っ越し，幼稚園がスタートしたのが 2010 年．読み書きが幼稚園から始まり，幼稚園なのに宿題もほぼ毎日あり，放課後の学童保育からお迎えした後は，宿題，食事，寝る支度と毎日大変ではある．

子どもの習い事について

子どもの習い事は，音楽・スポーツなど大体 3 歳くらいから始まる．もちろんそれより早くからいろいろな教室などに通う子どももいる．ほぼ毎日何らかの習い事に通っている子どももいる．

娘は 5 歳ごろになると，周りのお友達が習い事をしていることに気づき，自分もやりたいと言いだした．親の仕事を理由に，子どもがやりたいことができないのはかわいそうなので，幼稚園が始まったときから体操とバレエにそれぞれ週 1 回ずつ通うことになった．時々はベビーシッターさんにお願いして連れて行ってもらうこともあるが，どうにか調節して自分たちで連れていくようにしている．

日本語力の維持の難しさ

バイリンガルを育てるのは簡単なことではない．私たちは夫婦は 2 人とも日本人であるが，それでも子どもは 1 日のほとんどを現地の学校・保育園で過ごすため英語が中心になる．娘も渡米して 1 年後には，話し言葉は英語がほとんど，日本語は聞いて理解ができる程度で話すのは苦手になっ

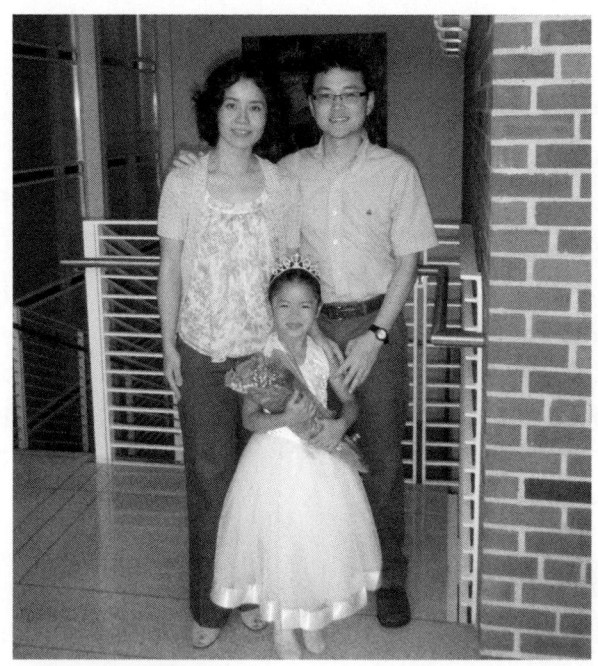

▲娘のバレエの発表会で

ていた．

　そうなると日本の家族に電話をしてもあまりうまく話ができなくなる．家族の繋がりも薄くなってしまうし，将来日本に帰る可能性を考えると日本語ができなくては困る．

　夫が研修を始めて1年目のときは，2人ともICUや救急など夜勤が多いローテーションを一時期に固めて，その4カ月間は娘を日本の祖父母に預け日本の保育園に連れて行ってもらった．娘はそのときまだ3歳半で最初は両親がいないのを寂しがっていたが次第に慣れたようだった．4カ月後アメリカに戻る頃には日本語しか話さず，逆に英語をさっぱり忘れていた．

　それ以来，毎年1－2カ月は一時帰国させ，日本の保育園に通わせてもらっている．アメリカに戻ってくる頃には一応それなりの日本語を話すよ

うになるが，アメリカに帰ってきて1カ月もすれば，また英語中心になるというのを繰り返している．親は家では日本語しか話さなくてもである．

　年齢が上がるにつれて，話す能力を失わないようになるといいと思っているのだが難しいところだ．日本補習校などに通わせるのがやはりいいのかもしれない．

　もうひとつ，日本から絵本を毎月配本してもらうサービスがある．祖父母がプレゼントしてくれ，娘も毎月自分宛てに届く小包を今ではとても楽しみにしている．本をまとめ買いして持っていくことはできるが，子どもの興味が続くかどうか難しい面もある．いろいろな絵本の配本サービスがあるようなので，幼い子どもの日本語維持を考えているのなら検討してもいいだろう．

　これから娘の学年が上がり，話すことだけでなく読み書き，日本の教科の勉強も課題となってくる．これは私たち家族にはまだ未知の世界である．片方の親が家にいれば現地校が終わった後，毎日日本の勉強をさせて，国語・算数・理科・社会を一通りできるのかもしれないが，共働きでは平日の夕方は現地校の宿題がどうしても優先される．やるとしたら週末なのかもしれない．平日の放課後に日本の科目を教えてくれる，日本人の大学生を家庭教師として雇うことも検討中である．

　日本の通信教育（進研ゼミ，学研等）をさせている家族もいる．日本補習校が近くにあれば検討してもいいかもしれない．アイオワシティーはそんなに大きい街ではないが補習校がある．都会には日本の受験対策を教える学習塾もあるようだ．

チャンスは常に身近にある!?

　夫またはパートナーの仕事のために渡米している女性医師はたくさんいらっしゃる．その間，自分のキャリアはストップしている方も多い．キャリアがすべてではないし，もし3年，6年とアメリカにいる予定であれば，

【留学先の情報】

Dr. Stacy McConkey
Program Director
Pediatric Residency Program
University of Iowa Children's Hospital
The University of Iowa Hospitals and Clinics
URL●http://www.uihealthcare.com/depts/med/pediatrics/residency/index.html

Dr. Daniel Bonthius
Program Director
Child Neurology Residency Program
University of Iowa Children's Hospital
The University of Iowa Hospitals and Clinics
URL●http://www.uihealthcare.com/depts/med/pediatrics/divisions/neurology.html

　その間に子育てをするのもいいチャンスではある．ただ，ブランクがあると日本に帰ってからの職場復帰が難しいこともあるかもしれない．これは，渡米前の日本での臨床経験により個人差があるだろう．
　子どもの数，子どもの年齢，またどれだけ夫またはパートナーが協力してくれるかによって違いはあると思うが，子育てをしながら英語やUSMLEの勉強をするのは大変だと思う．もし勝負をかけて勉強したいときは，子どもを保育園などに預けて自分の時間をつくることも大切だと思う（経済的には大変だが）．
　自分もアメリカで何かを学びたいと思っているのであれば，積極的に勉強できる場を探すことである．夫が働いている病院などで知り合いを通せば何かしら見つかるものである．それは，無給のリサーチアシスタントかもしれないし，カンファレンスに出席することかもしれない．小さいこと

のように思えても，それがステップとなり次につながるものである．

もちろん，子育て以外にも，今までやってみたかった趣味やボランティアをするのもいい．

"Things happen for a reason" の精神で

今回は「女性医師の臨床留学」という視点から書かせてもらった．卒後8年間を振り返ってみて，どうにかこうにかうまくいったなあと思う．

しかし，もし，夫が海軍病院にマッチしていなかったら，夫のアメリカでのレジデンシーは無理だったと思うし，もし，夫がアイオワ大学の内科にマッチできなかったら私が夫の研修先に移らないといけなかったかもしれない……．私が小児神経科でアイオワに残れなければ，今ごろどうなっていたかわからない．

振り返ってみて思うのは，先を見て行動し，ひとつの道がだめだったら次の道を探すことである．大抵の場合，道は開ける．

子連れでの留学は厳しいが，アメリカでの臨床研修は，それだけの苦労をする価値があると思う．私の体験談から，これから臨床留学を考えている方々に希望を抱いてもらえれば幸いである．キャリアと家庭の両立は可能である．

支えてくれている夫と娘，日本の家族，恩師の先生方に感謝している．

chapter 3

内藤亜由美
ロンドン・ジャパングリーンメディカルセンター
小児科

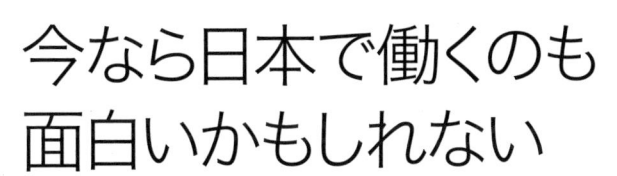

今なら日本で働くのも面白いかもしれない

September 2004-September 2005
Diploma in Child and Adolescent Psychiatry
King's College London
September 2005-September 2007
MSc of Child Public Health, Institute of Child Health
University College London

要旨………

　若い頃の私には"医師は人を健康かつ幸せにする仕事"という勘違いがあった．しばらくして，"医師は病気の専門家．健康・幸せに関する知識は人並み"と学んだ．医師の中にも身体・精神的健康を損ねている人が多いことに驚く．
　女性医師である私たちは，いずれ妻になり母になる．そのときにも私は，医師であると同時に，幸せな一女性であり，健全な一社会人であり続けたいと願った．留学はそんな私が自分自身と対話しながら進んできた道だ．そして今尚，"サスティナビリティ（sustainability）"を掲げた私の旅は続いている．

渡英してからこの9月で丸7年が過ぎようとしている．時間の流れの早さに驚きながらこの原稿を書いている．留学当初の目的は，ロンドンのキングスカレッジ（King's College London）で児童精神学のディプロマを取得しようというものだった．しかし，留学を希望してから今に至るまで，さまざまな人との出会いや経験に導かれ，結果として今もロンドンでの生活を続けている．

　現在は，ロンドンの日系医療機関，ジャパングリーンメディカルセンター（Japan Green Medical Centre）で小児科非常勤診療医として勤務する傍ら，医療翻訳，翻訳レビューの仕事，また医師であるパートナーが行う臨床試験の日本関連事務を手伝ったりしている．

遠回りをした分，考える時間も多かった

　私がなぜ留学するに至ったかを考えたとき，私の生い立ち，および日本で医師として勤務した期間の経験が大きく影響しているのではないかと言える．とはいえ，どんな理由も後からつけた解釈にしか過ぎず，結局はその時その時の自分の思いに素直に生きてきただけのことである．だから留学の選択も，純粋な医学的興味だけからではないし，辿ってきた道のりも，医師として一般的ではない．今現在もひとりの女性として，自分の生き方を模索している現在進行形である．

　しかしながら，遠回りではあるが自分自身で選んだ道を歩くことは，"何と言っても楽しい"の一言に尽きる．私にとっては，留学をするという選択が自分の道を踏み出した第一歩だったようにも感じる．人よりも遠回りをした分，女性として，また医師として生きることについて考える時間も多かったし，それにより日本で女性医師として生きる選択肢（プライベートを犠牲にして男並みに仕事に生きるか，家庭と仕事の両立で弱い立場になるか，仕事を諦めるかのどれかが主ではないだろうか）以外の生き方も見えてきた．計画して辿った道のりではないが，"女性医師と留学"の1症例として参考になれば幸いである．

医師を志したいきさつ

父の言葉
　私の留学希望に大きく影響を与えた生い立ちであるが，これに関しては自営業の両親のもとに生まれ，自由な教育方針のもとにのびのびと育ったことを挙げておく．
　父は若い頃，青年海外協力隊でエチオピアの天然痘撲滅プロジェクトに参加し，山を巡回し種痘を接種して歩いた経験があった．その後日本に戻り，自宅で学童保育・塾の経営を始めた後も，現在に至るまで定期的にアフリカや中国でのボランティア活動を続けている．自宅は父の教室に集まる子どもたち，海外からの来客で常に大賑わいであった．日本にいながら多国籍の人々と触れ合う中で，海外への興味が強まって行ったのは自然な流れであった．
　周囲に医師はいなかったので，良くも悪くも医師という仕事に対する固定観念はなく，医学部を志望したのは，海外の大学に行きたいと申し出た私に対して「英語が話せる人は何億といる．英語が話せるだけではしょうがない．まして英語が母国語じゃないなら手に職をつけてからでないと……」という父の言葉に妙に説得されたのが一因である．

医師家庭に育った友人たち
　1986年順天堂大学医学部入学．医師免許を取得したら，海外に行くのも，女性が自立するにも有利であろう——そのくらい大雑把な計画しかなかった私にとって，他の医学生との出会いにはカルチャーショックも大きかった．特に，医師家庭に育ち，すでに将来ビジョンがある程度確立している友人が"将来は何科で○○を専門にする"とか，"いずれは開業する""実家を継ぐ"など話しているのを聞くと，『果たして私は本当に医師になるべきなのか？』と思うことも少なくなかった．

今なら日本で働くのも面白いかもしれない……chapter 3　　63

とはいえ，共に学び，共に遊び，語り合った素晴らしい友人たちのおかげで無事卒業まで漕ぎつけることができた．特に，現在も変わらぬ付き合いが続いている8人の女友達は，その後それぞれ医師となり，日本で医師として活躍したり，留学したり，また妻となり，母となり，八人八様の活躍を続けている．彼女たちを見ていると，日本にいようが，海外に出ようが，要は自分を信じ，自分のやりたい道に進むことが頑張れる秘訣なのだと思わずにはいられない．

男性医師優位な社会にあって

沸き上がる疑問

　このような友人に恵まれた大学を卒業したのはつい最近のようにも思うが，10年も遡る2002年のことであった．現在と違って，卒業後はほとんどの学生が大学の医局に入局した．私は小児科に直入局したが，科の選択にはそれほど迷わなかったのを覚えている．学生の当初は，内科か産婦人科かと漠然と考えていたが，5年生のBSL（Bed side learning）で小児科を回ったときに，"ここだ"と直感的に決めたのであった．

　小さい頃から大勢の子どもに囲まれて育った私にとって，子どもが多い環境は一番自然で，自分自身が元気をもらえる場所でもあった．もうひとつ，小児科医局には海外留学経験がある医師が多かったのも魅力的だった．いつか海外で勉強したいと考えていた私は，当時の小児科の教授に「もし小児科に入局したら，早い段階で海外留学できますか？」とその目的も定まる前から打診したのを記憶している．

　入局1年目は大学病院にて研修を行った．始めは右も左も分からず，与えられたことをこなすのに精一杯であったが，それでもしばらくすると漠然と心に引っかかることがあった．それは，小児科医は普段から子どもと接しているためか我慢強く教育熱心な人が多かったが，それを考慮しても，みんなが不健康なまでにエンドレスに働き過ぎているのではないかという

疑問であった．研修医だけではなく，ベテラン医師たちもそうであった．

自営業の家庭で育ち，忙しいなりに夕食は仕事の合間に戻ってきた父も含めて家族で食卓を囲んでという環境で育った私には，夕食もろくにとらず，場合によれば何日も家に帰らず働き続ける医師たちを見て，『この勤務体制は持続可能なのだろうか？』という疑問を抱いたのは当然のことと思う．さらに女性という立場から考えて，『家族や子どもたちとどれほど接する時間があるのだろうか？』という点も気になった．

もちろん，"自分や家族のことは二の次で働き続ける医師は素晴らしい"という尊敬の念が沸かなかったわけでもない．しかし，先輩医師の話を聞いたり様子を見ているかぎりでは，必ずしも彼らが望んでそうしているわけではなさそうだと感じていた．時には組織の体質により，そうならざるをえない現状に対して諦めているようにさえ見えた．

これでは男性はまだしも，女性は結婚して子どもを持ったらどうなるのだろう——5年後，10年後にそこで生き生きと仕事を続ける自分の姿を想像することは難しかった．とは言っても，まだまだ駆け出しの私は，基本的に何をするにも興味深く，教育熱心な先輩たちに倣って立ち止まることは考えなかった．少しでも仕事を覚え，自分の居場所を見つければ状況は変わるかもしれないという希望的観測も強かった．最も，それもあることが起こるまでの短い期間ではあったが．

惨めな出来事

1年目が後半に差しかかった頃，私が学生の頃から慕っていた上司が私の留学希望について話を聞いてくれると言った．それまで私の周りで海外留学をした医師は，専門分野である程度のキャリアをつけた後，2－3年間の研究目的で留学するのが一般的であった．私のように，今後の進路を決めるにあたって若いうちに留学してみたいというような者は，例外的だった．

確かに，"日本で大した経験もない医師が海外に行って何ができる？"という意見も分からなくはない．でも私は，『日本だろうが，海外だろう

が，好きなことを見つければ人は学ぶ．もし海外に出て失敗したら，また日本に戻って頑張ればいいだけのことではないか』と楽観的に考えていた．

とはいえ，もちろん研修医の私には留学のつてなどなく，目の前にある仕事をこなすので精一杯の毎日であった．そんな中での留学経験のある上司の申し出は，心底ありがたく，これで早い段階で留学への道が開けるのではないかと期待は膨らんだ．

ところがだ，期待を胸にのこのこ出かけて行った私を待っていたものは，とんだ災難だった．食事をしながら今では内容も思い出せない話をした後，エレベーターで2人きりになったとたんに医師として慕っていたその上司は，いきなり私に抱きつき，無理やり唇に唇を押しつけてきた．そのときの衝撃と，それに引き続く嫌悪感を想像できるだろうか．

思い出すだけで気分が悪くなるが，思い出されるのは泣きながら帰った惨めな自分の姿だ．自分の弱みに付け込まれたこと，声をかけてもらったのは応援されているからだと思っていた勘違い，慕っていた医師から裏切られたという気持ち．なぜ医師でもあろう人が，こんな不愉快なことをやれるのか理解に苦しんだ．そして，一番腹が立ったのは自分の思い込みや愚かさであった．

当然この後の研修期間は地獄となった．その後もこの上司に誘われたり，院内ベルで呼ばれたりしたが，取り合わないように努め，病院ではこそこそ隠れるように過ごした．感情を殺し，仕事を辞めたい衝動に堪えた．

あれから10年経った今であれば，セクハラやパワハラと割り切り，訴えることもできたかもしれない．しかし，当時の私には仲の良い友人に打ち明けるのすら時間がかかった．状況を思い出すと，屈辱と，何より女性である自分に対しての嫌悪感に襲われた．後で読んだ本の中に，ミソジニーという概念があった．

「ミソジニーは女性学において使われる，劣位の性としての"女性への嫌悪"を表す．男性が女性を蔑視し，嫌悪するばかりではなく，女性自身が自分の劣位に嫌悪を感じることである」（Wikipedia）

しかし，"こういうことだったのか"と客観的に考えられるようになっ

たのは後になってからである．この一件から当時の私は，『社会の中で女である自分を守れるのは自分だけ．私の人生は私が守る』と，よく言えば開き直り，当時の気持ちで言えば"意地の誓い"を立てたのである．

ミソジニーの苦しみからの解放

　研修2年目は横浜にある国際親善総合病院へ異動となった．このとき精神的に落ち込んでいた私の心を潤してくれたのが，当時の小児科医長の先生であった．この先生はいつも穏やかで，どんなに忙しいときでも大らかな態度を崩すことはなかった．

　私のような駆け出しの者に対しても対等に接してくれ，一人当直，外来などの責任ある仕事も，蔭から見守りながら任せてくださった．当直明けには，必要な仕事を終えて早く帰って休むように声をかけ，忙しいときには自らが残って黙々と仕事をされていた．

　病院の医局の近くには図書室があり，分からないことはすぐに調べに行けたし，当直室も病棟から近く，私ひとりで不安な夜は子どもたちの寝顔を見ながら病棟で過ごしたものだった．症例数は多くなかったが，患者さんに対する責任感が沸き，仕事が面白いと感じられる環境であった．

　少しずつ自信を取り戻しながらも，この頃から海外留学の計画をコツコツと進めていた．医局から派遣されたこの病院にずっといられる可能性は低かったし，何より例の一件から，まったく違う環境で自分自身をリセットしたいという思いが強くなっていたからだ．

　3年目は順天堂医院本院に戻った．ここでは，国際親善総合病院の一般小児から一転して，新生児グループへの配属となった．朝7時半勤務開始，終わるのは早くて20時，22時を超えることもしばしばで，終日休みは月2日のみであった．当然，グループは男性医師優位となる（子どもがいる女性には無理なシフトであった）．

　また，日々の多くの時間をグループのメンバーで過ごすため，家族のような，部活のような不思議な雰囲気があった．7－8人のメンバーに対し女性医師は1－2人であり，私は1年目のトラウマから，"女"として見

られないように気をつけていたし，気張っていたとも言える．

　しかしこの頃には，留学の計画も水面下で進んでおり，一度日本を離れられると思うと心のブレは消えていった．海外に行く前に，例の件を医局の上層部に伝えておくべきではないかと思い始めていた．何か結果を求めてというわけではないが，せめてこの理不尽な出来事を認識してほしかった．

　ある日意を決し，グループの上司に相談した．恥をこらえて伝えたはずだった．ところが返ってきた返事は，「あらあら，しょうがないな〜．でも可愛いってことじゃないの」というものであった．悪気はないのかもしれない．でも男性優位のこの社会には"女性医師の立場の弱さに対する認識"というもの自体，存在していないことを知った．これで『後悔はない，留学するのだ』と納得した．

　結局，渡英した後もこのミソジニーの苦しみから解放されるのに数年を要した．笑い話となるまでには，時間が癒してくれたのもあるだろうが，男女がもっと平等に生活できるイギリスにおいて自分の居場所を見つけたことが大きいだろう．以下，ロンドンでの私の足取りについて書いていく．

解放感と充実感に浸った留学１年目

児童精神学に興味をもった理由

　2004年9月から1年間キングスカレッジの小児・児童精神学ディプロマコースを受講した．勢いで留学を決めた私ではあったが，留学先に関してはそれなりに考えて選択していた．

　児童精神学に興味をもった理由はいくつかある．ひとつはこの分野は日本において未確立であるが，今後需要が増すだろうと考えたこと．そして，精神疾患は身体疾患に対して緊急性が低く，外来フォローアップが主になる疾患が多いため，結婚しても細く長く続けやすいだろうと予想したのである．

とはいえ，渡英してからは初期の留学目的などすぐに忘れてしまった．児童精神学がどうのこうのという前に，まずは英語で銀行口座を開き，現地の病院に登録し，携帯電話を買うというような，生活していく上での当たり前のこと1つひとつが挑戦だったからである．

英語環境に慣れるのに数カ月，コミュニケーションがとれるようになるのにまた数カ月と瞬く間に時間が過ぎた．しかし何をやるのも楽しかった．子どもに戻って"初めての買い物"に行くような気分で，恥をかくことすら新鮮であった．不思議と落ち込んだり，日本に帰りたくなることもなかった．リスクはあるが，自分がやりたいことを自分の責任において自由にやれるという解放感と充実感に浸っていたのであろう．ちなみに，その解放感と充実感は今も続いている．

話を児童精神学のコースに戻すと，このコースは主に海外からの医師，臨床心理士，ソーシャルワーカーなど小児メンタルヘルスに興味のある医療関係者を対象にしたもので，1年間の勉強を共にした仲間は，覚えているだけでも日本，台湾，スペイン，ギリシャ，インド，アラブ首長国連邦（UAE）など多国籍であった．

コースには児童精神学の一般論，各論などの講義，精神病院および各専門外来の見学などが含まれていた．講師は専門書に名を連ねる児童精神学分野の権威者をはじめ，各種専門分野からと，多岐に渡っていた．ビデオを使ったり，ロールプレイを行ったり，グループに分かれ討論＆意見発表を行ったり，日本の医学部の講義と比べインタラクティブなものが多かった．

コースの後半には生徒ごとに担当スーパーバイザーが付いた．私のスーパーバイザーは同性愛者の精神科医であり，親切な彼に付いて，自閉症や多動症の専門外来陪席，チームミーティング，勉強会，特別ニーズの学校訪問などを行った．空き時間には人生観から恋愛観まで，随分多くのおしゃべりもした．またチームのソーシャルワーカーに付いて患者の家庭訪問なども経験した．

CAMHS（Child and Adolescent Mental Health Service）と呼ばれ

る政府管轄病院 NHS（National Health Service）の児童メンタルヘルスチームは，児童精神科医を柱に，臨床心理士，ファミリーセラピスト，ソーシャルワーカーなどの5－6人から成り立っており，それぞれの患者の治療にチームとして対応していた．

医療疫学や統計学の重要性，面白さ

　この最初のコースを受講しながら感じていたことがいくつかあった．まずひとつは，医療疫学や統計学の重要性である．これらの分野は日本では公衆衛生学のおまけ程度に習った印象だが，コースを始めてすぐ，これらがどの専門科を学ぶかにかかわらず，自分がどういう疾患の何を知りたいかを明確にし，それを理解するために文献を読み，治療に関する臨床試験を解釈するのに不可欠であることを知った．そして少し勉強するとこれらがとても面白い分野であると気付いたのである．そしてもうひとつは，イギリスにおける児童精神学という専門科が，いかに効率的にマルチディシプリナリーな体系で構成され，地域ごとに確立しているということである．これは逆に言うと，このようなシステムが未確立の日本では，自分が学んだことがどのように生かせるか想像しにくく，帰国して結局留学前と同じ多忙な毎日に戻ったら，再び自分を見失いかねないという懸念に繋がったのである．

　これらの理由から，そしてさらに英語を上達させたいという思いもあり，イギリスに残る道を模索し始めた．渡英して半年くらいのことである．考えたことはふたつ．経済的にどうするか，そして引き続き何を学ぶかの問題であった．

　思えばスーツケースひとつと，少しばかりの貯金を頼りに生活していた．しかしこれ以上ロンドンに残るには，お金が必要だった．この頃より，興味のある分野で医療疫学と統計学を学べるコースを探し始めた．また，留学を支援してくれる助成金と，勤務できる医療施設を探し始めた．

　数カ月間の就職活動，助成金・学位コース申請と面接活動の結果，2005年春にはユニバーシティ・カレッジ・ロンドン（University College London: UCL）での児童公衆衛生学 MSc 入学，そのためのファイザー若手研究者助成金補助[*]，そして日系クリニック，ジャパングリーンメディカルセンターでの非常勤勤務が決定した．当時は必死で，ひとつをクリアするごとにほっとしていたが，今思い返すと運が良かったと言える．こうして，2005 年春から 2 年間は，パートタイムで働きながら大学に通ったのである．

*公益財団法人ファイザーヘルスリサーチ振興財団研究助成金：http://www.pfizer-zaidan.jp/

Systematic Review をテーマとした留学 2 年目

UCL でのコースを選んだ理由に，このコースが医療疫学と統計学に重きを置いていたという点がある．

修士学論文には，コクランライブラリーのレビューグループのひとつであるスキングループのもとで Systematic Review を勉強した．ここで学んだことは，現在イギリス人医師のパートナーが行う臨床試験の邦訳，また医療翻訳やレビューの仕事に繋がっている．さらにこのコースでは，イギリスの医療システム，予防接種のシステム，スクリーニングのシステムなどについても学んだ．これは，イギリス在住の日本人にとって，かかりつけ医的存在であるジャパングリーンメディカルセンターでの勤務にも役立っている．

ちなみに現在のパートナーと出会ったのもこの時期である．彼はロンドン大学衛生熱帯医学大学院（London School of Hygiene and Tropical Medicine: LSHTM）に勤める疫学専門の医師であり，もともとは小児救急を専門にする小児科医である．

年代，職種にとらわれず，好きなときに勉強

基本的に，このコースはイギリス国内に就職する医療関係者から成り立っていた．フルタイム 1 年間で受講していた中国人の女性医師以外，私

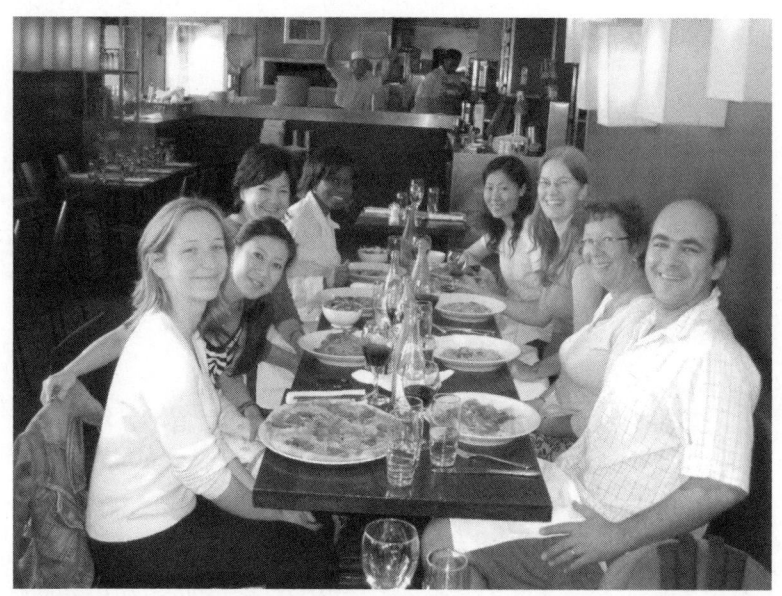

▲2年間をともに学んだ人生の先輩たち（UCL近くのイタリアンでご飯）―筆者，向かって左の列の前から2人目

のようにパートタイムで受講していたのは，3人の父親である40代のGP（General practitioner：英国の一般診療医），3人の母親である40代の保健師，そして30代半ばの女性小児科医2人であった．

イギリスでは当たり前であるのだろうが，このように年代，職種にとらわれず，好きなときに勉強に戻れるのはとても魅力的に思えた．もちろんまだまだ英語も怪しい私は周りの足を引っ張っていたが，それでも，ノート整理だけは欠かさなかった私を重宝し，「あゆみ，ノート見せて」と気楽に合同勉強会に誘ってくれるのは嬉しかった．特に三児の父親のGPとは，共にSystematic Reviewを修士論文にしたという共通点があり，論文のコピーをして提出日直前に製本屋に走るのまで一緒だった．

このコースを通して感心したのは，コースオーガナイザーから講師に至るまで，過半数は家庭をもつ女性であったということである．この1年間は私に，『何歳になっても知らないことは学べばいい．女性で出産，育児

時は仕事を減らすか休めばいい．余裕ができれば戻ればいい．疲れれば休めばいい』という当たり前のことを教えてくれた．女性だけでなく男性にも余裕がある分，女性に対する接し方にも余裕があるように思えた．

イギリスに見る男女平等とは

さまざまな顔をもつ"生活人"

　2007年に修士学を修了し，その後一時帰国を利用して順天堂大学院で博士号を修了した後は，ジャパングリーンメディカルセンターでの小児科非常勤勤務を続けている．イギリスには6万の日本人が生活しており，ロンドンだけでも2-3万人の日本人が生活していると見積もられている．当クリニックは，日本人のかかりつけ医的役割を担い，医療サービスや相談などを提供している．

　平均週3-4日の勤務日以外では，前述のように文献レビューや翻訳の仕事・ボランティアなどを行っている．2010年から1年間の医療翻訳のオンラインコースを修了し，今後の選択肢の可能性を探っている．また趣味としては，旅行（父のエチオピアでのボランティアにも渡英後2度同行），習い事の語学（スペイン語），刺繍などに忙しく，もちろん自宅ではパートタイム主婦であり，掃除，洗濯，夕食の支度も生活の一部である．

　このような私に対し同僚の男性医師は揃って理解を示し，サポートをしてくれる．さすが女性に優しい紳士の国である．

　イギリスで出会う男性医師は，"生活人"であると思う．"医師"という顔の他，"夫"や"父親"としての顔がよく見える．その理由としては，日本に比べて対患者比での医師数が多いこと（医師数100ベッド当たりUSA vs UK vs Japan：66.8 vs 49.7 vs 13.7 厚生労働省2006年），医療システムの違いから医師の束縛時間が短いため，病院以外で過ごす時間が多いことが挙げられよう．そしてもうひとつ，海外で暮らす日本人男性医師に限っていうと，家族をサポートする身内や友人が少なく，困難が

多い海外生活においては，家庭生活や子育て，社会生活への関与が不可欠な点が挙げられると思う．当然，職場以外の社会に参加する機会も増え，日本では主に女性の役割とされていることに対する理解も深まるのである．

もちろんこの国においても，英国文化に影響されず，えばっていることが仕事だと誤解している男性はいる．ただイギリスでは，女性が強いこと，そして女性に理解を示す男性陣が当たり前であるため，後者のような男性は浮くだけである．そして，ここで言う男女平等とは，"必ずしも男性と女性が同じことを平等に行うという意味ではない"と私は理解している．

男性が長けていること，女性が長けていることはそれぞれ異なって当然である．役割分担をよく理解し，得意分野で尽力し，互いに等しく尊重し，行動に移すことが重要なのではないだろうか．もっとも，どこまでがどちらの役割という境界線があるわけではないから判断は難しい．また，動物を見ていても分かるように，権力的にオスが優勢なのには種としてのSurvival advantageがある所以だ．強くて優しく，実行力が伴えば理想である．

"人間らしい生き方" "できることを頑張る"

どんな人でも，余裕の有無は置かれる環境によるところが大きい．そういう意味では，日本の多忙な医療システムの中で我を見失い，仁としての医の理想から離れていることに気付かない医師も被害者であり，個人だけでなくシステム全体としての問題が見直される必要があるだろう．

今年の春，最愛の祖母が急逝した．共働きの両親に代わり，小さい頃によく面倒をみてくれた祖母だった．私が医学生の頃にパーキンソン病と診断され，母が11年間という歳月にわたり自宅で介護をしたが，ある朝突然のお別れであった．

突然の訃報で外来に穴をあけるのを迷った私に，上司は一言，「身内の冠婚葬祭よりも重要な仕事などありませんから，お気になさらないでください」．また，祖母が楽しみにしてくれていた結婚を報告した私に，マネージャーは一言，「何よりも生活を重視した上での両立を目指してくだ

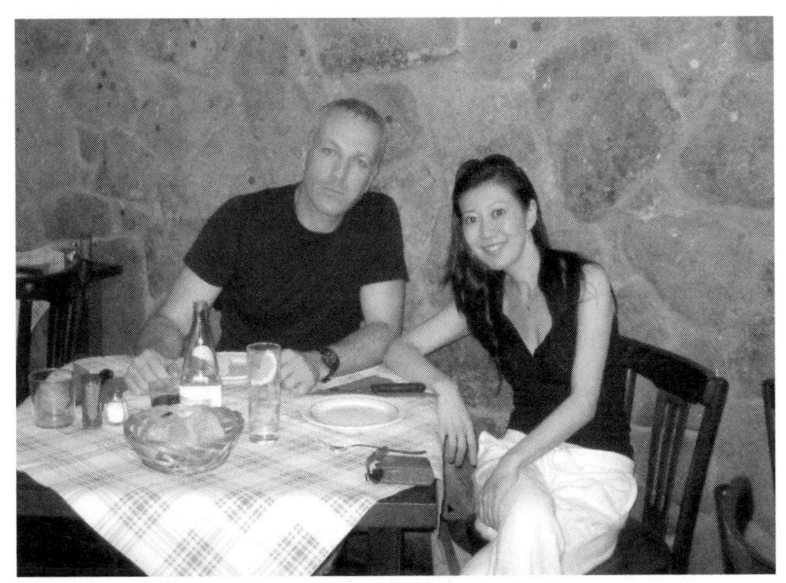

▲紆余曲折を経て"sustainability"を目指す同士，イアン

さい．それが一番人間らしい生き方です」．『さすがだな』と思う．こう言ってもらうと，自然と頑張る力が湧いてくるものである．

　渡英数年目にも，ロンドンでの生活を続けたいと一時帰国の際に教授に挨拶に伺ったことがあった．そのとき，医局からの勘当を覚悟していた私に対し，教授がかけてくださった言葉がある．「では英国であなたのできることを頑張りなさい．日本に帰ってくることがあれば，声をかけてね」．応援してくれる人はいる．渡英してからの年月は，日本の社会に変化をもたらせただろうし，私自身も遅しく変化している．今なら日本で働くのも面白いかもしれない．

目指すは"無理のない生き方"

　私の目指すところは，"無理のない生き方"である．とはいえ，医師であり，幸せな一女性であり，健全な一社会人であり続けたいという貪欲な

今なら日本で働くのも面白いかもしれない……chapter 3　　75

【留学先の情報】

Dr. Anula Nikapota
Programme leader
Diploma in Child and Adolescent Psychiatry, King's College London
（現在は MSc of Child Adolescent Mental Health）
Contact detail: Ms Helen Stacey
Tel: +44-0-207-848-0179
e-mail: helen.stacey@kcl.ac.uk
URL● http://www.kcl.ac.uk/prospectus/graduate/child-and-adolescent-mental-health

Dr. Helen Bedford
Course Director
MSc of Child Public Health, University College London
Gower Street, London WC1E 6BT
Course Administrator: Carole Davies
Tel: +44-0-20-7679-7742/7381
Fax: +44-0-20-7691-3112
e-mail: admissions@ucl.ac.uk
URL● http://www.ucl.ac.uk/ich/research-ich/cpeb/mscchildpublichealth

　思いは変わっていない．だからこそ，努力もするし，苦労もする．ただ，好きだから頑張れるし，疲れたら休む．自分の大切なものを犠牲にしたり，無理を続けたりという生き方やシステムは，サスティナブルではないし，エフェクティブではないというのが私の考え方である．
　私のパートナーは海外出張が多く，年に数回家を空ける．時に，『私も彼のように医師として成功し，世界を飛び回れたら』と夢見ることがないわけではない．しかし，私がまず貢献したい社会は，小さいけれど私の大

切な家族であり，私を支える仲間や私を必要としてくれる人たちである．その上で余裕があれば，少しずつ社会に対してプラスになること，人に喜んでもらえることを積み重ねていけたらと考えている．

最後に，最悪の医師1年目から今日まで，変わらず支えてくれた家族，仲間，諸先輩方に改めて感謝したい．まだまだ発展途上の私ではあるが，これからも探究心を持ち続けて歩んでいきたい．

[参考資料・文献]
1）Naito A. Internet Suicide in Japan: Implication for Child and Adolescent Mental Health. Clin *Child Psychol Psychiatry* October 2007 vol 12 no. 4: 583-597
http://www.colofirechiefs.org/ffsafety/583.pdf
2）グッドマン R./ スコット S.『必携　児童精神医学　はじめてまなぶこどもの心の診療ハンドブック』氏家武・原田謙訳，吉田敬子監訳，岩崎学術出版社（翻訳に参加）
3）「出血多量を伴う外傷患者における，死亡，血管閉塞イベントおよび輸血に関するトラネキサム酸の効果（CRASH-2）：無作為化プラセボ比較対照試験」CRASH-2 trial collaborators, 内藤亜由美訳，日本外傷学会雑誌25巻1号
4）トラネキサム酸の開発者である92歳の女性研究者インタビュー記事（『女性医局』掲載）
http://www.josei-ikyoku.jp/Charm/report_index

chapter 4

赤羽桂子
ユニバーシティ・カレッジ・ロンドン大学院
国際小児保健学

栄養失調病棟の子どもたちを救いたい

April 2008-September 2008
Field Doctor
Project in Ethiopia, Medecins du Monde
January 2009-April 2009
Paediatric Consultant
Department of Paediatrics, Queen Elizabeth Central Hospital
University of Malawi
September 2010-Present
MSc of International Child Health
Institute of Child Health, University College London

要旨………

「将来，留学をしたい」と思っている方は多いのにもかかわらず，実現されている方は少ないのではないでしょうか．留学を成功させるには，自分がどの分野を学びたいのか，どの大学でどのような形で勉強できるのか，についてしっかりとした考えを持つことが重要です．

準備，引っ越し，英語での生活，と海外での勉強は多くの労力と気力を必要としますが，私たちを医師として人間として，何倍も成長させる可能性を持っています．女性だから，英語が得意でないから，と諦めるのはもったいなく，多くの方に世界を舞台に活躍してもらいたいと思います．

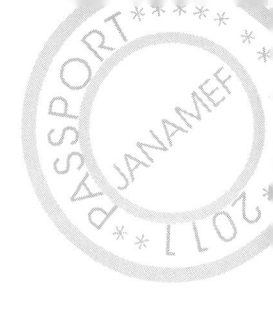

私は今イギリスのロンドンにあるユニバーシティ・カレッジ・ロンドン（University College London：以下，UCL）で国際小児保健（International Child Health）という修士課程[*]の大学院生として勉強しています．「将来，海外で勉強をする」ということは，実のところ，私の人生の予定には入っていませんでした．憧れはありましたが，留学をするのに十分な能力はない，と思っていたからです．ところが自分の興味のある分野が明確になり，それを専門的に勉強できる場所が海外だと気付いたときから，この憧れが目標になり，幸運なことに現実となりました．

＊ http://www.ucl.ac.uk/cihd/postgraduate

　私の稿では，初めに，留学先を決めるに至った過程と留学のための準備で苦労したことを述べ，次に，私が現在勉強しているイギリスの国際小児保健の修士課程のカリキュラムを紹介したいと思います．そして最後に，女性としての留学について，独身で留学をしている立場から書いてみたいと思います．

　留学をしたいけれどどのように初めの一歩を踏み出したらよいか分からない方，留学の準備中の方，小児科に興味がある方，独身で留学を考えている若い方たちに目を通していただけると嬉しく思います．

世界の子どもの状況を見てみたい

　私は海外で臨床をした経験を通じ，アカデミックに勉強したい分野が見つかり，留学を決意しました．留学するための王道はなく，留学に適した時期，年齢，留学先の大学などは人それぞれだと思います．私は医師になってから9年経ってからの留学でした．

熱帯医学感染症の研究者であった父

　私は大学卒業後，念願であった小児科にストレートに進みました．小児科勤務は肉体的にも精神的にも大変でしたが仕事はとても楽しく，時間は

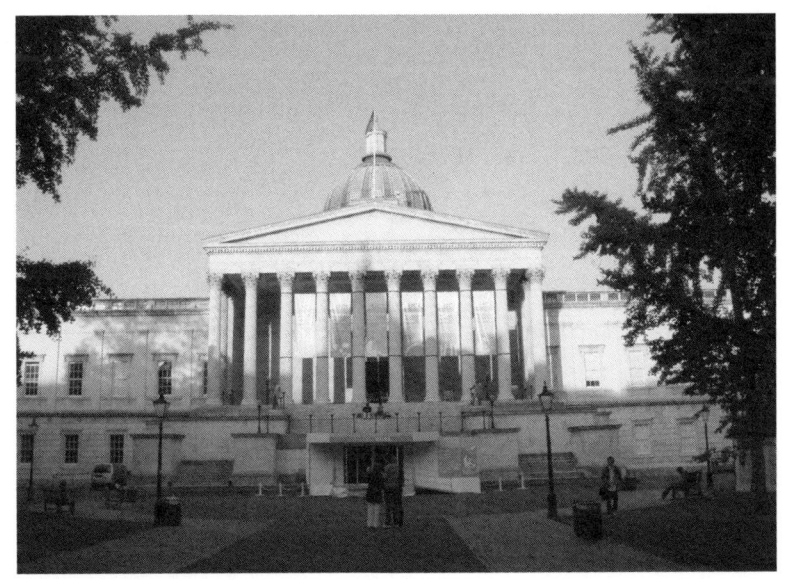

▲ UCL のメインビルディング

あっという間に過ぎました．小児専門医試験にも合格し，今後も日本で小児科医，特に小児循環器医として働くつもりでした．しかし5年が終わったときにこのまま専門を決めてしまうことに不安を感じるようになりました．

　今思うと，あの頃の私は多くの分野に興味がありすぎて専門を選択する時期ではなかったのでしょう．悶々とした気持ちで病院勤務を行っていたある日，父の言葉を思い出しました．熱帯医学感染症の研究者であり，途上国のフィールドを歩き回っていた父親は，途上国の現実を写真に収め，よく私たち兄弟に人々の厳しい生活について語ってくれました．

　「そうだ，小児科医となった今，途上国の子どもたちのために何かできることがあるかもしれない」，と思い立ち，海外で医療協力に従事することを決意しました．実際のところは，小児科医として活躍したいというよりは世界の子どもの状況を見てみたかったのだと思います．

　こうして国際保健の道を歩むことに決めたのですが，当時は日本の医師

が途上国で働くことは珍しかったので、どのように最初の一歩を踏み出せばよいか分かりませんでした。海外で医療協力を行うために何が必要なのか、あらゆるところから情報を収集したところ、「国際医療協力は意外と狭き門。ただ、英語力とマラリアや寄生虫などの途上国特有の疾患または公衆衛生の知識があればとても有利になる」、ということが分かりました。

　それでは次の1年を準備期間に充てようと決意し、英語の勉強を行いながら長崎大学で熱帯医学の修士号[*]を取ることにしました。医師として働き始めて5年終わったときの、私の人生の上でとても大きな決断でした。

　＊ http://www.tm.nagasaki-u.ac.jp/mtm/gp/index.html

エチオピアでの医療活動

　修士号を無事に取得し英語の勉強も1年間続けた後、フランスの人道支援団体である「世界の医療団（Medecins du Monde）」[*]からエチオピアでの仕事のオファーが来ました。

　＊世界の医療団日本支部：http://www.mdm.or.jp/

　仕事内容は村の診療所での患者さんの診察でしたが、村の子どもたちのほとんどが栄養失調を合併していることに大変驚きました。栄養失調児の診療は初めての経験だったので、悪戦苦闘しながら診療に当たっていました。そのような日々の中、患者さんの治療に関して1度大きな失敗を犯しました。

　村で、重度の脱水を合併した、入院が必要な重度の栄養失調児を診療し、近くの病院まで車で搬送していました。そのときに当たり前のように車の中で輸液を行いました。病院に着いた途端、現地の医師に「重度の栄養失調の子どもには点滴は禁忌。すぐにOverloadになり心不全で死んでしまう」と怒られた日は今も忘れません。

　幸いこの子は車の中で輸液のスピードを調節していたこともあり心不全に至らなかったのですが、精密な輸液ポンプもなく、輸液のスピードを調節する看護師の数も不足しているこの地域の状況下では、非常に危険な行

為であったことを痛感しました．この経験を契機に，栄養失調の管理について本格的にトレーニングを積みたいと感じるようになりました．

マラウィ大学小児科，栄養失調病棟での勤務

帰国後，いろいろと情報収集していると，マラウィ大学（University of Malawi）*の小児科にはアフリカ一大きな栄養失調病棟があるということが分かりました．早速小児科の教授にお願いして働かせてもらうことになりました．マラウィの医療従事者不足を反映して，私は無給でしたが，小児科専門医として責任のある立場を与えられました．

＊ http://www.unima.mw/college.php?col=37

最後の砦である病院で，1日約5人の子どもの命が失われていきました．この現実にショックを受けている私の隣で，「ここに半年いると子どもの死にも慣れて，何とも感じなくなるよ」とアメリカ人の同僚が囁きました．栄養失調病棟はその中でも特に死亡率が高く，特に HIV を合併している症例では，約半数が亡くなりました．

21世紀になった今もなぜこのような多数の子どもが栄養失調で苦しんでいるのだろうか．この高い死亡率を下げるのにはどうしたらいいのだろうか．この疑問を解決するには，もう少し自分の知識をつけ，将来自分でこのような疑問を持ったときに解決できる能力を身に付けたいと感じました．それには海外で，留学という形で勉強するのが一番だと思いました．

あえて修士課程を選んだ理由

さて，海外のどの大学で，どのような立場で勉強をしようか．私が学びたい分野は，小児科，特に栄養失調について，公衆衛生，そしてリサーチに役に立つ医療統計，疫学でした．

これらを効率よく幅広く勉強するには，必要な知識を教わり，かつ卒業論文として簡単なリサーチができる，1年コースの修士課程が適していると思いました．私は日本で修士をすでに取得していたので，2つ目の修士

号取得は自分のキャリアにとって大きな意味はなさないのですが、自分の学びたいことがこの1年で叶えられそうだったので迷わず修士課程に進むことにしました。博士課程入学も考えましたが、1つのテーマを掘り下げて勉強するのは時期早尚だと感じました。

　留学先は、英語で勉強できる、アメリカかイギリスに絞りましたが、植民地時代の背景もあり、多くのリサーチがアフリカでなされているイギリスに即決しました。イギリスには公衆衛生で有名なロンドン大学衛生熱帯医学大学院（London School of Hygiene and Tropical Medicine）という大学があり、私は当初はここにしようと思っていました。しかしマラウィ大学の栄養失調病棟でUCLのチームが栄養失調の治療の効果に対する臨床研究を行っていて、この大学で勉強するのも面白そうだ、と感じていました。

　最終的に大学を決定する契機になったのは、英語の勉強のため渡英した際にこの2校を実際に訪れ、勉強している友人にいろいろと話を聞いたことでした。それぞれの大学の長所、短所を挙げ、最終的に小児科に特化したUCLのInstitute of Child Healthの「国際小児保健学」の1年の修士課程に入学をすることに決定しました。

　実際に施設を見学し、友人が生き生きと勉強している姿を目の当たりにし、「来年は、この大学の学生として、彼女のように勉強しよう。」と心の中で誓いました。

留学の準備に1年半をかける

　希望先の大学がこうして決まった今、大学からの合格を手にするために再び多大な労力を費やすことになりました。準備は日本で働きながら1年半かけて行いました。私の大学は学生の選抜に時間がかかるため、海外からの学生はコース開始の1年前までの申請を推奨しています。

　書類の準備は早ければ早いほど有利だと思います。私は英語に自信がなく、英語で作成した書類についてネイティブチェックをしてもらったので、

思いのほか時間がかかりました．ここでは私がとても苦労した英語の勉強と奨学金のことについて言及します．

語学留学で英語力をアップ

　日本人が最も苦労するのは（私もそうでしたが），英語の点数ではないでしょうか．私は日本人の両親を持ち日本で育ったので，大学受験程度の英語力しか持ち合わせていませんでした．

　海外で働こうと思ったときから英語を少しずつ勉強し，エチオピアとマラウィでは英語でコミュニケーションをとっていましたが，大学院での勉強をネイティブの同級生と交じって勉強する実力はまったくありませんでした．

　英語のテストはアメリカではTOEFL，イギリスではIELTSが主流がと思いますが，どちらも，英語の実力とは別に，テストで高得点をとれるテクニックを身に着けることが大切だと感じました．私はTOEFLを何度も受験しましたが，目標の点数には到底足りず，この分だと次年度の合格をもらえないかもしれない，と焦りを感じました．そして仕事の切れ目を利用してイギリスに2カ月，語学留学をすることを決心しました．

　この2カ月間はIELTS対策の語学学校に通い，英語の実力をつけ，またテストで必要とされるスキルを学びました．英語に触れる時間が格段に増えたためこの戦略は功を奏し，短期間で英語力はアップしました．そして語学留学が終わる頃に受けたテストでは，目標の点数をクリアしていました．

　英語の条件を満たしたことで，私の留学に対する気分はかなり楽になりました．大学に英語の証明を提出し，合格の通知が来た日の感動は今も忘れません．

高い学費の助けとなる奨学金

　奨学金の申請もお勧めします．留学はお金がかかりますが（イギリスでは生活費など合わせると年間400万円以上）私はマラウィでの仕事が無

休であり，語学留学にもお金を使ったため，サポートしてくれる奨学金を必死になって探しました．これは後で知ったことですが，奨学金をもらっているということは，能力があるという証明になり履歴書にも書け，学費のバックアップもあるので大学側も合格を出しやすいようです．

いろんな財団が奨学金制度を設けていますが，締切りが早かったり，大学の合格通知書が必要だったり，といろいろな種類があるので事前に調べていたほうがいいと思います．私は，グラクソ・スミスクライン製薬会社の，イギリスの医，薬，化学，生化学部への留学を希望している人向けの「グラクソ・スミスクライン国際奨学基金」[*]に応募し幸いにも奨学金をいただけることとなりました．

＊ http://www.britishcouncil.org/jp/japan-science-research.htm

奨学金をもらうのも簡単なことではなく，書類の準備，面接，留学先での定期的なレポート提出，など多くのステップを踏まなければいけないのですが，留学中の生活が本当に楽になります．特にイギリスは海外からの学生はイギリス人，ヨーロッパ人に比べると高い学費を払わなければならないので，奨学金は本当にありがたい存在です．

いざ留学〜修士課程1年間の流れ〜

・欠かせない予習

私のコースは国際小児保健学という1年の修士課程です．イギリスの修士課程の授業の基本は授業です．授業と言っても日本のように講師が一方的に話すのではなく，学生と講師の間の距離が狭くとてもインタラクティブな内容になっています．毎回のトピックに特化した世界的にも著名な専門家が，大学内から，また他大学から訪れ，教壇に立ちます．

日本と大きく異なる点は，週に1回は授業のない日があるというところです．初めは，「イギリスの大学院はのんびりしているなあ」と日本の修

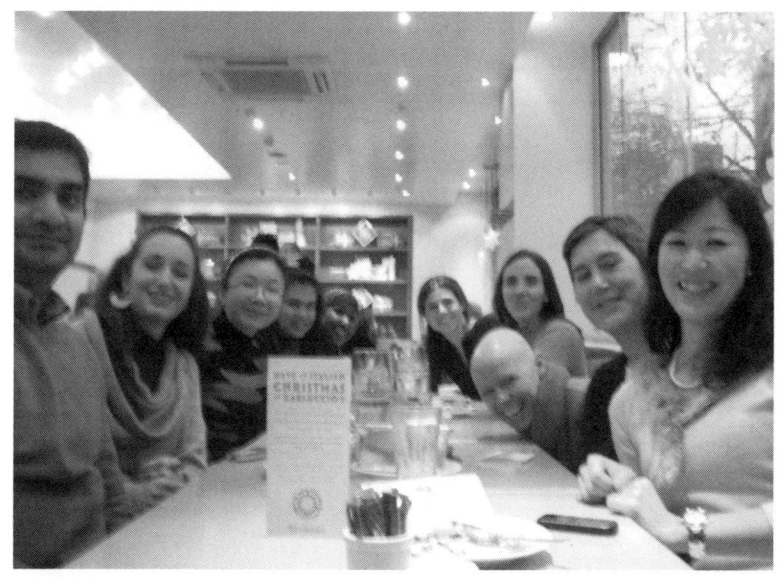

▲国籍豊かなクラスメート──筆者は，向かって右列の一番前

士時代を思い出し，こう思っていました．ところが授業が始まってみると予習がとても大変で，このせっかくの休日も勉強をしなければいけませんでした．毎回の授業のためにそのトピックに関連する論文を5本ほど読み，授業中のディスカッションで発言するためにこの論文の長所，短所を上げ，最後に自分の意見をまとめていかなければいけませんでした．

　慣れない英語で，議論の分かれるような難しいテーマについて発言をすることは当初，本当に大変でした．しかしこういった学生参加型の授業は日本の大学では経験しなかったので，同時にとても新鮮に感じ，いつの間にかこのスタイルを楽しんでいる自分がいました．また自分の意見を口にすることによって，確実に知識量が増えているのを実感することもできました．

・課題の提出

　1つのモジュールは3週間で終了ですが，この間に課題を提出しないと

いけません．課題はエッセイだったり，プレゼンテーションだったり，筆記テストだったりしましたが，どれもかなりの勉強量を必要としました．毎日の授業の予習，復習に加え，テストの勉強も並行して行わなければならず，これが本当に大変でした．授業が5時に終わり，友人と少し休憩し，図書館で勉強する，というのが私の日課でした．また，クラスには医療者としての経験が豊富な同級生もいたため，講師陣のみでなく，友達からも多くのことを学びました．

・卒業論文への取り組み

このような勉強スタイルを9月から4月まで続け，すべての授業が終わったと思えば，今度は卒業論文への取り組みです．興味のあるテーマを選んでそれについて論文を書くのですが，私は幸いにもマラウィ大学の栄養失調病棟のデータを手に入れることができたため，このデータを用いて死亡率に関する疫学調査を行っています．

驚くことに，日本の医療について再度勉強する機会にも恵まれました．このコースは「国際」と名がつくだけに世界中のさまざまな国の保健医療状況を学ぶのですが，日本は大抵どの指標も世界のトップクラスでした．講師から「戦後から，ここまで到達した要因は何？」と尋ねられることも多く，日本の医療体制の変遷についても学ぶことができました．

24時間が自分のための時間，そして出会いも

この原稿の依頼を前に正直なところ少し困りました．女性医師と留学．この留学に関しては私の医学的興味から決めたことで，自分が女性であることをまったく意識していませんでした．

とはいえ私はまだ結婚をしていないため，家族から「留学をすることで婚期がまた延びたね」とあきれられていました．私も，勉強に必死で相手を見つける時間はないだろうし，英語でのコミュニケーションにも自信が

ないし，かといって日本人男性の数も少ないし，と結婚はまだまだ先になるかなあ，とうすうす感じていました．

　コースが始まり，2カ月経過したとき，この1年は自分の人生の中でもとても貴重な年だと気付きました．今までの病院勤務のときのように拘束も呼び出しもないし，仕事に対する責任も負わなくてよいのです．24時間が自分のための時間なのだとうれしくなりました．日本での臨床からの解放感もあり，新しい場所で，新しい人間関係の中で好きなことを勉強できる喜びでいっぱいでした．

　楽な気持ちになったのがきっかけだったのかもしれません．勉強で忙しかったのにもかかわらず，この間に将来を共にしたいと思う人と出会いました．相手は日本人でもなく，留学をせずに日本で働いていたらきっと出会うこともなかった相手ですが，不思議な縁に恵まれました．大変だった勉強も彼からのサポートがあり乗り切れたのだと思います．

医師として，人間としての成長を実感

　このロンドンでの1年間で，私は多くの財産を手に入れました．日常生活が不自由なくできる程度の英語力を身に付けたこと，小児保健の知識を著名な講師陣から得たこと，英語でのプレゼンテーション，ディスカッションの方法を学んだこと，英語論文を読むスピードが増したこと，世界中から来た同級生と出会えたこと，ロイヤル・ウェディングを実際に見ることができたこと，私を理解して支えてくれる人を見つけたこと．

　数え上げると切りはありませんが，私は医師として，人間として，この1年で少し成長した気がしています．ただ留学が最終的なゴールになることはなく，留学が私に与えてくれたものを，今後の私の人生に生かしていけたら素晴らしいことだと思います．

◎留学に関する役に立つ情報

MSc of international Child Health, Institute of Child Health, University College London
URL●http://www.ucl.ac.uk/cihd/postgraduate

長崎大学医歯薬学総合研究科熱帯医学修士課程
URL●http://www.tm.nagasaki-u.ac.jp/mtm/gp/index.html

特定非営利活動法人「Medecins du Monde（世界の医療団）」日本支部
URL●http://www.mdm.or.jp/

Queen Elizabeth Central Hospital, College of Medicine, University of Malawi
URL●http://www.unima.mw/college.php?col=37

chapter 5

内野三菜子

トロント大学・プリンセスマーガレット病院放射線腫瘍科

「海外で」「臨床医をしながら」──医学教育を学ぶ

September 2009-June 2011
Health Professional Education (Master Degree), Higher Education
Department of Theory and Policy Studies in Education
Ontario Institute for Studies in Education
University of Toronto
January 2010-Present
Radiation Oncology Fellowship Program, Radiation Medicine Program
Department of Radiation Oncology, University of Toronto
Princess Margaret Hospital, University Health Network
University of Toronto

要旨………

　現在トロントでアカデミズムの場で医学教育を学びながら臨床の現場にも出ています．ここへ至るまでの選択はすべて「自分がしたい／すべきと思うものは何か」にのみによって立つもので，どこで何語で仕事をするかは結果には無関係です．

　一歩を踏み出すことは，踏み出す選択と踏み出さない選択肢の放棄の表裏であり，いずれも多少のリスクを伴います．最も大切なのは，自分が一歩を踏み出せない言い訳を探すのに終始して他人を羨む暇は，誰にも与えられていない，ということだと思います．

必ずしも海外ではなかった……

これまで

　私の現状を分析すると，つぎの三要素——海外で/臨床医をしながら/医学教育を学ぶ——に帰結します．この三要素のうち，私にとっての最優先事項は「医学教育を学ぶ」であり，それを臨床での実効性の高いものにするためには最終的なエンドユーザーである患者が視野になくてはいけないという意味で「臨床医をしながら」が支持要件に入るものの，必ずしも「海外で」なくても構いませんでした．

　たまたま，やりたいことがそこにあったからそこへ出向いて行っただけの話で，日本で学べることであれば何もわざわざ出かけなかったでしょう．もちろん，高校生くらいのときは人並みに「世界で活躍したい」というようなことを漠然と思ったり言ったりもしましたが，それは高校生までのこと，6年にわたって知識と同時に職業意識を教育され，年も行き分別もつけば，自分が何をしたいか・するべきかを考えこそすれ，今更「世界を舞台」もないだろう，というのが正直なところでした．

　そもそも，放射線腫瘍医としてのキャリア設計も，たまたま，授業で放射線腫瘍学に興味を持ったところから始まり，実際に腫瘍が体の中でどうなっているかを自分の目で見ないことには放射線を患者さんにかけることはできない，と思い，初期研修は放射線治療の適用の多い診療科・婦人科と脳神経外科と耳鼻咽喉科を回れるローテーションを探し，国立病院東京医療センターの外科コースに行った，という次第です．そういう選択の仕方でしたから，「海外に行きたいからこうしたい」という要素は自分の進路選択の条件には皆無でした．

海外実習の思い出

　一方で，日本以外はどうなっているんだろう？ということに対する純粋

な興味はありました．帰国子女でもなければ留学経験もない，外国に初めて出かけたのも大学4年の春休み，家族でパック旅行という超ドメスティックな人間の，物珍しそうなことに対する興味です．

　大学5年生から6年生になる春休みに，財団法人医学教育振興財団[*]による英国医学部派遣留学プログラムというものの募集があり，縁あって1カ月，サザンプトン大学（University of Southampton）で実習をさせてもらうことがありました．

　＊ http://www.jmef.or.jp/

　実習もさることながら，実習時間外の旅行で触れた欧州の長い歴史と文化を前に，まるで砂漠の砂が水を吸い込むかのようにすべてを吸収した日々を今も鮮明に覚えています．中学高校がミッションスクールだったこと，西洋の音楽をずっとやっていたこと，これらがその吸収を助けてくれた部分はあるでしょう．同時にそれは自らの中の「日本」の文化と歴史を強く照応するものでもありました．

　今回，海外に出るについては，ある程度医師として「大人」になってから日本の外に出たというのは，諸手を挙げて目新しいものに傾倒する状況を回避する意味で，悪くはなかったと思っています．学生の当時，無論，英語が流暢なわけではないにせよ，さほど実習が辛かったわけでもなく，その時点で自分の将来を決める要因に，「絶対に日本じゃなきゃダメ」とか「とにかく海外じゃなきゃ嫌だ」というような思い入れが生じなかったのも，海外に触れること自体がある程度年齢が行ってからの体験だったからではないかと思います．

「海外」留学という選択

放射線腫瘍医としての一歩

　医学教育に私が関心を持つことになった大元のきっかけは，日本医学放

射線腫瘍学会主催の学生対象セミナーでした．

　放射線腫瘍学に興味をもってもらおう，放射線腫瘍医を増やそうというこのセミナーに，私は医学部6年生のときに学生として参加しました．このセミナーは，理事クラスの非常に偉い先生方もこぞって参加していました．誰もが所属の分け隔てなく，学生を相手に非常に熱心かつ懇切丁寧に語っておられたのを鮮明に記憶しています．

　当然，放射線腫瘍医になることを勧めるわけですが，「放射線治療に理解のある医師となってくれれば，必ずしも放射線腫瘍医にならなくともよいから，とにかく勉強してほしいんだ」とまでおっしゃる先生もいて，医局の別なく一放射線腫瘍医として学会一丸となってがん診療に取り組む姿勢に強く感銘を受けました．

　しかし，いざ自分が放射線腫瘍医になったときには，参加者の減少と主管大学にかかる負担のアンバランスのため，セミナーの存続は風前の灯の状況でした．何とかセミナーを継続してもらいたいと，医局の壁を越え，学生時代に同じセミナーに参加して同じく放射線腫瘍医になった何人かの仲間たちとともに理事の先生方にお願いしたところ，お手伝いをさせてもらえることになりました．

　セミナーでは実際の診療現場で使用する治療計画ソフトをパソコンにインストールしたものを使っての実習もすでに導入していました．そのソフトの操作の助手を務める中で，「せっかくなので，治療計画を立てる背景としてのがんそのものも学べるような問題解決型の学習プログラムを導入できないか？」と考えるに至り，ついに「単なる実習助手でなく，プログラムの運営ごと任せてほしい」と，思い切って主管大学の先生方に直訴し，実習の教材準備から雑用まで，主管大学の医局にも通って手伝いました．

　教材の作成に当たっては，自分が学生時代に体験した問題解決型学習プログラムに則って用意した上，問題解決型学習導入の草分けであり医学教育の第一人者である東京女子医科大学の神津忠彦先生のところへ直接にうかがい，内容の指導を受けました．

　学習を進める上で必須となる参考資料は，専門医試験の準備中だった主

管大学の医局員の先生が，解剖から最新のEBM（Evidenced based medicine）の元論文までカバーする素晴らしいまとめを作ってくださいました．暑い中，かなりのボリュームになった資料を持参し，教育委員長の先生を直接訪ねて学習の進め方と学習プログラムの実習での位置付けを説明したところ，大いに納得してもらえた様子でした．

若手主体のセミナープログラム運営に

さて実習当日の様子はというと——．学年の別なく目を輝かせて，指導役の若手医師とともに白熱した議論を繰り広げる学生・研修医と，それ以上に身を乗り出して，初めて目にする実習の様子を食い入るように見学していた各大学の教授の先生方の熱意のうちに，無事成功を収めることができました．

この成功のおかげで，セミナーの存続だけでなく，若手医師による実習の運営も認めてもらえることになり，理事以外の放射線腫瘍科の先生方も学生に参加を勧めてくださるようになりました．現在は申し込み開始日に即日満席となる人気セミナーとなり，受講を契機として実際に放射線腫瘍医になる学生や若手医師も続いています．

しかし，成功の一方で，実習のバージョンアップが必要になるときに，医学教育として教育プログラム運営をどうするべきかという根本を考えるときのもとになる基礎や理論を知らないと総崩れになるのではないか，これに備えておかなくてよいのか——という危惧が私の頭にはありました．

賛同してくださる理事の先生方を納得させ続けられる学問的裏付けがなければ，若手主体の運営は安泰とは言えません．また，知識にばらつきのあるグループでも一体となって学ぶことができ，かつ理事の先生方がこれだけ熱心に注目してくださる内容ならば，外科治療や抗がん剤治療を含めたチーム医療であるがん診療をより広く捉えた場合に，放射線腫瘍科の教育のみならず広くがん診療の教育に応用できる機会がひょっとしたら先々あるかもしれません．

そのときに他科を説得するために必要なのは，単なる思い付きではない

理論の裏付けです．私だけでできることにはかぎりがあっても，放射線腫瘍医としてその場に臨む放射線腫瘍医の仲間の誰かのリソースになれる人間が，さしあたって1人くらいはいてもいいのではないか——そんな思いもありました．

他の団体の経験例や意見を求めて日本医学教育学会にも足を運びましたが，そこでの議論は，専門医教育についてはむしろ「脱専門医」の視点で語られることが多かったこともあってか，医学教育を専門とされる先生方との会話自体が噛み合わないこともしばしばでした．私が学ばないといけないことはどうやら日本にはなさそうだ．そこで初めて，「海外で」が要件に上がってきたのです．

「臨床医をしながら」「医学教育を学ぶ」，とは

身分は Postdoctoral fellow

私の場合，臨床フェロー兼大学院生という極めて特殊な身分での留学となっています．レジデントと臨床フェローは Postdoctoral fellow とほぼ同様に見なされ，労働者というよりは Academic institute での修行中の身として扱われます．

Academic institute での修行である以上 Academic work に従事することが強く推奨されますが，その選択の1つとして，Graduate school に籍を置くというコースがあります．私の在籍する放射線腫瘍科の Clinical fellow の選択肢にはたまたま "教育学を学ぶ" というコースが設定されており，そこに在籍しているという次第です．

臨床に即した医学教育学の研究をするコース

このコースとの出会いは本当に偶然でした．信じられないかもしれませんが，"radiation oncology" と "medical education" の2語を使って

Google 検索をした結果出てきたのが，現在私が所属するトロント大学・プリンセスマーガレット病院放射線腫瘍科（Department of Radiation Oncology, University of Toronto, Princess Margaret Hospital）の Clinical research fellow の Medical Education Research というコースだったのです．

初めは何の見当もつかないままメールで問い合わせたところ，その返信には「フェローとして臨床に従事しながら臨床に即した医学教育学の研究をするコースです」との説明がありました．

夏休みを使って現在の上司であるプログラム担当の教授に会いに行き，相談する過程でやりたいことの方向性が一致していることがわかると，医学教育学の大学院修士課程で理論を学びながら臨床にも従事してのコースを勧められました．かくして，「臨床医をしながら」「医学教育を学ぶ」状況に至ります．

最初に「海外で」を漠然と考えた時点で特段の当てもないまま取得した USMLE（United States Medical Licensing Examination）も，制度上は不要なのですが，これまで日本からのフェローを採用したことのなかった先方を安心させる方向に働きました（現時点のプリンセスマーガレット病院の臨床部門では，腫瘍内科・放射線腫瘍科を合わせても日本人医師は私のみです）．

「高等教育」の中の「医学教育」

プログラムの内容自体に話を戻します．大学院自体は医学教育に特化しているわけではなく，あくまで「教育学」の大学院です．

医学教育を学びたい場合は教育学に特化した大学院である Ontario Insitute For Studies in Education の中の教育理論を扱う Departmentof Theory and Policy Studies in Eduation の中でも特に「高等教育」を扱う Higher Education の中の Health Professional Education に所属することになります．つまり，Higher Education 自体は医学を含む Professional Vocation の次世代育成に関わる内容を学びたい人，例えば法

曹界や教員育成の次世代育成に関心のある人から始まってそれにして限らず，広く Post-secondary education の管理・運用について学びたい人すべてを対象としている科となっています．

実際にクラスメートには医学教育を学びたいという救急医，外科医，麻酔科医，産婦人科医，泌尿器科医，小児科医，歯科医など，他科で同じくレジデントないし臨床フェローで教育学大学院に所属している人もいれば，弁護士や大学事務職員もいました．

願書の提出・合格の通知・出国まで

放射線腫瘍科にその選択肢があるからと言って大学院の入学が保証されているわけではまったくなく，大学院の選抜過程は臨床フェローの選考過程とは別に他の大学院入学希望者と同様に経なければなりません．また，教育学大学院に入ったからと言って自動的に臨床フェローのポジションを紹介されたりするわけでもありません．

具体的に進学を検討される場合にはまず大学院のホームページから入学要綱を確認してもらうとして，2009 年秋入学の場合の概略を説明します．

大学院の願書締切は開始年度の前年 12 月 1 日でした．願書は他の学校の卒業証明書などのように公式文書を要求されるもの以外，履歴書，志望理由書から上司の推薦状に至るまですべてオンラインで処理されます．必要な書類には英語力を証明する試験結果も含まれます．これは英語を母国語としない場合には必ず要求されるもので，TOEFL もしくは IELTS で最低基準を満たしている必要があります．

12 月 1 日までに出願を済ませ，そのあとは 3 月末の結果発表まではひたすら待つのみです．毎日の診療を粛々とこなし，留学期間に帰国できない場合に専門医更新の出席票が足りなくなることのないよう，できるかぎり学会に参加し，同じ理由で発表できるテーマは発表し，また，少しでも蓄えの足しになるよう，普段よりも積極的に診療支援（アルバイト）に出かけることを心がけて過ごしました．

3月末にメールで合格通知が来てから出国までの手続きには慣れないことも多く，早め早めの手続きを心がけても結局はぎりぎりになりました．日本を離れるについての業務の引き継ぎも，なるべく後の人が困らないようにしたつもりですが，それでも迷惑や負担は多少なりとも掛けてしまっていたことでしょう．届や学会の住所登録などでは秘書さんに大変お世話になりましたし，今もなっています．事務的な手続きの合間に，学会発表と，今までお世話になった先生方への挨拶回りと，日本中を駆け回ることになりました．

大学院生としての生活

・語学講習会への参加

　大学院自体は9月開始ですが，環境に慣れる準備期間も兼ね，大学付属の語学学校での3週間の講習を8月に受けました．3週間で約1200カナダドルと決して安くはない授業料のため，日本人大学院生の中にはお金の無駄と受けない人も少なくないのですが，生活に慣れるためにも受けた

履修登録

2010 Spring Exam（March, 2010）

	2009 Fall term	2010 Winter term	2010 Summer term	2010 Fall term
I	✔ Recurring issues in postsecondary education	→		
II	✔ Environmental health, transformative higher education and policy change	✔ Issues in cognitive and educational psychology: implications for health professional education		✔ Michel foucault, discourse and the health professions
III	✔ Governance in higher education ✔ Comparative higher education	✔ Nurturing professional education	✔ Modernism and postmodernism	✔ Higher education and globalization

Comprehensive examination

＊ I：Higher Education 科必修
　 II：Health Professional Education Course 必須コース
　 III：Higher Education 科内からの選択（Health Professional Education 以外）
＊＊ Fall term（September-December），Winter term（January-April），Summer term（May-August）

意味はあったと思います。この期間中に大学院の担当教官と面会し、授業の取り方などについて相談をしました。

・履修要件と登録

　高等教育科の修士学位取得の要件は、1学期1科目が0.5単位のところを合計4単位と、リサーチペーパーで1単位、もしくはリサーチペーパーの代わりに2科目（1単位）の合計5単位に、Comprehension examination という試験に合格することが要件です（現在は Comprehension examination は不要）。

　そのうち1科目は通年で高等教育科全員必修の科目（1単位）となっており、また、3科目は Healthcare に関連した題材の科目でなくてはいけません。2科目は教育理論学部の中の科目であればどこの科の科目でも認められます。

　また、1学期あたりに取得できる単位は合計2単位、1年あたりに取得できる単位は3.5単位と上限が決まっており、最低1年半は在籍しなくてはいけない決まりとなっています。学期は9月から12月の秋学期、1月から4月までの冬学期と、夏休みの間にも一部取得できる講座があります。

　最初の秋学期は取得できる単位の上限、通年の必修科目とそれ以外に3科目の合計4科目を取りました。大学院の授業の1講座は3時間の講義です。午後1時からと、午後5時からの2種類があり、全員必修の科目は働きながらの人を配慮し、5時から開始となっています。秋学期は5時からの講義が3科目と1時からの講義が1科目でした。

　最初から授業をスケジュール一杯にとることには不安もあったのですが、次の冬学期は臨床フェローとしての業務が開始になるのと、Comprehensive examination の最初の受験チャンスがその冬学期末になるのでそこを狙い、なるべく冬学期の負担を減らせるように配慮し、担当教官と相談の上で決めました。

・夏休みの過ごし方

　多くの大学院生は5月から8月の夏休みはSummer jobとしてインターンで自分の興味ある分野の職に就くことが多く，これも履歴書に重要な位置を占めるので，夏の講座をとる学生はさほど多くはありません．私の場合は通年でフェローとしての勤務があり，特に夏休みがあるわけではないので，単位取得の効率を考え，夏にも1科目とりました．
　夏の講座は前半と後半に分かれ，週2回の授業で1科目分を終えるため，非常に密度の濃いものとなります．周りの人が短い夏を目いっぱい楽しむのに忙しいのを横目に，パティオでビールも飲まずひたすら本を読み（さすがに木陰くらいには外に出ましたが）残りの時間は図書館に籠って課題をこなす，というのは正しい夏の過ごし方とは言えないかもしれませんが，それはそれで思い出の夏となりました．

・必修科目

　必修科目の概論では，高等教育の歴史，社会における高等教育のあり方，高等教育の運営，各文化における高等教育の比較，教育についての哲学的考察，ジェンダーや社会階級格差と教育機会のあり方，などについて広く学び，選択科目は概論で触れる分野それぞれについて詳しくたどるような内容となっています．
　その中で，Health proessiona educationの授業の内容は医療の現場により特化した内容となっており，認知心理学を取り入れたシミュレーション教育についてのトピックや，哲学的考察についても医療と教育と社会のあり方について掘り下げた科目，あるいは広く一般市民を対象とした健康増進教育について，などがあります．これらの科目はHealthcareに関わってなくてもとることができますので，医療と教育と社会のあり方についての科目では，クラスの半分は社会学を専攻している学生でした．

・授業スタイル

　実際の授業の進め方としては，毎週各授業ごとにＡ４で20－100ページの資料を事前に読み，準備の上で前半１時間ちょっとは講師によるレクチャー，休み時間を挟んで後半は学生同士のディスカッションがまた１時間ちょっと，最後に講師による総括で３時間終了，というのが一般的なスタイルです．

　授業によっては毎週，事前資料の要約やレポートを求められることもあります．また，講義だけでなく，学生各自がプレゼンテーションを行い，それに基づいてディスカッションを行う場合もあります．学期のまとめとして，授業の内容に沿って各自で用意したプレゼンテーションが要求され，レポートとして大体Ａ４ダブルスペースで20枚前後のレポートを提出し，最終評価となります．

　事前資料はあらかじめコピーの束が大学近くの印刷屋などで販売される場合もありましたが，基本的にはPDFで配られることが多く，講師が大学の学生ポータルサイトに講義別に事前にアップロードしたものを各自でダウンロードします．

　ちょうど最初の秋・冬学期が終わったところでiPadが発売され，購入したのですが，次の夏学期と２度目の秋学期には大活躍でした．何しろ，毎度平均50ページが講義12回分積み重なれば容易に電話帳くらいの厚さの資料集が出来上がります．受講のたびに持って歩く労力だけでも相当なものです．

　ノートは紙のノートに手書きで取っていましたが，これも後からスキャナで取り込み，講義の資料と一緒にPDFで管理し，学期末のレポート作成に利用しました．

臨床フェローとしての生活

　臨床フェローのプログラム内容は各科ごとに異なるので，あくまで放射

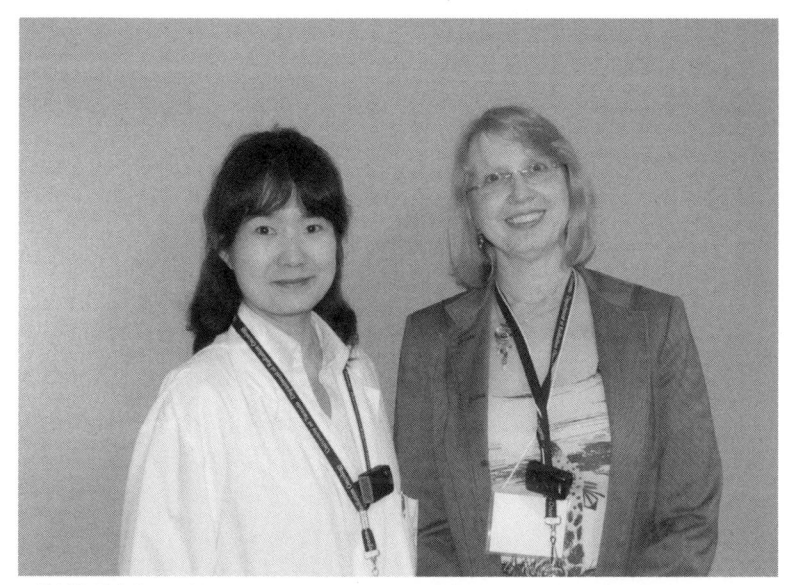

▲放射線腫瘍科での上司，Dr.Catton と

線腫瘍科の，私の場合にかぎっての話です．

　放射線腫瘍科のプログラムでは臨床と研究が 50％ずつのコースと，臨床が 20％，研究が 80％のコースと 2 通りあり，前者は 1 年，後者は 2 年が基本です．放射線腫瘍科の中は臓器別に担当が分かれており，スタッフドクターは所属する臓器の腫瘍に集中して診療にあたります．

　私のプログラムは，デューティの勤務時間のうち 20％ を臨床業務に当て，80％ が研究にあてられるコースで，この 80％ の中に大学院のコースワークを収めることになっています．

乳がんチームでの臨床業務

　臨床業務では，週 2 回，午前中の外来を上司とともに担当します．このうち週 1 回は新規患者と治療終了後のフォローの外来，別の週 1 回は現在放射線治療を行っている患者の経過観察の外来，となっており，上司が乳がんチームのため，乳がんの患者を担当しています．外来に出ていると話

すと「英語で外来をやっているのですか？　すごいですね」と，まるでそう言わないと悪いとでも思っておられるのかというくらいしょっちゅう聞かれます．確かに時々英語がまったく話せない中国人患者さんを相手に漢字で筆談する以外は英語で外来をしています．とは言っても病気そのものは同じですし，尋ねなくてはいけないこと，伝えなくてはいけないことに変わりはなく，語彙は想定の範囲内に収まりますから，言葉の壁を殊更に強調することは無意味です．

医療システム上の違いから，1人の患者あたり日本よりも長い時間を費やすことは求められます．ただ，医師個人としての臨床医療の実践自体は日本でやっていること以上でも以下でもなく，日本でこれまでやってきたことがそのまま反映されるだけです．

研究枠保証の意義

放射線腫瘍科の場合，治療計画の立案は診療時間以外で行うので，正確には20%の時間きっちりには臨床業務は収まりません．また，治療中の患者で調子がすぐれない場合の対応は専用の診察室で行いますが，その場合にはフェローが呼び出されて診察します．

カンファレンスも臓器別に，他科（外科系・内科系・画像および病理診断）とのいわゆる"Tumor board"と，放射線腫瘍科の中のチームでのカンファレンス，放射線腫瘍科全体の医局会のような大きいカンファレンスと，最低3種類があります．

民間保険会社の意見書や他院への紹介状，電話での検査結果の説明その他雑用で外来以外の時間も浸食されるため，臨床業務20%ルールの遵守は事実上不可能ですが，それでも日本での状況に比べればずっと優れていると言えます．

私の大学院生としての生活はこの「研究80%」の枠内で保証されているので，午後からの授業の場合には，病院を離れて講義に出席することも可能です．とはいえ，実際には外来の枠に配慮して講義を選ぶことにはなりますし，講義に出席していた間にできなかった治療計画の立案は病院に

戻って行ったり，飛び込みで診察を希望する患者の対応こそ上司が代わってくれるものの，電話の応対は自分で対応しながらの受講です．

したがって，実際には勤務時間にプログラムと業務のすべてが収まることはないのですが，大学院の講義を受けながらの業務が公的に認められていることの意義は非常に大きいと思います．

医学と関係のない分野を学んだ経験から

1年半の修士課程を振り返って

一般に，北米の大学や大学院は入るのは簡単だけれど出るのは容易ではない，と言われますが，果たして出るのが容易ではないのかどうかは，正直なところあまりそうは思えません．

大学院の担当教官には基本的には放置されますが，授業に普通に出席して課題をこなせばさほど無理なことは思い当たりません．確かに，授業の下調べで読む資料は膨大で，しかも資料を読んでいかないと授業に参加もできません．それゆえ手を抜く余地はないのですが，読み進めていくことと討論を進めることで学期末のレポートの道筋は自ずと見えてきます．授業ごとには大変でも後からまとめて読むことに比べれば毎度の授業の準備をこなすほうが結局は一番労力が少なくて済むのです．そして，自分が興味や関心をもっている内容であれば，大量であってもこなせない量ではありません．

授業の取り方は最初に教官が相談に乗ってくれますし，必修科目に出ている他のクラスメートとの雑談から，次の学期以降の科目選択の参考情報は手に入ります．Comprehensive examination など，情報の必要なポイントも Facebook なりメールなりで情報を共有すれば特に問題なく乗り切れます．

英語の問題に関しては，課される文献の中でも古典に属するような書物の場合は原著が必ずしも英語とはかぎりません．そんなときは，原著をま

ず図書館から借りてきて，その英語訳と日本語訳があればそれも並べて置きながら，三者比較の上で考察することもよくやりました．また，現代思想をバックグラウンドとする教育論については比較対象として日本を例示する必要も多く，日本人による日本語の書籍が必要になることもありました．

試しに手元にある書籍の値段を総て計算したところ約18万円ほどになったのですが，トロントに来たときの本の合計価格が2万円に届かないのと比べると，送料も含め，随分と本が増えたものだと思います．

人は何度でもその人生を生き直せる……

日本の医師は，一度高校を卒業して医学生となると，実学の最たるものである医学にどっぷり浸かって残りの人生を送る人が大半でしょう．ここに来て，医学教育とはいえ医学とまったく関係のない人文科学系の分野を学ぶことで，それまでも臨床の中で感じていた「医師としてのあり方」についてより哲学・現代思想寄りの方向から捉えるようになりました．

また，こちらに来てから，大学敷地内の塔の中に据え付けてある，カリヨンと呼ばれるメロディを奏でられる鐘を習い始め，大学の行事でも演奏させてもらう機会を得るなど，「部活動」を楽しんでいます．実は，高校3年の時点ではできればそういう芸術系・人文系の方面に進みたかったのですが，文学部の教官であった国文学者の祖父が，自らの苦労から常々反対していたこともあり，天秤のもう片方である医学部進学に傾いたという経緯があります．

高校を卒業してから倍の年数を生きて尚，再びあの当時やりたかったことを思う存分させてもらえる巡り合わせには心から感謝し，かつ，いくつになっても巡り合わせさえあれば人は何度でもその人生を生き直せると痛感しています．

こうして2011年6月に，大学院の課程を修了し，晴れて医学教育学修士となりました．

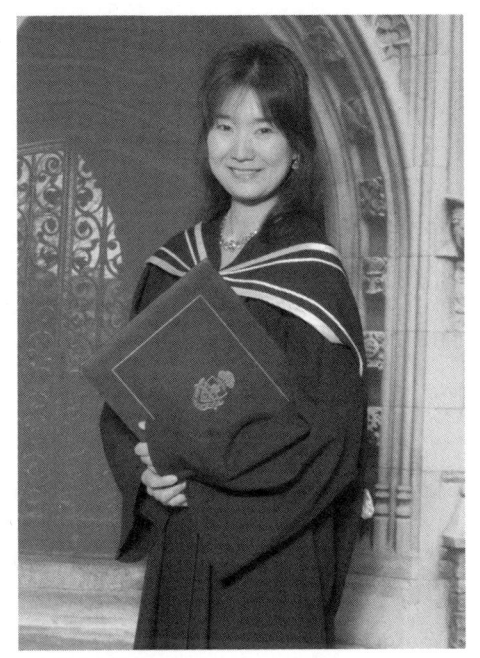

▲大学院卒業式にて

臨床フェローのプログラムは継続中

　医学教育学修士の学位は得ましたが，臨床フェローとしてのプログラムは継続中です．現時点では，次の具体的な見通しを立てていないどころか，どこの国で働くかすらも決めていません．
　留学先の決定にしろプログラムへの許可にしろ，多くの人の支えと縁と不思議としかいいようのない巡り合わせだけで今ここに来ていることを思えば，この先の人生，目標に向かって努力すればそれが叶うなど，小学生の夏休みの宿題よろしく運ぶわけがありません．むしろ予定調和の未来は私の望まぬところです．
　自分が何者であるのか，日本人医師，つまり世界で2度も深く放射線に関わることになってしまった国の，しかも，その放射線の診療に携わる医

【留学先の情報】

Dr. Linda Muzzin
Contact infomation
Health Professional Education, Higher Education Group
Department of Theory and Policy Studies in Education
Ontario Institute for Studies in Education
University of Toronto
URL● http://www.oise.utoronto.ca/tps/Programs/Higher_Education/index.html

Dr. Charles Catton
Professor
Radiation Oncology Fellowship Program, Radiation Medicine Program
Department of Radiation Oncology, University of Toronto
Princess Margaret Hospital, University Health Network
University of Toronto
URL● http://www.radiationatpmh.com/index.php

師である，その業（ごう）からは目を逸らさず，自らの職務を最も効率的に世の中に還元するにはどうしたらよいかを考え，お世話になった幾多の人々への感謝の気持ちは忘れずに，明日の風の吹く方へ運命の向くまま歩むより仕方ないと思っています．

留学へのアドバイス

　留学を希望される方からアドバイスを求められてお話をうかがうこともしばしばありますが，色々な方がいらっしゃいます．「これをしたい」という明確な目標がありそれに突き進まれる方ももちろんですが，「留学しました」を自分のアイデンティティの拠り所にしたいゆえに，とにかく留

学すること自体が目的であって，留学して何をしたいのかはさほど明瞭ではない方も，国外に長くとどまるわけではなくさしあたってやってみたいという方も，それはそれで，十分な動機ではないでしょう．
　何も崇高な理念や信念がなければ留学すべからずと決めたものでもないでしょう．無理やり自分に嘘をついて崇高な理念を探してまで留学しなくても，留学してみればいいと思います．そこで甘かったと思うか世界が開かれるかはその人の人生，誰にもわかりませんし，誰かにとやかく言われるものでもありません．どこに行こうと，新しいことに気づき足りぬところを学ぶ過程は同じことです．
　さらには，パートナーが外国籍の方でその方のところで仕事をするためにその国での長期のキャリア形成を考えざるをえない場合もあるでしょう．また一方で，海外で学びたい試してみたいことがあっても様々の要因，家族・職場の事情，色々な背景から日本にとどまることを選ばざるをえない方もおられるでしょう．自分のキャリアの優先順位と時間の配分を考えた上で選ぶ道ならば，どの方も，その時そのときの選択を咎められる理由も引け目に思う理由も，まったくないと思います．
　そもそも医師の人生なんて，留学するしないにかかわらず，医局人事その他，安寧と驚愕の狭間を行くジェットコースターのようなもの，たかが留学くらいで目くじら立てて悩むほどのこともないでしょう．どんな道であろうと，やってみようと思うなら，やってみれば良いだけの話，やってみてダメなら別の方向を向けば良いだけの話です．
　ただ，一歩を踏み出すということは，踏み出すという選択と，踏み出さないという選択肢を放棄することの両者を含むこと，それぞれの場合についてそれなりにいくばくかのリスクを負うことは，忘れてはいけないと思います．そして最も大切なことは，自分が一歩を踏み出せない言い訳を探すのに終始して他人を羨む暇は，誰にも与えられていない，ということだと思います．

「海外で」「臨床医をしながら」—医学教育を学ぶ……chapter 5　　109

chapter 6

鈴木ありさ
ブリガムアンドウィメンズ病院
放射線科

いくつもの邂逅と偶然に導かれて

July 2005-June 2007
Clinical Fellow
Image guided therapy, Department of Radiology
Brigham and Women's Hospital
July 2007-June 2008
Clinical Fellow
Angiography and Interventional Radiology, Department of Radiology
Brigham and Women's Hospital
July 2008-Present
Instructor of Radiology
Angiography and Interventional Radiology, Department of Radiology
Brigham and Women's Hospital

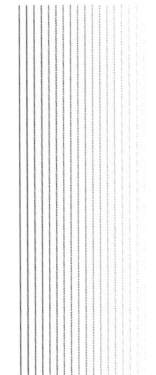

要旨……

　アメリカにいつか行けたらいいなぁ，そんな憧れを漫然と抱いていた医学生時代を過ごし，特に強いモチベーションがあったわけでもない，特に秀でたところがあったわけでもないごく普通の後期研修医だった私が，いつの間にかアメリカでもトップ10に常にランキングされるフェローシップを修了し，そのまま臨床指導医となった．米海軍病院も経ず，アメリカ国内でのレジデンシーもマッチングもないままに現在に至った，その道筋と邂逅を簡単に記す．

放射線科はマイナーか？

よく分からないイメージ

　私の専門科は放射線科だ．いわゆる，マイナー科である．
　放射線科医と名乗れば，ああ，レントゲンを撮る人ですねと言われる．違います，それは放射線技師さんで，われわれは技師さんの撮った写真を読む人ですと答えても，よく分からないといった笑みを返される．大抵の時間を地下あるいは病院の片隅などの患者さんの目に触れない場所で過ごし，暗い場所でカタカタとコンピューター相手にレポートを打つか，ぶつぶつとマイクに向かって独り言のような読影を行っている様子は，医学生の目から見てもやはり，よく分からない人たちに分類されてしまうのかもしれない．
　私が学生時代に抱いた放射線科医の最初のイメージもこんな感じだった．学生の私は，医者なら，びしっと患者さんを診てなんぼだと思い，まさか将来の自分が放射線科の道に進むとはまったく思ってもいなかった．しかし，最終的に選んだこの道がアメリカへの道を容易にしたのだから，まったく不思議だ．
　放射線科への興味を決定付けたのは医学部最終学年の選択実習でハワイ，クィーンズメディカルセンター（Queens Medical Center）の放射線科を回ったことだった．経験の豊富なコダック医師は左手に放射線による硬化症を患いつつも，読影室にはチョコレートクッキーを欠かさない医師だった．
　そんな頑固な医師のもとへ一日中各科のレジデントや指導医がひっきりなしにコンサルテーションに訪れる．時にはERやICUの回診に出張し，その場でフィルムを読んでいた．知識が豊富で教育熱心な彼の姿はすべてが華やかに見えたアメリカの医師たちの中でも特に心に強く残った．
　日本における内科学会の登録者数は10万1818名，対して日本放射線

科学会8336名[1,2)]となっており，実に内科学会の10分の1以下の規模なのが分かる．対照的にアメリカではアメリカ放射線医会（Amrican College of Radiology）への登録者3万2000名，北米放射線学会（Radiological Society of North America）4万名以上，アメリカ内科学会（Amrican College of Physicians）への登録者13万2000名となっており，両者の差が日本ほど離れていない[3,4,5)]．

日本では400床，500床クラスの病院であっても常勤の放射線科医が2人，あるいは3人ということはよくあるが，アメリカでは10人近くいても不思議ではない．現在私が勤務するブリガムアンドウィメンズ病院放射線科（Department of Radiology, Brigham and Women's Hospital）は指導医およそ100名，レジデント40名，フェロー50名，合計200名近くを抱える巨大な科（日本での医局と同様？）となる．数字の上では，内科に次ぐ大所帯らしい．

アメリカ方式と日本方式

極端に専門性が確立されたアメリカの臨床の場では，レジデントが患者さんの抹消血管を取ることもなければ，検査結果をカルテに張ることもない．それは看護職なり，秘書さんの仕事となる．同時に，画像診断の依頼を出した各科の医師がオーダーした画像検査を「読める」必要もない．各科の医師は画像診断やその他の臨床検査の結果に基づいた治療方針を立て，実際に治療をするのが仕事だからだ．

院内で1日何千枚も発生する画像検査の結果はすべて放射線科が読影し，オーダーをした医師はその結果のレポートを読み，結果を知ることになる．かつての放射線科の検査といえば胸のレントゲンしかなかった時代と違い，核医学，超音波，CT，MRI，あらゆるモダリティが複雑に存在する今日においては，その道のプロである放射線科医に画像診断に関する判断を任せてしまうのは自然の流れなのかもしれない．

もちろん，誰でも起訴できることが国民の権利であるアメリカにおいての医療訴訟対策であるのも否めない．最近は実際に治療を行った医師と同

時に，診断レポートをかいた放射線科の医師が巨額の裁判に巻き込まれることも多くなってきている．

対照的に，日本では臓器別診断が発達し，肺専門の医師は診療，診断，時には侵襲的な治療に至るまですべてをこなすことも少なくない．それが日本の伝統的な診療スタイルであり，確立した方針であり，この職人気質こそが日本の医療を世界の最先端にまで押し上げた所以であると疑う余地はない．しかし，現在の日本方式では放射線科医の活躍の場が少なくなってしまう．事実，日本発の臨床放射線科関係の投稿論文の多くが放射線科以外の医師が第一執筆者となったものであるように見受けられる．

CTとMRIの機械を世界一保有し，日々活発な研究を行い，機械の性能やプロトコールをつくりあげているのは放射線科医だ．日本の放射線科のレベルもまた，間違いなく世界のトップクラスである．しかし，この地味な状況では，日本では放射線科医がそんなにいない，医学生に人気がないのも仕方がないのだろう．

反してアメリカの医学生には収入の良さ，クオリティ・オブ・ライフの良さから放射線科は非常に人気が高い．マッチングの結果を見ても，外国籍を持ち，かつ，アメリカ国外の医学部を卒業したマッチング候補生の内科へのマッチ者は1215名，対して放射線科はわずか6名だった[6]．外国人レジデント希望者への門戸が極端に狭い科であることが分かると思う．

日本でアメリカ流の教育を受けられた幸運

エクスターンで得た自信

医学部卒業後は，医局に残らずに民間病院でのスーパーローテーションを伴った総合研修医を始めた．この段階においてもまだ，自分が将来やっていきたいことが明確に見えてなかった．学生時代から興味のあった産婦人科，麻酔科，放射線科，そのいずれの魅力も捨てがたかったのだ．

そうした迷いも実際に各科の研修医になることで徐々に晴れ，3年間の

総合研修医の後，放射線科のレジデントとして研修を始めた．運が良かったことに，この当時，湘南鎌倉総合病院には経験豊かなアメリカ人放射線科医が常勤しており，英語での基礎的な放射線科医のトレーニングを受けられた．

　日本での放射線科レジデント生活も中盤に入った頃，米国財団法人野口医学研究所[7]の紹介により，フィラデルフィアのトーマス・ジェファソン大学病院の放射線科で短期のエクスターンシップを経験できた．

　フィラデルフィアでは他数人のアメリカ人医学生とともに放射線科をローテーションした．このときに感じたのはアメリカの放射線科のレジデントと日本で経験したレジデントのレベルは大して変わらないということだった．インターベンション（Interventional radiology）に至っては，もしかして日本のほうが進んでいるかもしれない，とすら感じた．

　ここで得たおかしな自信はこの後の私の人生を大きく変えた．日本でこのまま放射線科の専門医を取り，市井の一放射線科医として一生を終える予定が大きく変更された．

　当時，私は日本でカテーテルを用いた子宮筋腫治療，子宮筋腫塞栓術のための筋腫外来を持っており，外来患者1日20余名，年間250件近くの子宮筋腫塞栓術を行うという非常に充実したプログラムを立ち上げていた．自分の行く末を決められないために通った総合診療科内での産婦人科ローテーションで得た経験と，放射線科医としての経験が合致した，私にとっては夢のようなプログラムだった．

ブリガムアンドウィメンズ病院との接点

　トーマス・ジェファソンに行く前は，これでアメリカも最後，帰ってきたら本腰入れて日本での放射線科医としてのキャリア形成を，と考えていたが，アメリカの臨床でも十分やっていけそうだという自信をもった私は，帰国直後にUSMLEの申し込みをしていた．

　帰国直後は聖マリアンナ大学病院放射線科医局でさらなる放射線科のトレーニングを続けながら，試験勉強をした．この医局はアメリカでの臨床

留学経験を持つ先輩方が多く在籍していたためか，レジデント教育がアメリカ流であり，当時は多くのレポートが英語で作成されていた．ここで得られた教育は何事にも代えがたい貴重なものであった．

　読影室の片隅で USMLE の勉強をしていると上の先生方が，「ああ，これ，僕もつらかったよ」と通りすがりにそっと一言励ましてくださる環境であった．医局の先輩，後輩の助けもあり，Step 2 を 2003 年 3 月に，Step 1 を 10 月にぎりぎりの点数ながら合格できた．

　アメリカで臨床を行う資格はあっても，ポジションがなければどうにもならない．ここでもすばらしい出会いと偶然に恵まれた．最初の試験である Step 2 に合格した前後，私が以前勤務をしていた病院が，次世代の子宮筋腫治療機器を導入するに当たり，アメリカでの視察を依頼してきた．その際の見学先のひとつが現在の勤務先であるブリガムアンドウィメンズ病院（以下，ブリガム）である．

　私は機器の説明を受けつつ，この機械を導入した暁には，日本でこんなことやあんなことをしてみたいのだと，気楽に話をしていた．すると，チームの 1 人が，「じゃあ，ここでそんなことをやってみればいいじゃないか」と言い出した．帰国後，彼とは何度かメールでやり取りし，イメージガイデットセラピー（Image guided terapy: IGT）のフェローの面接に呼んでもらえることになった．

　面接時には Step 2 しか受かっていなかったが，私の子宮筋腫治療にかける情熱が通じたのか，研修医時代の産婦人科医としての経験が買われたのか，大して英語が流暢でもない私に 2 年後，2005 年の夏開始のフェローの契約書が送られてきた．

　こうして，私は ECFMG certificate とポジションを 1 年でそろえてしまったのだ．

半年でクビになる覚悟の渡米

将来の伴侶との出会い

　2005年，腹部画像放射線およびIGTの複合フェローシップが始まった．2年のプログラムだったが，アメリカでの臨床放射線科，しかも，相手はハーバード系列，もって半年だろうと覚悟し，半年後にはクビになるつもりで比較的身軽な装備でボストンに引っ越した．アパートも2カ月しか契約していなかったほどだ．

　メンターであり，IGTフェローシップの指導教授であるテンパニー教授は，MRIおよび収束超音波療法の第一人者，ハーバード医学部の教授という素晴らしい業績をもった科学者であると同時に，2人の子どもに恵まれた母親の側面をもつ方であった．彼女との面接は可能なかぎり毎週おこなわれ，抱えているプロジェクトの進み具合から，住んでいる部屋にエアコンがない，といった私生活の細事に至るまで事細かに相談に乗ってくださった．折に触れてフェローとしてハッピーか，と必ず気にかけてくれた．

　そうして，なんとか目標としていた2カ月を生き延び，4カ月目に入った頃，もうひとつの出会いがあった．数年前，トーマス・ジェファソン大学放射線科で一緒にローテーションしていた医学生との再会である．2人がトーマス・ジェファソン大学にいたのは3年前で，その後は完全に音信不通であったにもかかわらず，ブリガム放射線科のグランドラウンドで再会した．その後，交際するに至り，長くて2年で日本に帰国する当初の予定を大幅に変更せざるをえなくなった．

究極の「横入り特例」とは

　他の専門科とは違い，放射線科には外国で訓練を受けた専門医に対する特例がある．それは同一の大学病院にて臨床に4年間従事した場合，アメリカでの4年間のレジデンシーを修了したものと見なされ，アメリカ放射

線科専門医試験が受けられるのである．

　４年間生き残りさえすれば，アメリカでインターンもレジデンシーもマッチングもぜずに，「見なし」でアメリカのレジデンシーを修了したことにしてくれる，究極の「横入り特例」である．これは大学病院に残る放射線科医が少ないため，アメリカ放射線医会が作った一時的な特例であるらしい．現在も多くの外国人放射線科医がこの恩恵に預かっている．

突如，偶然の空きポジション

　交際が将来に向けたものとなるにつれて，3年目，4年目のポジションの心配をしなければならなくなった．そんなとき，たまたまローテーションをしていたインターベンションで翌年来るはずだったフェロー候補者がポジションを放棄したらしい，との噂を耳にした．

　インターベンションはACGME（Accreditation Council for Graduate Medical Education：卒後医学研修認定委員会）に認定されている放射線科内のサブスペシャリティであり，給料が良いためアメリカ人に人気のあるサブスペシャリティだ．特別にフェローシップのマッチングがあるほど，歴史的にも古く，また格式のあるサブスペシャリティでもある．特にブリガムのインターベンションのフェローシップは全米で上位10位以内で，アメリカ人レジデントがしのぎを削って争うフェローシップとして有名だった．

　そんなフェローシップの席が，私がローテーションをしている間にぽっかりと空いたのである．日本にいた頃からカテーテルを使用したインターベンションは得意で，手先は器用なほうだった．手技には苦手な英文法も発音も関係ないことが幸いし，その場にいたインターベンションの部長に空いたポジションに入れてくれないかと聞いたその瞬間，「ウエルカム！」と握手された．これで3年目のポジションが確保された．

　2007年7月1日にフェローシップを開始．7月の末には翌年からのインターベンション指導医のポジションをオファーされた．日本にいた頃，年間200件以上の子宮筋腫塞栓術を手がけていたおかげで，こいつは使

えると判断してもらったのだろう．これで4年目のポジションどころか，アテンディングとしての仕事まで見つかったのだ．これが，米海軍病院も経ず，経るべき2つのマッチングもレジデンシーもないままに，フェローシップを経てアメリカでアテンディングになった私の略歴である．

回り道も将来の礎に

すべての出会いが私を現在に導く

　現在の私があるのは，ひとつには夫との出会い，そしてメンターであったブリガム病院放射線科のテンパニー教授とヨーレス教授との出会いがあったからである．

　そもそもは前述したハワイ大学のコダック医師との出会いがなければ，アメリカの放射線科医に興味を持たず，アメリカの放射線科医に興味がなければ野口医学研究所のプログラムによってトーマス・ジェファソン大学の放射線科に短期留学することもなかった．トーマス・ジェファソンに行かなければ将来の夫となる医学生にも出会わず，彼に出会っていなければ，研修医後期に USMLE を取得してアメリカに正規に留学しようなどという壮大で無謀な計画も立てなかっただろう．

すべての経験が現在の私を形成する

　日本からアメリカに臨床研修をしにくる医師には大きく分けて2つのパターンがある．学生時代から志を高く持ち，医学部在学中あるいは研修医初期に USMLE に合格し，卒業と同時に米海軍病院にてインターンを行った後に，野口医学研究所や東京海上日動メディカルサービスの N プログラムの紹介，あるいは自力によりマッチングでポジションを得て順調にレジデント生活を始める"スタートダッシュ型"．日本での研修医生活を終えた後の卒業後5年あるいは10年目から渡米する"後半ダッシュ型"．卒業5年目から試験勉強を開始し，卒業7年目に渡米した私は典型的な後

半ダッシュ型だろう．

　自分のやりたいことを絞り込めないまま総合研修医としてスーパーローテションをしていた湘南鎌倉総合病院時代．内科，外科，産婦人科，小児科のみならず，離島研修も行った．この3年間の寄り道がなければ，現在のインターベンション医としての患者管理能力は身につかなかっただろう．英語の教科書をポケットに入れさせられ，嫌でも英文を読む癖がついていなければ，アメリカに来る下地などできていなかった．

　また，このときに産婦人科の知識を身につけていなければ，子宮筋腫のカテーテル治療の専門家になろうと思わなかったであろうし，日本で筋腫治療プログラムを始めていなければブリガムでのフェローシップもなかった．ブリガムに行かなければ，伴侶と再会することもなかった．

　そして，ブリガムでの4年間を生き残られたのは，聖マリアンナの医局で基礎，および先端の放射線科学を学んでいたおかげであった．

　すべての経験が現在の私を形成し，すべての出会いが私を現在に導いている．そこには数え切れない偶然と邂逅があった．時には回り道をしているように見えたいろいろな経験が，実は複雑な石畳の文様のように将来の道への礎になっている．

　これからも，いろいろと回り道をしていくのだろうが，それも将来の何かにつながっていると信じている．

[参考文献]
1）http://www.naika.or.jp/jigyo/naiyo.html
2）http://jams.med.or.jp/members-s/32.html
3）http://www.acr.org/MainMenuCategories/media_room/FeaturedCategories/other/BasicFactsDoc 5 .aspx
4）http://www.rsna.org/About/index.cfm
5）http://www.acponline.org/about_acp/who_we_are/
6）http://www.nrmp.org/data/resultsanddata2011.pdf
7）http://www.noguchi-net.com/program/index.html

chapter 7

堤(瀧澤)美代子
聖路加国際病院一般内科 /
ナショナル・メディカル・クリニック

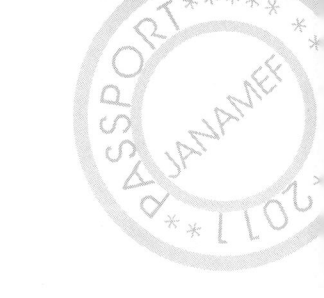

千載一遇のチャンスに単身渡米した私

July 2004-June 2005
Intern
Eastern Virginia Medical School/ Ghent Family Medicine
July 2005-June 2007
Family Medicine Residency Program
University of Hawaii

要旨……
　2007年夏,「日本で家庭医療をやるぞ」と意気込んで帰国した. しかし, 久しぶりに同居する夫の勤務地からの通勤圏に家庭医療のプログラムはなかった. そこで知人に紹介された都内の研修病院の一般内科で働きながら, 小児科, 婦人科, 整形外科など家庭医療の知識, 技術, 家族みんなを診るという家庭医療のフレーバーを維持するため, 外国人クリニックで週1回家庭医療の外来も続けることにした.
　最近2人目の子どもを出産した. 仕事と家庭のバランスを取りながら, 外来診療と研修医への指導を通じて, アメリカでの経験を日本に少しでもフィードバックできたらと考えている.

「アメリカでレジデンシーをする場合，パートナーはどうしたらいいでしょう？」とよく聞かれる．

シングルで行くのか，結婚していくのか．もし，シングルで渡米した場合，結婚はいつ誰とするのか，アメリカで知り合った人とするのか，日本人とするのか．また，結婚してからアメリカへ行くとしたら，夫を残して単身でいくのか，夫も連れて行くのか，夫の仕事はどうするのか，子どもはどうするのか，などなど，悩みは尽きない．

どんな選択をしても，正解も間違いもないだろう．

私は，学生，研修医の頃から「アメリカでレジデンシーをしたい」と綿密に計画していたわけではないのだが，やりたいことを追求しているうちに，家庭医療の本場であるアメリカで研修したくなってしまった．しかも，29〜30歳という微妙な時期に．そして猪突猛進でそのまま突っ走ってきた．帰国後，日本での生活，医療システムへの再適応と，日本での仕事の仕方に，軟着陸点を求めつつ，自分の家族をもつというプロジェクトも進行することになった．

本稿では，女子学生，若い研修医たちからよく相談される，アメリカでのレジデンシー前後の，パートナーである夫との関係を中心に，あまり一般的ではないと思うのだが，私の選択してきた道をご紹介したいと思う．「こんな人生もあるのか」と参考にしていただければ幸いだ．

転機

アメリカの雰囲気を醸し出す放射線科に入局するも……

聖マリアンナ医科大学を1997年に卒業後，そのまま母校で初期研修を受けた．

カンファレンスで，教授，指導医，若い医師たちが活発にディスカッションしているオープンな雰囲気と，他科の医師に画像所見をアドバイスしているアカデミックな空気の漂う放射線科医に憧れ，放射線科に入局し，

医者としての最初の数カ月を過ごした．

　放射線科医局では，当時の教授が戦後，横田空軍基地の病院でインターンをし，アメリカ留学して帰ってきたせいか，多くの医局員がアメリカ留学をしていた．朝からゆったりとコーヒー片手に読影をするなど，アメリカの雰囲気が医局全体にも漂っており，私は放射線科医としての業務内容より，アメリカ，異国の雰囲気に酔ってしまい，入局したのかもしれない．

　そんないい加減な私に，指導医の先生は，新入医局員として，医師としての基本姿勢，点滴や注射の仕方を教えてくれ，読影の基本をたたき込んでくださった．数カ月間，夜中まで嫌というほど読影したおかげで，当直中など放射線科医の読影がすぐに得られない状況でも，とりあえずの自分の読影所見を言うことができるようになった．

　Official report でなくあくまで Unofficial reading by Miyoko としながら，「Miyoko の読影ではこの頭の CT 異常ないって」などと，それはアメリカでも重宝された．

後期研修先に総合診療内科を選んだわけ

　その後の研修で，小児科，内科，外科，救急と回るうちに，画像だけでなく（放射線科の読影室では「画像で8割診断がつく」と言われていた），臨床現場で得られる情報も多くあることを学んだ．そして，自分は病理の変化が反映される画像より，患者さんの訴え，バイタルサイン，血液検査とともに，情報の1つとして画像を診るほうが断然楽しいと思うようになった．

　結局，スーパーローテーション後に後期研修先として私が選んだのは，当時新しくできた総合診療内科だった．そこでは，アメリカで家庭医療のレジデンシーを行ったという生坂政臣先生が総合診療内科で指導されていた．

　生坂先生の教え方は，なぜか総じておもしろおかしく，とてもためになった．

　たとえば，頭痛の患者さんといっても，筋緊張性頭痛，片頭痛だけでな

く，副鼻腔炎，鬱病，緑内障，そしてSAHと次々と魔法のように診断していくのだ．糖尿病の患者さんを診察したときに，Ⅲ―Ⅳ趾間の皮膚をスライドガラスにのせ，KOHを垂らして顕微鏡で菌糸をみていた．かと思えば，外来で急性腸炎から虫垂炎や憩室炎を超音波で診断していた．生坂先生曰く，「アメリカでは家庭医療というものがあり，年齢に関係なく家族みんなを，bio-psych-socioのアプローチで包括的に診るのだ」という．整形外科，婦人科，精神科疾患についても造詣が深く，「すごいなあ，なんだ，こりゃあ」と思ってみていた．

総合診療内科の医局では，「日本ではまだ新しい家庭医を目指そう」と盛り上がっており，指導医の先生方がいろいろなレクチャーをしてくれたり，みんなで勉強会をしたり，早朝，医局にアメリカ人の先生を呼んで英会話をやったり，忙しいながらも楽しい充実した日々だった．

しかし，やはり，大学病院での研修は，診断，治療方針をめぐり，専門医と意見が合わないこともあり，困難を感じることが多かった．マイナー科のローテーションも不安があった．

2000年前後というと，まだまだ日本で家庭医療の研修プログラムは少なく，同僚たちと「私たち，これからどうなるんだろう？」と話し合うも，誰も答えられるはずがなかった．病棟で一緒に働いていた専門医の先生たちからは，「君たち，そんなんじゃあ，まともな医者になれないよ．どうするの，将来？ さっさと専門決めて専門医とったら？」と言われたが，「私たち，家庭医になりたいんです」と自信をもって宣言することもできず，「この先，どうする？」と毎日，悶々とした日々を過ごしていた．

沖縄米海軍病院の家庭医療科

この先，国内で家庭医療の研修場所を見つけるか，それとも家庭医療の本場アメリカでの研修に挑戦するのか悩んだ．が，アメリカでのレジデンシーなんて，東大や京大卒の秀才たちか，英語ペラペラの帰国子女がUSMLEとやらを受験し，アメリカに行くものだと思っていた．私にとって，アメリカでのレジデンシーは雲の上の遠い別世界の話であった．

一方，大学の総合診療内科で研修，診療を続けていくのに限界を感じたのであろう，医局をやめて地元に戻ったり，他の専門科を選んだりと，新たなステップを踏みだす者が次々出ていた．そんな中，「私もどうするか考えなくては」と，インターネットで「家庭医療」「Family Practice, Family Medicine」で就職先を検索していた．すると，米海軍病院では，家庭医療科があり，ローテーションできるという．「日本にいながら家庭医療ローテーションができるなら，ぜひ行ってみたい」と，締め切りギリギリではあったが沖縄米海軍病院に応募してみた．あの9・11があった直後の，2001年秋のことであった．
　人生初の英語面接を経て，沖縄米海軍病院のインターンに採用された．なぜ採用されたのかは今でもわからない．確立した家庭医療があるアメリカ，基地内の病院で家庭医療を経験したい，と訴えたのが通じたのだろうか．
　背水の陣で臨んだ面接では，医局での英会話のレッスンが役に立った．

　当時，「この先，自分はどこにいるんだろう」と，暗澹たる気持ちで毎日を過ごしていたが，「ピンチはチャンスである」「逆境は最大／飛躍のチャンスである」とは本当であった．
　卒後5年で大学を辞めることに対しては，正直悩んだ．「早すぎる」「海軍病院のインターンのあと，医局とのつながりがなくてどうするんだ」という人も大勢いたし，「残される後輩はどうなるんだ」「自分のことだけ考えるな」という先輩もいた．「前進あるのみ」「二兎追う者は一兎も得ず」と背中を押してくれる先生もいた．今より医局に属することが一般的だったその頃，医局を辞めるのは大きな決断だった．

忘れがたい思い出

　沖縄米海軍病院でのインターンが始まり，しばらく経ったときのこと──．

正直，アメリカでレジデンシーに挑戦することになるとは，このときはまだ思っていなかった．統計上，外国人（IMG: International Medical Graduates）のUSMLE合格率は低く，まして試験対策が得意とは思えない私立医大出身の私が，「USMLEなんて合格できるわけがない」と思っていたのだ．
　ところが，海軍病院で同期となった1人に，「アメリカ人の医学生がほとんど受かるのに，俺たちが受からない理由がないじゃん．きちんと準備すれば受かるって」と言われた．「では，せっかくだから勉強してみよう」と，彼らと一緒に勉強を始めた．
　卒後，臨床を5年やっていたので，Step 2から準備を始めることにした．

5人で6人分を頑張ろう

　海軍病院では，よく言えば意志の強い，悪く言うと我（アク？）の強い人が集まるため，しばしばチームとしてうまく機能しないことが多いと聞いていた．そんな個性的な私たち（私を含め同期は6人いた）をうまくまとめてくれたのは，カナダでの研修を希望していた竹島弘くんだった．インターンをしている間に，彼はいつのまにかカナダの医師国家試験に受かっていた．
　彼はUSMLEの勉強に苦労している私たちに遠慮して，「合格した」と言えず，しばらく隠していた．ふとした拍子に，「実は，ぼく受かってたらしいんだよね」とみんなに申し訳なさそうにアナウンスしてくれた．
　インターン修了後，母校の宮崎大に帰り，その後，カナダでリウマチ膠原病のフェローをする予定を立てていた．しかし，竹島くんは，海軍病院でのインターン修了後，病に倒れた．自身が内科医でもあった竹島くんは発病後，入院し，その闘病生活をこまめに日本全国に散った私たちにメールで知らせてくれた．
　自分が一番，病気からの回復がとても難しいことを理解していたはずである．夢であったカナダでの臨床留学を目前に，病のために，断念しなくてはならなかった，竹島くんは，どんなに無念だっただろう．

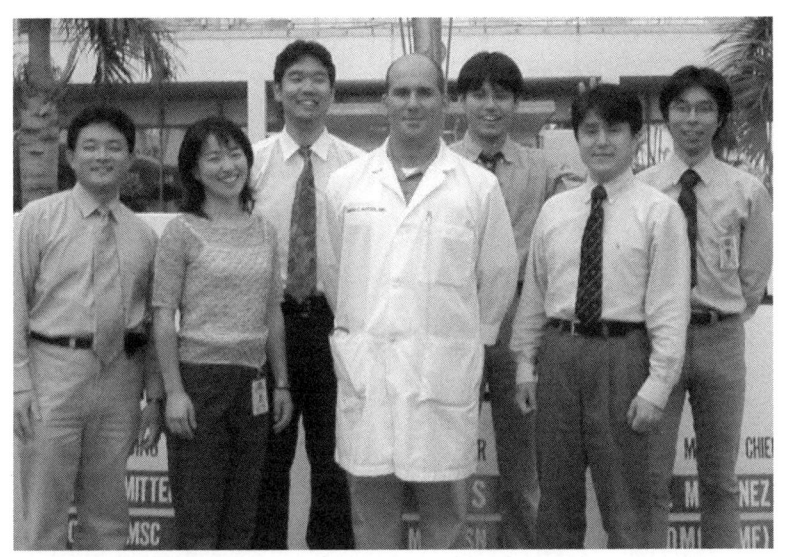

▲沖縄米海軍病院の同期5人とプログラムディレクターのDr. Hutzel ――（向かって右から3人目）竹島弘くんの姿も

　竹島くんからのメールの間隔が空いてきて，翌年夏，帰らぬ人となった．
　このことは，私（おそらく私たち）に，「普段，空気のように当たり前だと思っている健康が実は奇跡的で，非常にありがたく感謝すべきことであり，また，自分の意志で頑張ったり努力できる環境が本当は，とても恵まれていること」に気づかせてくれた．竹島くんの病をきっかけに，「明日何があっても後悔しない人生を送ろう」と決意し，アメリカでのレジデンシーも「挑戦できる健康に感謝しなくては」と前向きに取り組むようになった．
　その後，私と（竹島くん以外の）同期4人とも同じ時期にアメリカでのレジデンシーを始めることになる．今でも，いつも，みんなで「私たちは5人で6人分頑張ろう」を合い言葉に励まし合い，切磋琢磨している．

賛否両論の駆け込み結婚

揺れる2人

　家庭医療のレジデンシー応募に関して,「USMLE は超高得点でなくていいから一度で合格することが大切だ」と聞き,気をつけて準備をした.そして,Step 2, Step 1, CSA の順番で受験し,平均ちょっと上くらいのスコアだが1回で合格した.
　ECFMG も何とか取得できそうだということになり,アメリカのレジデンシーに応募できることになった.当時付き合っていた,今の夫に,「アメリカの家庭医療に応募しようかなあと思うんだけど」と言ってみた.以前より結婚しようと話していたわけではなく,将来を約束をしていたわけでもなく,ただ,学生時代から長くつきあっていた彼は,私の性格もよく理解していた.
　「ふーん,やってみればあ?」くらいの返事だったと思う.「まあ,外国人がマッチするのは,すごく大変だっていうし,ダメかもしれないけど,ちょっとやってみる」と伝え,アプライ(応募)し,インタビュー旅行をした.
　アメリカでの家庭医療のレジデンシーが可能かもしれないという千載一遇のチャンスと,「彼とは超遠距離になるなあ」という事実の狭間で,イマイチ,絶対何が何でもアメリカでレジデンシーをやるぞ,という気迫で取り組めなかった.しかし,フタを開けてみたら,希望していたプログラムにマッチできた.
　マッチング翌朝,「マッチした」と伝えた.「で,どうするの?」と言われたので,「行こうかなと思う」と答えた.「何年?」「3年……行くのを止めてほしい?」「いや,行きなよ」「なんで?」「反対したらやめるの?この先,『あのとき,反対されたから,アメリカでの家庭医療のレジデンシーをあきらめた』って一生言われたくないしさ」といったような会話を

したと思う．そして，私はアメリカへ行くことにした．

なぜか渡米直前の結婚・入籍に

　結婚とは「自由との決別」「束縛の人生の始まり」とずっと思っていたのだが，渡米前の2004年5月に結婚することにした．その頃，32歳になっていた私たちは，「まあ籍でも入れておくか」くらいの気持ちだった．

　「結婚してすぐ別居するのに，夫の両親はどう思うかなあ」との心配もあったものの，医師である義父が「なかなかないチャンスなんだから，是非いってらっしゃい」と言ってくれたようで，自分の両親だけでなく，夫の実家からもアメリカ行きをサポートしてもらえることになった．本当にありがたかった．

　ただ，この時期に入籍を決めたことは，友人，知人たちにも驚かれ，「まあ，いいきっかけだよ」「勢いがないとなかなか結婚できないからよかったよ」という意見があった一方，「なんで渡米前の今？」「しばらく別居でしょ？」「それってキープじゃん」という友人もいて賛否両論であった．

　夫とは学生時代からの付き合いで，卒業後も同じ大学病院で研修しながらも，お互い忙しく，めったに顔を合わせる機会はなかった．だから渡米して，遠距離になり，疎遠になるのではないか，という不安は不思議となかった．それに遠距離での関係は，沖縄米海軍病院でインターンをしていた頃に経験済みだった．

　「なぜ，単身赴任になることがわかっていた渡米直前に結婚したのか」と聞かれると，渡米自体がきっかけになったということと，海軍病院の同期がバタバタと私のほかに結婚した影響も実は否めない．

　共に2004年夏からアメリカでレジデンシーを始める予定でいた独身だった同期4人，そのうち3人が2004年春，渡米前に〈駆け込み〉結婚していた．ちなみに，彼らはみな男性で，パートナーもアメリカに行くことになっていた．渡米前に結婚しないと，結婚後ではパートナーのJ-2

ビザの申請が面倒なため，事務的な理由も結婚を後押ししたようだ．私の場合，このような事務的な理由などなかった．
　こんな調子だったから，結婚とは，家庭をもつとは「安心・安定」も得られることを知ったのはずいぶん後のことだった．

　それにしても，海軍病院の同期の4人とは何か運命的なもので強く結ばれているのかという気がして仕方ない．レジデンシーを修了した翌年（2008年）に，私を含む4人が第一子に恵まれた．沖縄でのインターン，結婚，アメリカでのレジデンシー，そして子育てと人生のイベントを通じてライフステージを共有しているのには，感慨深いものを感じてしまう．

女性指導医たちの活躍

　2004年7月より東バージニア医科大学（Eastern Virginia Medical School）[*]でレジデンシーの1年目，インターンを始めた．
　* http://www.evms.edu/residency-programs/ghent-family-medicine-residency-program.html

　すぐに，女性の指導医たちの活躍に目を奪われた．日本では大学病院，関連病院の比較的大きな病院で勤務していたせいか，女性の指導医を目にすることはほとんどなかったのだが，バージニアでも，そのあと2年目以降の研修を行ったハワイ（University of Hawaii）[*]でも，女性の指導医が普通に働いていた．
　* http://www2.jabsom.hawaii.edu/FamilyMedicine/index.htm

　バージニアではDepartment of headも女性だったし，途中からプログラムディレクターも女性になった．独身で，仕事一筋のバリバリした女性かと思いきや，みな，結婚し，子どももいて，家族との時間をとても大事にしていた．

また，男性の指導医も，家庭を犠牲にして仕事に身を投じるタイプにお目にかかることはあまりなかった．日曜当番の指導医が「今日は子どものサッカーの試合があるから，早く病院を出たいので，ぼく早朝に病棟の患者さん，みんな診て，カルテも書いたので，何かあったら連絡ちょうだい」とさっさと回診して，午前10時には病院から出て行った．クリニックのプリセプターが，「息子が腕の骨を折った」「子どもが熱を出した」「ファミリーエマージェンシー（family emergency）だ」と慌ただしく，帰ってしまうことさえあった．
　アメリカでは「ファミリー」が基本ユニットであり「ファミリーエマージェンシー」という言葉が水戸黄門の印籠のような威力を発揮していた．
　日本では，家庭をもった女性の指導医に出会ったことがなかったので，アメリカで，男性と同じような環境に身をおきながら，仕事をする女性指導医に出会えたのは，驚きと同時に非常に嬉しかった．もしかしたら，日本でもいたのかもしれないのだが，一緒に働いたことはなかった．
　アメリカでは，家庭医療を学べただけでなく，文化，社会として，「家庭をもちながらも女性も男性と同じように働ける」ということを間近に学んだ．私にとってそれは大きな収穫であり財産になった．

ロールモデルの重要性

　アメリカで多くの生き生きと活躍する女性の先輩を見てきた．その背景には，家庭にサポーティブな社会のシステム，職場があった．日本で，同じような社会が実現するには，まだ環境面の整備で課題を残しているだろう．女性が家庭をもちながら働くには厳しい面も多い．
　もうひとつ，大事なものがある．それは，家庭をもち，生き生きと働く女性が実際に身近にいるか，よく言われる"ロールモデル"という存在だ．彼女たちの存在そのものが女性の社会的地位の向上にどれほど貢献したかわからない．また，さまざまな（生き方の）選択肢を示してくれることでいわば精神的な支えにもなっている，と私には思えた．

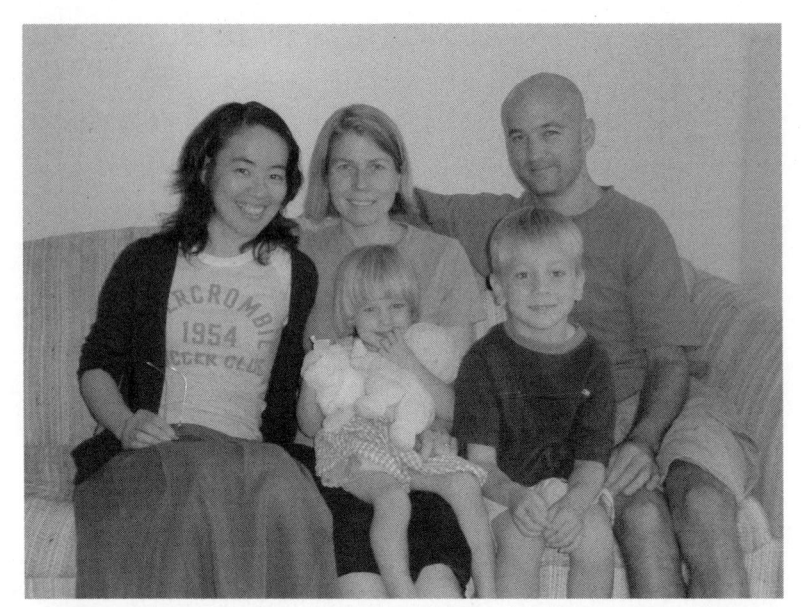

▲家庭医，人生のロールモデル，シェリーとその家族──バージニアでインターン（2004年）当時

　そして私にも，そういう風になりたい，その生き方に学びたいと思わせてくれる2人のロールモデルがいる．2人には沖縄米海軍病院時代に出会った．

人へのサポートを惜しまないシェリー

　家庭医でもあるシェリーは，二人の子どもの母親であり，家庭をもちながら，家庭医として働いていて，いまでも，私の一番のロールモデルであり，憧れの人である．

　シェリーは救急医である夫の沖縄米海軍病院赴任について沖縄に来ていた．彼女は沖縄に来る数カ月前に2人目の子どもを産んだばかりだったが，インターンプログラムの副ディレクターをつとめていた．

　私が「家庭医療に興味がある」というと，家庭医療や家庭医療のレジデンシーについていろいろと教えてくれ，さらに自分の出身のプログラムで

の見学実習（エクスターン）をアレンジまでしてくれた．彼女は人へのサポートを惜しまない女性であった．私のレジデンシー出願に際してはまた，たくさんのアドバイスをしてくれた．

マッチングで最終的に，シェリーが出た東バージニア医科大学（Eastern Virginia Medical School），ゲント家庭医療科（Ghent Family Practice）にマッチしたとき，なぜかとてもうれしかったのを覚えている．

アメリカに戻った後もシェリーは仕事を続け，2人の子どもの学校のこと，習い事など家庭と仕事のバランスをいつも上手に取りながら充実した生活を送っている．元々栄養士だったこともあってか，シェリーは家庭的で，アメリカ人にしては珍しく料理好きで，そのうえ料理上手ときている．彼女のことは，いくら見習っても見習いきれない．

夫のロビンも，救急医として働きながら，お互いのシフトを調整し，家事，育児を分担していた．

お姉さん的な存在の Dr. VonThun

もうひとりは，Dr. VonThun ——沖縄米海軍病院で私のスポンサーとなってくれた内科医である．世話好きで面倒見がよく，同じ独身女性ということもあり，食事や映画，沖縄での生活や楽しみ方を教えてくれた．その他にもアメリカでのレジデントの厳しい生活などの話もよく聞いた．年齢も5つくらいしか違わなかった．

私がバージニアでレジデンシーを始めたときに，彼女も偶然，同じバージニア南部にあるポーツマス海軍病院に赴任となった．アメリカで生活を始める際には，彼女の家にホームステイしながら，アメリカで生活を始める準備を助けてもらった．日々の理不尽な出来事に対し，いろいろと愚痴も言い合ったりした．

あるとき，互いのボーイフレンドの話から結婚の話題になった．魅力的で，かわいい彼女にはいつもすてきなボーイフレンドがいた．「結婚しないの？」と聞くと，「大学生時代につきあっていたボーイフレンドとは結婚を真剣に考えたことがあったんだけど，メディカルスクール入った後，

私は新しい環境に慣れるのに必死で、それに勉強、研究など忙しくって、彼との時間をなかなか作れなかったの。一方、彼は私の忙しさを理解してくれなくって、結局別れたのよ。その後、彼は、違う女の人と付き合って、すぐに結婚しちゃったの。『私のことが一番好きだ』って言ってたから、それはショックだった。もし、あの時、結婚していたら、と思うことは今でもあるけど、後悔してるわけじゃないわよ。でも、結婚ってタイミングよね～」「で、Miyokoはどうするの？ 今の彼と結婚するの？ それとも他の人探すの？」などと、ガールズトークもよくした。

アメリカ人らしく、マイペースな完璧主義のワーカホリックで、（表面上は）男女差別、人種差別のない海軍で、今はコマンダー（中佐）といって偉い階級になっている。今でも私にとっては、アメリカでのお姉さん的な存在だ。

家族が一緒にいられることで得られる安心

パートナーによるサポート

夫婦のあり方がアメリカでは日本のように決まっていないし、いろんなかたち、ケースがあっていい、ということにも気づかされた。そのことは羨ましくあったし、考えせられた。

分かりやすい例では、こうだ。日本人男性がアメリカでレジデンシーを始める際、単身で渡米する人もいるが、すでにパートナーがいる場合、結婚していく人が圧倒的に多い。そして、必ずといっていいくらい妻が男性医師のアメリカ赴任に付いていき、家にいて食事、家事とサポートしてくれる。一方で、日本人女性が海外赴任する際、日本人のパートナー、夫が日本での仕事を辞めるか休職し、妻について渡米するのはまれであろう。というわけで、日本人女性がレジデンシーをする場合、単身で渡米することが圧倒的に多い。

ところが、アメリカでは、妻の赴任に伴い、夫が異動することがある。

アメリカ人は合理主義なので，適材適所で働けばいいと，妻がレジデンシーをしている間，夫は，妻が赴任した先で仕事を探したり，大学へ通ったり，家庭にいて子育てをしたり，と臨機応変な対応をしている．日本人男性は体裁や外面を気にして，「男が妻についていくなんて」「男が働かないなんて」とか，「男が家庭を守るなんてちょっと……」と考えるようである．

　私も，渡米前に夫に，アメリカに一緒に行かないか話したことがあった．夫の返事は「今さら，USMLEを受けてレジデンシーに挑戦する気はさらさらない」「臨床から離れてアメリカで研究する気もない」「仕事しないで家にいたら，俺，絶対鬱になるよ」というものだった．

　インターンが始まれば自分のことだけで手一杯になるのは明らかだった．無理矢理説得し夫にアメリカについてきてもらっても，自分自身がそんな状態では，夫の精神的サポートをできる自信はなかった．かくして私の場合も単身での渡米となったのである．

"ブラウンアウト"を経験

　単身赴任に関しては，家庭医の先輩のシェリーにも相談した．

　レジデントはリサーチウィークも入れて年間4週間の休みがとれるので，1週間ずつとれば，3カ月に1回は会える．また，相手の休みも入れたら，1年に4－5回は会える．これは，何も特別なことではなく，家族と離れて暮らすレジデントはほかにも大勢いる．家族が他州にいるのも珍しくないし，そうしたケースと比べても大して変わらないのではないかと言われた．

　理論的にはそうだったが，すでに述べたようにアメリカ人はとても家族を大切にし，家族単位で生活している．周りを見て，自分の家族が一緒にいないことにさびしさを感じることが多々あった．

　インターンの冬，ホームシックだったのか，カルチャーショックだったのか，適応障害だったのかわからないが，アジア，日本がとても恋しくなった．いまから考えても，軽い鬱を伴う適応障害状態だったと思う．天

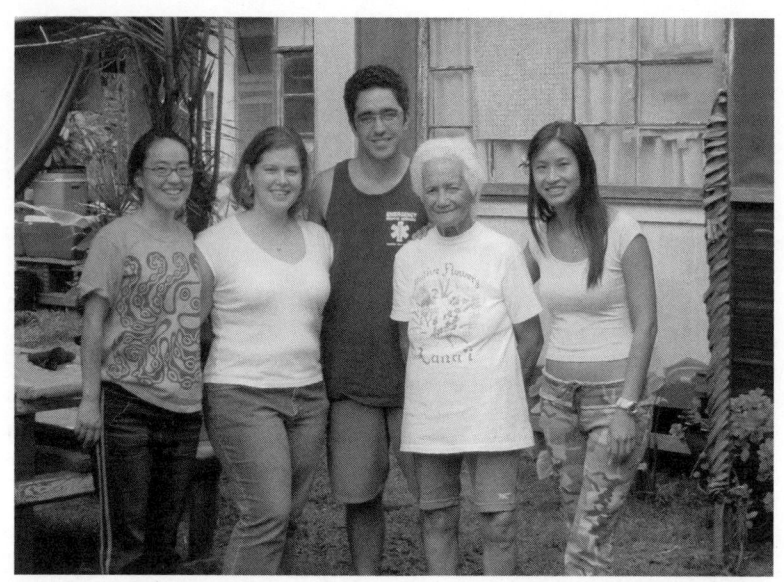

▲レジデントの親友達との週末、ビッグアイランド＝ハワイ島の Nohea（真ん中）の祖母宅へ

気予報を見て，なぜか涙が止まらなくなったりと，完全に感情失禁があった．

　それだけならいいのだが，訳もなく悲しくなり，研修自体に集中できなくなることがあった．勤務に穴を空けることは，日本人の性格上できないので，毎日，病院に行っていた．「インターンとして十分によく機能しているので，"バーンアウト"ではないが，"ブラウンアウト"かもしれないね」と当時，相談した精神科の指導医から言われた．

　もう少し，強い安定した精神力があればよかったのだが，日本にいるときより，弱い部分が露呈するのだろうか．日本では，わからなかった自分の弱さに戸惑った．

　週末休んでいても，レジデントの同僚，友人と気晴らしに出かけたりはしていても，終わっていない退院サマリーや，次のケースプレゼンテーションの準備をしなければと気にするあまり，うまく気分転換できなかった．日本では別に完璧主義ではなかったのだが．

退院サマリーも，ケースプレゼンテーションもいつまでたっても終わりはないのだから，さっさと忘れて，オン・オフを切り替えて気分転換しなくてはいけなかった．このとき，もし夫が一緒にアメリカに来ていたら，帰宅後，その日の出来事などを話して気分転換できたかもしれないし，逆に，夫がアメリカに適応できず，お互いストレスがたまり，喧嘩になっていたかもしれない．こればかりは，どうなっていたのか，今でもよくわからない．

　同僚，指導医にも恵まれ，少しずつそんな生活にも慣れてはいったが，悩んだ末，2年目からハワイ大学家庭医療科へ移ることにした．私にとって東海岸は遠すぎた．

　ハワイでは研修2年目ということもあり，レジデントの友人と金曜日には飲みに行ったり，週末は食事やビーチに行ったりと，うまく気晴らしをするように心がけ，感謝祭（Thanks giving），クリスマスなど休祭日も，みんなでよく集まって過ごした．単身でのレジデンシーは，自分の思わぬ脆さを認識することになった．

家庭医療を学んで

濃い時間を過ごした3年間

　家庭医療がすでに確立されたアメリカで研修システムに乗って研修することで，日本では研修するのが難しかった，内科以外の産婦人科，小児科，整形外科，皮膚科，耳鼻科などを効率よく学ぶことができた．

　ローテーション先の専門医たちも，家庭医と専門医の役割の違いをよく心得ていた．専門医のクリニックでは，患者さんを前に一対一で「家庭医にわかっていてほしい疾患，その診断と治療，手技，専門医への紹介のタイミング，緊急を要する場合の対処」などをハンズオンで快く教えてくれた．

　アメリカでは，日本のように風邪，胃腸炎，頭痛，腰痛などで，大病院

千載一遇のチャンスに単身渡米した私……chapter 7　139

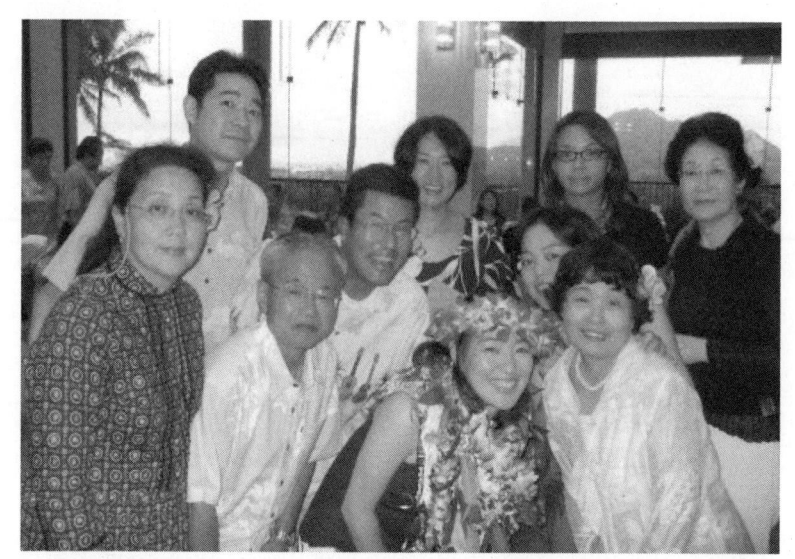

▲ハワイ大学家庭医療科レジデンシーの卒業パーティー――両親,義理の母,夫,妹たちに囲まれて

の外来へ,中耳炎で耳鼻科へ,帯状疱疹で皮膚科へ,ねんざで整形外科へ行かない.その前にまず,プライマリケア医を受診し,そこで初期治療を行い,必要な場合,プライマリケア医の紹介で病院,専門医へ行ける.多くの問題はプライマリケア医が解決する.もちろん,医療訴訟の多いアメリカのことである.専門医への紹介が遅れて訴えられないよう,必要時には適切なタイミングで紹介できるようなトレーニングがされていた.

そのように,まず,プライマリケアを受診するようなシステムのある家庭医療が広く浸透しているアメリカで,家庭医療を濃密に学べたのは本当によかった.

また,自分たちのクリニックでは,地域の患者さんを家族単位で,主治医として割り当てられ,家族の誕生,成長,老いていく過程を外来,入院したら病棟までフォローした.産前検診から出産,その赤ちゃんの新生児検診,兄弟の風邪,予防接種,親の検診,祖父母の生活習慣病,腰痛,膝の痛みと,その患者さんたちが訴えるさまざまな愁訴に対応できるよう鍛

えられた．

　家族のさまざまなイベントに関わっていくことにもなるので，クリニックだけの付き合いではなく，医師―患者関係を越えて遠い親戚のような感覚で付き合う家族もいた．

　日本でも時間をかければ，家庭医療のトレーニングは可能だと思う．実際，10年くらいかけて自分でいろいろと研究し勉強を重ね，家庭医として活躍されている先生がいる．

　思うに，日本だと地域にもよるのだろうが，専門医側で，まだ家庭医療のことをよく理解していないこともあり，産婦人科で婦人科悪性腫瘍の患者さんを受け持ったり，整形外科で複雑骨折の手術に入ったり，となかなかプライマリケア医として必要な研修を効率よく積むのは難しい場合もあると聞く．

　しかし片や，3年という期間で研修を行うためにアメリカに行くという選択は誰にでもお勧めできるものではないだろう．果てしのない努力を求められたし，レジデンシーの3年間は，異国での研修というプレッシャーの中，辛いこともたくさんあった．3年間が長いか短いかは個人にもよるだろう．

　私はといえば，アメリカでレジデンシーを行うためにいろいろなリスクを冒したものの，アメリカで学んだことにより，以前より世界が広くなった．今後は，自分の家族も大切にしながら，家庭医療を何とかして日本で活かしていきたい，できれば家庭医療を広めたい，というのが今の希望であり野望である．

単身赴任生活にピリオドを打つ

　レジデンシー修了が近づき，みんなで，卒業後の進路を話す機会が増えた．私の同期は皆フェローには進まず，地元で開業したり，グループに属してクリニックで勤務すると話していた．

　私は，スポーツメディシンに興味がありハワイ大学の家庭医療科にス

ポーツメディシンのフェローシッププログラムがあったこともあり，「スポーツメディシンのフェローをやって帰ろうかな？」とふと考えたこともあった．だが，夫からはある意味当然なことに，「まだ，トレーニングするの？」とあきれられ，また，親からも「いつまでやってもやり足りないこと，やりたいことは次々に出てくるわよ」と言われ，一度，帰国することにした．

2007年夏に帰国後は，アメリカで研修した先輩方のいる家庭医療の研修プログラムに合流し働きたかったのだが，夫の大学病院勤務を考えると，どう考えても通勤圏内ではなかった．懲りずに単身赴任することも考えたが，沖縄，バージニア，ハワイと，かれこれ4年以上も単身赴任生活が続いていた．さすがにしばらくは，夫との時間を優先しようと思い，東京近郊に勤務先を探すことにした．

たまたまハワイ大学の家庭医療プログラムの先輩Josh Jacobsが客員研究員として働いていた聖路加病院の一般内科でお世話になることになり，現在に至る．家庭のある女性の先輩医師もおり，理解のある職場で助かっている．今は，非常勤として，一般外来，研修医の指導を通じて，家庭医療の知識を総合診療に活かす方法をシェアしながら，日本での仕事の仕方を模索している．

チャンスは自らつかむもの

夫をおいて，アメリカへ行くことは正直，賭けであった．周りにも驚かれた．しかし，世間でよく言う「パートナーの浮気」「捨てられる」「破局する」などの心配やマイナスの感情は不思議と皆無であった．別に自分に自信があったわけではない．当時の，何の根拠もない自信はなんだったのだろう．

学生時代からの付き合いで，お互いの職場の状況，医局の環境，将来なりたい医師像など，よく理解していた，というのはある．結局は，お互いの信頼が基にあった，ということになる……のだろうか．

日本の研修先でのゴタゴタのあと，総合診療の研修の難しさを実感した私は，これから日本の医局や専門医のヒエラルキーとどのよう向き合っていったらよいかよくわからなくなった．沖縄米海軍病院へ行き，基地内の家庭医療を見て，再度感動し，若さゆえか無謀にも，「アメリカへ行って家庭医療を学ぶ」ために USMLE に挑戦し，アメリカの家庭医療科プログラムで実習し，そこでマッチし，アメリカで家庭医療を学べるチャンスを掴んだ．ただ黙って座っていて降ってきたチャンスではないことは夫が一番よくわかってくれていたと思う．千載一遇のチャンスだからこそ，夫は「3 年なら行ってきたら」と背中を押してくれたにちがいない．
　一方私も，周囲との調和をとても大切にする典型的な日本人の夫に，無理を押してまでアメリカに来てもらおうとは思っていなかった．夫も「まだいろんな手術の経験を積みたい」と医局に残ることにしたのは，夫らしい選択だった．
　アメリカでの研修中も，日本にいたころと同じように，たまに週末，お互い時間が合うときに電話で話したりしていた．バージニアは地球の裏側なので，時差に苦労した．バケーションで，年に何回かお互い日米を往復し，何となく 3 年が過ぎ，そして今がある．すべては良い思い出である．

　夫婦でお互いを尊重しながら，お互いのキャリアを高め合う，家庭や家族への配慮も欠かさない――理想の夫婦，理想の家庭を目指して，これからも精一杯そして楽しくやって行くつもりである．また，今までいつも支えてくれた夫には何より感謝しつつ，今後も夫にとっていいパートナーであり続けたいと思う．
　最後に一言．人生の岐路で何度も，いろいろと迷うこともあると思う．友人，知人のアドバイスが参考になることもあるが，結局は，自分が選択したことに対しては自分で責任をもたなければならない．自分の心に正直に，時には直感を信じて，時には天の声に耳を傾けて（これは自分の心の声を反映していると思うのだが）決めていけば，後悔しない人生が送れるのではないかと思う．

chapter 8

プレヴォ田辺智子
医療法人知音会御池クリニック
京都府立医科大学医学教育研究センター

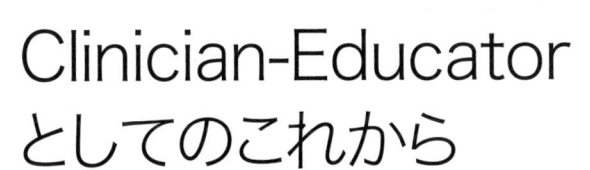

Clinician-Educator としてのこれから

July 1997–June 1998
Observership, Beth Israel Medical Center in New York
July 1998–June 2001
Internal Medicine, Resident, Beth Israel Medical Center in New York
July 2001–June 2002
Internal Medicine, Chief Resident, Beth Israel Medical Center in New York
July 2002–June 2004
General Internal Medicine Fellowship, Clinician-Educator Track
University of Pennsylvania
July 2004–September 2008
General Internal Medicine, Assistant Professor, Associate Clerkship Director
University of California, San Diego, School of Medicine
VA San Diego Medical Center

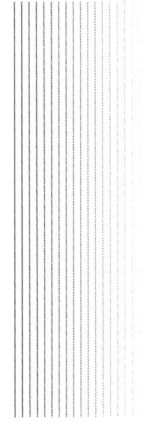

要旨……
　「自分に自信のある医師になりたい，早く自立できるようになりたい」との思いで日本を飛び出しアメリカ臨床留学を選んだ．結果的に，内科医としての基礎的な訓練を十分に受けたということが医師としての自信に繋がり，また女性医師として家庭を持ち，子育てしながら内科医として働き続けることができるようになったのはとてもありがたい．仕事も家庭も子育ても，という欲張りな女性医師には海外留学はぜひお勧めしたい．今までは考えもしなかった可能性が見えてくるだろう．

模索の旅

日本での卒後教育

　私が医学部を卒業したのは，現行の卒後臨床研修制度が始まる随分前の1996年．当時の卒後教育は「見て覚えろ」というのが基本方針で，担当症例やオーベンとよばれる指導医によって研修医の経験や知識が大きく作用された．

　2年間の臨床研修期間に到達すべき明確な目標などは示されず，与えられた症例を担当し，どこまで症例を理解し消化できたか疑問な日々が続いても相談できる相手がいなかった．内科医として独り立ちできるまでにどれくらいの時間がかかるのか，先が見えない不安のなかで何となく医局の言われるままに研修を続ける毎日が過ぎていく．しかし，大学病院での拘束時間が非常に長く，蓄積する疲労の中で私はどんな医者になりたいのか，どのように人生を過ごしたいのか，卒後1年目にして悩んでしまった．

学生時代の好奇心

　学生時代は病理学に興味を持ち，国内の有名病院の病理部を友人と2人で見学しに行ったり，大学の病理学教室に出入りして病理医の実際の仕事ぶりに触れることができた．また，夏休みには知人のいたカリフォルニア州サンディエゴで女性麻酔科医の家にホームステイする機会に恵まれ，カリフォルニア大学サンディエゴ校（University of California, San Diego：UCSD）にて語学勉強する傍ら麻酔科医の働く勤務先も何度か見学させてもらった．

　このとき，驚いたのはアメリカでは朝が早く始まり夕方は早く終わるということ，夕方は家族揃って時間を過ごすのが可能なこと，医学生が実習で実際に『実習』を行っていたことだった．

　これがきっかけとなり，医学部5年生の夏に今度は医学生として東海岸

の医学部で見学をしたいと思い，研究留学歴のある先生方に頼んで最初の1カ月はマサチューセッツ総合病院（Massachusetts General Hospital: MGH）の整形外科で，次の1カ月はフィラデルフィアにあるトーマス・ジェファソン大学（Thomas Jefferson University Hospital）の病理学でオブザーバーシップを経験した．

　MGHでは，教授とその他のスタッフとの距離が近く，ハーバード大医学部4年生の学生がレジデントと同様チームの一員として扱われていることにショックを受けた．しかし，何と言っても「アメリカってスゴいところだな」と思ったのが，かの有名なMGHの医師たちが教授からインターンまで外国人医学生である私を受け入れようと心を砕いてくれたことだった．

　整形外科のチーフレジデントは日本人の名前がどうしても覚えられず，毎回私の名前を聞くのを申し訳なく思うあまり"Miss T"とニックネームまで考案してくれた．トーマス・ジェファソン大学でも同様の扱いを受け，将来の医師として国籍を問わずリスペクトをもって接してくれたことが何より嬉しく，こんな環境の中で私も働いてみたい，と強く思ったものである．

　このようにして私は医学生の間に国内外でいくつもの施設見学を経験し，アメリカでの医学教育のシステムが日本と大きく違っていることや医師のライフスタイルの違いに感銘を受けながらも，実際にアメリカで研修をすることは遠い夢のように思え，ECFMG（今のUSMLE）の受験勉強を学生時代にしていなかったのは後に悔やまれた．読者の中には同じようにアメリカ留学への憧れを持ちながら具体的な対策を練っていない方も多いのではないか．

渡米の決意

　女性として漠然と将来は家庭をもちたいと思っていたのだが，このままでは自分に自信のある医者になるまでに何年もかかってしまう，自分の人生計画は自分で立てたい，早く独り立ちできる医者になるためにアメリカ

へ行こう．研修医1年目半ばにそう決めてからは，当時の研修医仲間に不審に思われながらも早めに帰宅し，必死に勉強した．医学部受験のときよりECFMG受験のときのほうがよく勉強したにちがいない．

当時，私の周りにはECFMGの勉強をしている人はなく，そのための参考書も母校の生協では手に入らなかったのだが，知り合いになった東京大学の友人から参考書，重点を置くべき科目などを教えてもらい，Step 2から先に，次にStep 1を合格した．

この時点で学生時代にお会いし面接までしていただいた東京海上メディカルサービスNプログラムの西元慶治先生よりニューヨークのベスイスラエルメディカルセンター（Beth Israel Medical Center）内科レジデンシーへの推薦をしていただき，無事1998年からのレジデントのポジションを獲得できた．

ちなみに私のStep 1，Step 2の合格点は決して高くなかった．これからアメリカでレジデンシーを希望されるのであればできるだけ高い点数（目標は99点）でなければインタビューまで漕ぎ着けることは難しい，と付け加えておきたい．

険しい昇進の道

紆余曲折の進路決定

学生時代は病理に興味を持ったものの，やはり自分は人との交流の中で医療をすることが向いていると考え，大学卒業後は大学の内科へ入局した．しかし，日本で研修を終えるつもりがアメリカの内科レジデントとなり，そしてフェローシップではNephrology/Critical Careに進むつもりが，General Internal Medicine Fellowshipに進みClinician-Educatorとしての道を選んだ．

なぜこうも進路がコロコロ変わるのか——．これは女性としての人生設計を考えたときに自分なりに出した結論であった．Nephrology/Critical Care Fellowship ではある大学病院でポジションの確保までに至っていた．しかし，将来的に子どもを育てながら ICU のオンコールをこなす，あるいは Nephrologist として人工透析をしている自分を想像できなかった．一方，Clinician-Educator としてなら一生働き続けられるだろうと思ったのには，チーフレジデントの間に教える難しさと楽しさを体感した経験があった．自分には教育のほうが合っているのではないか，と思ったのである．

ティーチングの難しさ

　日本でもチーフレジデント制を導入している病院はいくつかあると聞く．私は2年目の秋にチーフレジデントのオファーを受け，「これでやっと私も認められた」と単純に嬉しかった．しかし，実際にチーフレジデントになってみると，今まで評価された臨床分野での仕事はほとんどなく，マネジメント，リーダーシップそして教えるというまったく違ったスキルが要求される．この中でもティーチング「教える」のは非常に難しいことだと感じた．

　"See One, Do One, Teach One" とはよく言ったものだが，"see one" はクラークシップ，"do one" はレジデンシーの3年間とすると "teach one" は前の2つのステップを完全にマスターしていないかぎり不可能なのだ．また，自分でも驚きだったが，私はうまく人に教えられなかった．

　教えたい，という熱情は伝わるらしい．だが，満足のいく講義ができるのは10回のうち1回くらいであった．もっとうまく教えたい，どんな工夫をしたら効果が上がるか，そんなことを考えはじめてフェローシップの進路を変更した．

　最近，子どもを育てる身になって分かったこととして，医学教育と子どもの教育は似ているということがある．人間相手なので予測のつかない事態が起こる．まず自分を律して手本を示さないといけないので，とても労力がかかりしんどい．でも，毎日新しい発見があり，人間観察の観点から

もとても面白い．医学教育を選んで良かった，子どもも産んで良かったとあらためて思うのである．

総合内科フェローシップ

　ここで私が選んだ総合内科フェローシップ（General Internal Medicine Fellowship）を紹介したい．Clinical-Educator Track と Physician-Scientist Track の2つがあり，前者は医学教育研究を主に，後者は臨床研究を主に学ぶ．Physician-Scientist Track は最近10年くらいで急激に志望する人が増えたフェローシップであり，基本的には臨床を週半日，あとは研究費を獲得し自立して研究できる研究者の育成を目的としている．

　ペンシルベニア大学（University of Pennsylvania：以下，U Penn）はビジネススクールで有名なワートン校（Wharton School）がキャンパスにあることもあり医療経済，医療政策などに優れたファカルティ（教員）が GIM フェローを教えるために教壇に立つ．

　Physician-Scientist Track のフェローたちは統計，疫学の基礎から応用までを徹底的に学ばされる．アメリカでは研究者の基本給だけでは研究できず，グラントを取るためのノウハウなども詳細に学ぶ．今後，アメリカで大規模な臨床研究を行い研究者としてやっていくのを望む医師には，総合内科フェローシップは避けて通れない道となってきている．

　私が選んだ Clinician-Educator Track のフェローシップは臨床をしながら優れた医学教育者と医学教育研究者の養成を目的としており，フェローシップの2年間はデューティーである週2回の外来以外は，学生やレジデントの教育，さらには研究にほとんどの時間を割く．残念ながら U Penn では今はこのプログラムはなくなってしまったが，Physician-Scientist になるための疫学，統計学の最低限の知識以外に『教える』ということを徹底的に学んだ．

　アイビーリーグの1つである U Penn はフィラデルフィアという歴史ある街にある．同都市には American Board of Internal Medicine

(ABIM), American College of Physicians (ACP) の本部や *Annals of Internal Medicine* の編集部などがあり，私たちフェローはABIM の本部でABIM のディレクターたちと教育について議論する機会にも恵まれた．また，*Annals of Internal Medicine* の編集会議にオブザーバーながら参加し，論文の採択される過程をみて論文の書き方，評価の仕方を学んだ．このような経験はフィラデルフィアでないとできなかったことであり，言葉で言い尽くせないほどたくさんのことを吸収できたと思う．

　私は，できるだけ学生やレジデントと接しながら教育の第一線に立ちたいと思い，他のフェローより多くの学生講義やレジデント外来を担当した．100人くらいを対象にした大きな教室での講義の仕方から10人以下の少人数グループの教え方，個別のティーチングなどすべてをビデオに撮られ，後で教員や他のフェローと一緒にビデオを見て自分の良い点，悪い点を復習する．

　スライドの作り方はもちろん，立ち居振る舞い，ポインターの使い方，目線のもって行き方，声の出し方など非常に細かい点までチェックが入った．おかげで今は学会での発表にもある程度の自信をもって臨める．フェローシップの2年間に教えた学生やレジデントの数は実に何百人にも上った．

　日本の医学教育体制の脆弱さが指摘される中，このようなフェローシップでさまざまな教育方法を基本から訓練された医師が増えると，大学での教育もさらなる充実が図れるのではないか．このように教育に重きを置いた総合内科フェローシップはアメリカでも多くはないが，探せば良いプログラムは残っている．ただ，今後総合内科フェローシップを修了するつもりなら，必ず2年後に何らかの資格の取得ができるかを調べたほうが良い．私の修了したフェローシップは公衆衛生修士（Master of Public Health: MPH）などの学位取得ができなかった．その上，医学教育者や総合内科医としての専門医制度などもないためフェローシップの2年間何をしてきたのか証明するのに苦労する．資格というのは大事である．

明確な評価システム

　日本で医師として働いていると，自分の客観的な評価に触れる機会は少ない．自分の実力がどう評価されているのか分からないことが，医師としての不安や自信喪失に繋がると感じていた．

　アメリカでは，レジデンシーの間の3年間はローテーションごとにアテンディング，インターン，学生などから評価が下され，半年ごとのプログラムディレクターとの面接で総合的に自分がどんな評価をされているのかを開示される．良い点が分かればさらに頑張ろうというモチベーションが湧くし，逆に改善するべき点を指摘されたときには明確な改善目標を立てられた．

　例えば私がレジデンシー開始後，プログラムディレクターとの初めての面接で言われたのはこうだった．

　「トモコは理路整然と結論を出し診療方針を明確にできる．このような力は今後とても役に立つので，是非さらに伸ばしていくように．逆にトモコの弱い点は身体所見の取り方とプレゼンテーションで，特にプレゼンテーションはあなたの実力を認めてもらう過程で絶対に改善してなくてはいけない．早急に努力して改善するように」

　それからというもの，入院後の患者のプレゼンテーションには，どんなに眠くても入院カルテを一語一句きちんと清書し，それらを暗記して臨んだ．

　このような評価システムは，決して研修中の医師たちの欠点を指摘して萎縮させるために存在するのではない．むしろ，医師としての知識，倫理観，勤勉性，人間性，コミュニケーション能力などが多面的に評価されるため，時として自分の気付かない良い点や悪い点を見つけるのに非常に役に立つ．また，2年目以降のレジデントになるとインターンや学生に同様の評価を口頭で与える必要があるため，Feedback sandwich といわれるまず相手の良い点を褒めてから改善点を指摘する，という方法が自然と身に付く．

　フェローシップを終えて，ファカルティ（教員）として教える立場に立

つと評価される対象はさらに広がり，自分が教える学生やレジデントはもちろん，自分の受け持ち患者，日常診療を共にする看護師，准看護師，アシスタント，果ては受付のクラークなど実にさまざまな人からの評価を受ける．この360度評価（360-Degree Freedback）は気を抜けないように感じられるものの，逆に日本へ帰ってからの自分のどこが良くてどこが悪いのかまったく分からない状態より，私には分かりやすくて良かった．

昇進のための判定基準

　ご存じかとは思うが，アメリカの医学部には教授がゴロゴロいる．教授になるべく実績があれば1つの教室で何人でも教授になれるのである．つまり「頑張れば'私'でも教授になれる」というのは魅力的であった．

　2004年にカリフォルニア大学サンディエゴ校医学部内科にAssistant Professorとして就任した（その経緯についてはまた後述する）．Assistant Professorとして留まっていられる6年の間に診療，教育，研究のそれぞれで十分な業績があると認められればAssociate Professorに昇進できる．ただし，私はチーフレジデントとして1年を，医学教育学のフェローシップで2年を過ごしていた．私に認められたAssociate Professorまでの任期は4年と短縮されていた．

・診療での評価

　サンディエゴ退役軍人メディカルセンター（VA San Diego Medical Center）では1000人ほどの外来受け持ち患者が与えられた．退役軍人病院（VA: Veterans affairs）はプライマリケア医の質を一定に保つために全米で統一した独自の基準を設けている．プライマリケア医はどのくらいの受け持ち患者がVAの基準に則り治療されているか，というレポートを3カ月ごとに受け取る．しかし，主治医の言うことをまったく聞かない患者が多くいるアメリカでは，医師の成績は患者のコンプライアンスに大きく左右されるため，VAの基準に達するのはとても難しい．

　例えば50歳以上の男性で毎年大腸がんスクリーニングのために便潜血

カードの提出をお願いしても提出しない患者がいる．こちらとしてはどうしようもないと思うのだが，アメリカではそれはプライマリケア医の怠慢であり患者の利益のために手紙を送り電話をかけ，何が何でも便潜血カードを出してもらわないといけない．こうした患者が200人いたらどうだろうか．電話をかけるだけで1日が終わってしまう．

その他にも血圧のコントロール，毎年のコレステロール測定，糖尿病のコントロールから心疾患の患者のアスピリン投与率など多項目にわたり，プライマリケア医の質がコントロールされていた．ちなみにこの成績が良いと1年に2回の査定で医師にもボーナスが支給された．

・教育での評価

教育の分野では，診療，研究ほど明確な判定基準がないため学生からの評価が著しく悪いことなどがないかぎり，学生，レジデントの教育に携わっていればオーケーとされた．外来診療や病棟で教育に携わる以上に，教室での講義や実習への参加はプラスとされ評価の対象となる．また，毎年学生からの投票で選ばれるTeaching Awardを受賞することは非常に名誉なこととされた．

・研究での評価

研究の分野では，基礎，臨床といった研究以外に医学教育の分野で行うカリキュラムの改善，新たなカリキュラムの作成，クラークシップの学生のためのポートフォリオづくりなどが研究の成果とされた．ここでのポイントは必ずその成果を学会で発表する，ワークショップを開く，論文を書くなどして公表することである．

近年，医学教育の分野でカリキュラムの新たな作成だけで雑誌の論文としてアクセプトされることは難しく，論文にしようとするとカリキュラムを作った結果どのような効果が学生にもたらされたか，という評価判定まで求められる．そのため，論文作成までに何年もかかることが少なくないが，学会発表しているとある程度の成果として認められるのである．

このようにしてカリフォルニア大学サンディエゴ校では，順調に診療，教育，研究の全方面で昇進の道を歩むことができた．

病院をあげての取り組み

女性の多い職場では当然のこと
　一般に日本では妊娠，出産は女性医師のキャリアアップの大きな妨げになると考えられがちだ．ところが，アメリカでは若い女性医師を雇えば妊娠するのは当然という認識であった．サンディエゴ退役軍人メディカルセンターでは総合内科にいた内科医54人のうち約半分が女性であった．
　一度に複数の女性医師が産休に入ってしまうのが日常茶飯事であったため，総合内科の教室がLocum tenens（代診医）の派遣会社と業務提携をしており，産休中の女性医師の患者さんがそれまで通り医療を受けられるように配慮していた．
　病院には多大なコストがかかるはずだ．それでも優秀な女性医師が産休後復帰することのほうがコストベネフィットがあるという考えなのだろう．この制度を日本の女性医師に話すと一概にとても羨ましがられる．どの女性医師にとっても「産休に入る＝職場・患者放棄」であれば妊娠，出産に二の足を踏まざるをえない．気兼ねなく産休に入れるのは非常にありがたいことであった．

働き方を選ぶ
　産休の期間は人によりそれぞれ．私の場合は妊娠中毒症のため勤務継続にドクターストップがかかったため，予定より5週も早く産休に入らなくてはいけなかった．その分，子どもが生まれてから11週目で職場復帰した．産休中に上司と勤務形態について綿密に打合わせをしていたので，自分の希望通りの勤務形態を取ることができた．
　自分の希望により外来の診療時間が変えられるなど日本では考えられな

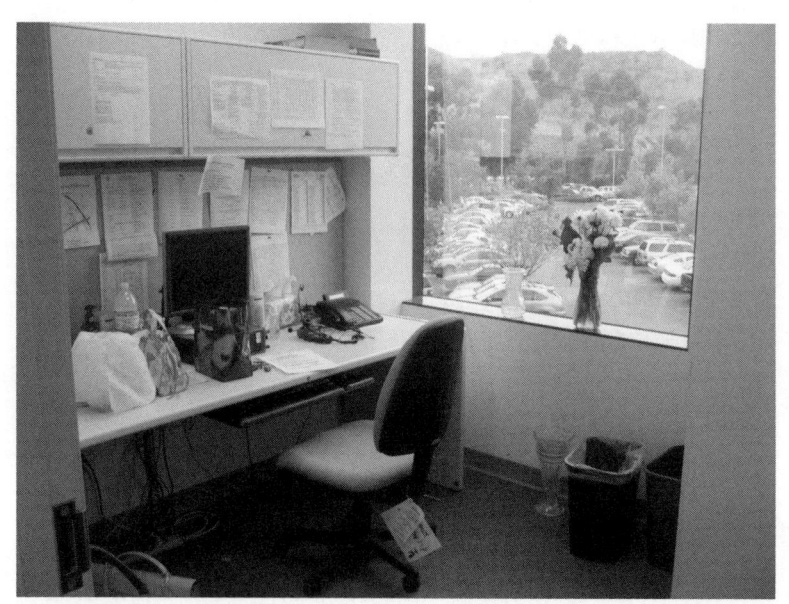

▲ VA San Diego Medical Center, Mission Valley Clinic での私のオフィス――大きな窓とゆったりとしたスペースがお気に入りだった

いことだろう．私の場合は，子どもをデイケアに7時に預け7時半にオフィス入り，8時から診療開始，昼休みは20分，午後最後の予約が3時40分とした．遅くとも4時半にはオフィスを出て5時前には子どものお迎えが可能になり，子どもを寝かしつける8時まで十分家族との時間が取れて充実した幸せな生活だった．

しかし，子どもを持ちながらキャリアアップを目指すには定時の仕事だけでは無理である．勤務先のサンディエゴ退役軍人メディカルセンターでは，自宅から通常のインターネットを経て病院の回線に入り，オフィスのコンピューターにアクセスできた．子どもが寝静まってから，カルテ記載，退院サマリー，研究のための資料作り，昼間に返信できなかったメールの処理などを行うことができ，出産前と変わらぬ仕事量をこなせた．

仕事と家庭の両立に疲れきって「もうダメだ」と思うことも何度もあった．特に息子がデイケアで感染症を毎週のようにもらい，果てしなく続く

と思われる感染症との闘いに私も巻き込まれ，体力がついていかなくなったことがあった．急性副鼻腔炎から慢性副鼻腔炎を繰り返し，ステロイドの筋注を打たないと免疫力が回復しなくなった．そんなときは，ロールモデルとする先輩女性医師たちのオフィスに行ってぼーっとしていた．他愛もない話をしているうちに何とかなるという気持ちになるから不思議である．何度救われたことか……いつか私のオフィスにもそんな後輩の女性医師が訪れてほしいものである．

このように子育てのスケジュールにしたがい勤務時間を柔軟に調整できること，子どもの手のかからない時間に仕事をこなす環境が整っていること，そして周囲に状況を理解してくれるロールモデルがいることが，産後も継続してキャリアアップを目指せる必要最低限の条件だと思う．

自分の成長を実感する楽しみ

フィラデルフィアからサンディエゴへ

U Penn で総合内科フェローシップをしているときに現在の夫と出会った．彼はフランス人で血小板の研究者，アカデミックな環境で最先端の研究を続けていく夢をもっていた．

U Penn での研究環境は素晴しく彼はいつまでも残りたい様子であったが，教育と臨床を主にする医師にとっては競争が非常に厳しく，ほとんどの医師が Assistant Professor から Associate Professor への昇進がままならずに他の施設へ去って行くのを見た．私自身，フェローシップ後の進路を考えざるをえなかった．

血小板の研究者はそんなに多くないらしく，内科医の募集はあるがそこには血小板の研究室がない，あるいは血小板の研究室はあっても私が内科医として赴任したくない，など試行錯誤した結果，血小板研究の第一人者がおり，また内科医を探していたカリフォルニア大学サンディエゴ校医学部に2人とも落ち着いた．

妻から母へ

　33歳にしてようやく独り立ちの道を歩み始めた．アテンディングになると仕事量はフェローのときと比べると数倍に増え，また責任も重い．カリフォルニアのビーチを満喫する余裕などまったくなかった．

　それまでは何となく落ち着いたら子どもを産めればいいなとぼんやり思っていたが，これではいつになっても妊娠，出産に最適な時なんて訪れない，と分かってきた．ただ，子どもを産んで育てるには夫の協力が全面的に必要なため，2人で徹底的に話し合った．まず，正式に結婚すること（それまでは籍を入れていなかった），彼も車を買うこと（子どもの送迎のため），お互いの仕事量，家事の分担などである．

　自分たちのスケジュールを常に優先してキャリアを選んできた2人が，優先順位を完全にひっくり返して子ども中心の生活に入るのだから大変である．

　そんなとき，手を差し伸べてくれたのが同年代の同僚たちであった．アメリカの女性医師たちはエリート意識が強く，教育熱心である．どこのデイケア，保育園が良いか，料金の相場はどれくらい，ベビーシッターサービスはここが良いなどほとんどの情報が同僚から入ってきた．

　また，家族との時間や自分の精神的余裕のために実にうまくヘルプを利用していた．住み込みでメイドがいるところから，ベビーシッターサービスを毎日数時間利用する人，掃除のサービスだけを利用する人などさまざまだが，仕事も家事も子育てもできなきゃダメ，という日本風の気負ったところはなく，逆にこういう風にヘルプを上手に使わないと仕事も続かないのだろう，ということが理解できた．

　だが，最大のサポーターは何といってもパートナーである．私の夫は研究者で仕事のスケジュールを自分で決められたため，息子が熱を出したとき，私が夕方からの会議に出るとき，学会で家を空けるときなどに息子の送迎から世話まですべてを引き受けてくれた．お互いの両親が海外にいて，他に頼む人がいない中でこのような理解のある夫をパートナーにしていなかったら，子育てと仕事は両立できなかっただろう．

子どものある生活
　子どもを持ちキャリアを継続するにあたり工夫していることがいくつかある．まず，しんどいときは寝る．20歳代で子どもを産めばこんなに疲れることはなかったのかもしれない……とにかくいつも疲れているような気がする．無理をして夜遅くまで起きていても仕事ははかどらないし自分もイライラするので子どもと一緒に早寝し，その代わり早起きして仕事をしたり家事をするように心がけている．
　次に，できる限りヘルプを得る．アメリカにいるときは炊事，洗濯，掃除，アイロンがけなどすべてを夫と2人で分担していた．経済的には十分ハウスキーパーを頼めたのに，今から考えると「何でも自分たちでしなくちゃ」という呪縛に雁字搦めになっていた．しばらくして夫と話し合い，2人の時間を作って生活の中にゆとりをもつためにも掃除のサービスを利用することで落ち着いた．大きな進歩だと思っている．

帰国のいきさつ
　2008年9月に12年ほど続いたアメリカ生活にピリオドを打った．日本へ帰国した理由は私の体力が続かなかったこと，京都で家業を継ぐように再三の要求があったこと，そして息子のアイデンティティの問題である．父がフランス人，母が日本人としてアメリカで生まれ育った息子をいったいどんな人間に育てたいのかは私たち夫婦にとって大きなチャレンジであった．
　私自身はアメリカで水を得た魚のようにイキイキと生活していたが，それでも自分をアメリカ人だと思ったことは一度もない．何かが違うのである．夫もアメリカに愛着は持っていたが，息子にアメリカ人になってほしいとはまったく思っていなかった．それなら息子の学校教育が本格的に始まる前に，日本かフランスへ移住しようとの結論に達した．
　最終的に，私がフランスで医師として働くのは難しいこと（私はフランス語をまったく話せない），夫のほうが研究者として日本で職を得るのは可能であることから，私の故郷・京都へ移ったのである．

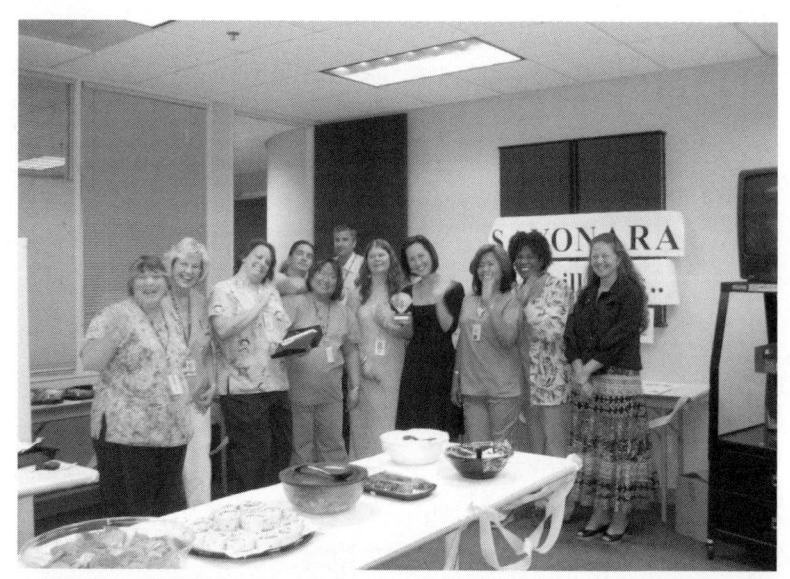

▲お別れ会——私がVA San Diego Medical Centerを去るときにスタッフがクリニックで持ち寄りパーティを開いてくれた。後ろに「SAYONARA」と書かれている。前列（向かって）右から4人目が筆者

　日本への移住が息子にとって幸せなことなのかは分からない。日本では早くから子どもらしく生きられる自由が奪われ，子どもにたくさんのことが要求されているような気がする。親も往々にして余裕がなく，また働く母親を想定して幼稚園や学校が整えられていないため，母親が犠牲になり子どもの面倒を見ているケースを多く目にするのは残念である。

　現在，共同研究者と子どもを持ちながら働く女性医師の動画インタビューを行い[*]，日本で働く女性医師と情報を共有することで他の女性医師も働きやすくなるような環境づくりに励んでいる。無理と思わず何とかなる，と自分で道を切り開いていく，これがアメリカで学んだ最大のレッスンである。

　＊女性医師VOICE：http://www.kumwa.kuhp.kyoto-u.ac.jp/interview.html

アメリカで築いた医師としての基盤

　医学部を卒業して16年――．今まで自分なりに考え答えを出して必死に生きてきた．ここまで来るのに，互いの家族をはじめ日本，アメリカ，フランスでたくさんの方々に支えてもらった．まだ医師としても母としてもベテランというには程遠いが，これまで応援してくださった皆様への恩返し，また社会への貢献として，医師としての仕事を続けていきたいと思っている．10年後どのような仕事をしているにせよ，医師としての基盤はしっかりしており，道は拓けると思っている．

　これから留学を考えている女性医師の方へ，つぎの一言を贈りたい．「選択肢をできるかぎり広げ努力すること，そして迷ったら正しいと思う結論が出るまで悩み抜くこと」．留学をすることで違う世界を体験し，自分が成長していくのを実感できるほど楽しいことはない．これからも海外留学を通じて日本の医療界に貢献する女性医師がたくさん出ることを願って止まない．

◎留学に関する役に立つ情報……………………………………………………
東京海上日動メディカルサービス
Nプログラム
URL●http://www.tokio-mednet.co.jp/nprogram/

Beth Israel Medicine Center
URL●http://www.bimcmedicine.org/

University of Pennsylvania, General Internal Medicine Fellowship
URL●http://www.uphs.upenn.edu/dgim/education/
※ただし，Clinician-Educator Trackは現在行われておらず，Physician-Scientist Trackのみ

University of California, San Diego, School of Medicine
URL●http://genmed.ucsd.edu/

San Diego VA Healthcare System
URL●http://www.sandiego.va.gov/index.asp

American Board of Internal Medicine
URL●http://www.abim.org/

American College of Physicians
URL●http://www.acponline.org/

chapter 9

木村道子ブルーノ
クイーンズメディカルセンター神経内科／開業
ジョン・A・バーンズ医科大学

始まりはニューヨークでの出会いから

June 1998-June 1999
Internal Medicine Resident, Beth Israel Medical Center in New York University Hospital and Manhattan Campus for the Albert Einstein College of Medicine
July 1999-June 2002
Neurophysiology Residency Program, New York Presbyterian-Weill Cornell University
July 2002-June 2004
Fellow, Movement Disorders, Human Motor Control Section, NINDS National Institute of Health
July 2004-July 2008 Staff, Neurologist, Kapiolani Medical Center at Pali Momi Hospital
July 2004-Present
Assistant Clinical Professor, Department of Medicine
John A. Burns School of Medicine, University of Hawaii
July 2008-Present
Staff Neurologist, Queens Medical Center, Hawaii

要旨………

　大学卒業後，モラトリアムのまま，沖縄米海軍病院のインターンシップをはじめました．そこで，ニューヨークに1カ月，見学留学する機会に恵まれ，この街に恋をしてしまいました．将来の目途も立たないまま，米国に渡り，いろいろな人々の助けをかりながら，インターンシップ，レジデント，フェローシップと，トレーニングを無事終えることができ，現在は，ハワイで開業しています．その間，結婚，出産も経験しました．人生は，予測不能なことの連続ですが，きっと道は開けます．出会いを大切に，そのときそのときの波をエンジョイしながら，気楽にいきましょう．

数カ月前の晩，近所の人たちと夕食をともにした帰りのことです．とても楽しい夜で，生まれもバックグラウンドも職業も人種も異なる私たちが，軽い噂話からスポーツや，政治，映画の話をしながら，いつのまにか，自分の半生を語り，今，この街で暮らし，こうして出会った不思議を感じていたことと思います．

　そのとき，ネイビーの弁護士をリタイアして，悠々自適の生活を楽しんでいるジャックという年配の紳士がふと，こう言ったのです．

　"You are here, because it was all meant to be"

　ワイズマンたるジャックが，本当のところ，どういう意味でこの言葉を発したのかは，わかりません．単に，楽しい夕べを過ごしたから，ともいえるけれど，私には，こう思えたのです．

　——偶然が重なって，今，ここにいるように感じるけれども，もしかしたら，ここにいるのは偶然ではないかもしれない．人生のその時点，その時点でとった選択が重なって，いつかここにたどりついてしまった．私という人間は，来るべくして，ここにきた——

　私が留学したのも，現在，米国ホノルルで暮らしているのも，向上心や目標があったというわけではなくて，私という人間の浮浪癖の集積なのです．ですから，この文章が，米国留学を目標に掲げている学生や医師の参考になるかどうかはわかりませんが，まあ，こんなケースもあったのだ，という息抜きのつもりで読んでいただければ，幸いです．

自分の居場所を求めて

　というわけで，どこからスタートしようかというと，普通は，医学部卒業のころからでしょう．でも，「なぜ留学したのか．そして，私は，今なぜここにいるのか」ということを突きつめていくと，どうしても幼少までさかのぼらなくては，説明できないような気がするのです．そんな昔の話まで聞きたくない，という人は，ここを飛ばしてください．

子どものころは、いたって無邪気な、普通の子どもでした。天真爛漫で愛らしい（!?）といってもいいかと思うくらいです。それが、少しずつ変わってきたのは、小学校のときの、いくつかの体験によります。

　父は、文科系の学者で、私が小学校の１年生と、５年生のとき、１年ずつ、米国で暮らすことになりました。日本の小学校の入学式──真新しいランドセルと桜──それを体験しなかった、というのが最初のつまずきかもしれません。

　小学校４年生のとき、クラスに米国人の金髪のかわいい、（でも、今から考えると、かなり生意気な）女の子がはいってきました。一応その時点で「帰国子女」だった私は、彼女と友達になり、世話を焼いたりしていたわけです。

　得意になる気持ちがなかったといったら、うそになると思います。しかし、最初は、好奇心に満ちていた同級生の女の子たちが、次第に私たち両方を疎んじるようになり、陰湿ないじめにまではいたらなかったものの、「仲間はずれ」というところにまではいきつくのを、はっきりと感じることができました。

　まあ、こちらにもいろいろ問題があったのでしょうが、ああ、ここでは、異質なものは、受け入れられないのだ、と集団というものに対して少しだけ恐怖を覚えるようになりました。

　村上春樹の小説世界が「喪失感」を描くものならば、私の場合、どこにいても「自分は、よそ者である」という違和感をぬぐえないのです。その帰属意識の欠如というのは、元をただせば、小学校のときの体験に由来するのかもしれないし、もしかしたら、単なるもって生まれた性格なのかもしれません。

　その次の年、米国の滞在は、とても楽しいものでした。逆に外国人となった私は仲間はずれにされることもなく、やさしく受け入れてもらえました。でも、楽しい時間を過ごしながらも、どうせここには１年間しかいない、自分は、部外者であり、よそ者なのだ、ということを子どもごころにも理解していました。

帰国してからは，札幌ののんびりした恵まれた環境のなか，友人もでき，クラブ活動もして，それなりに充実した毎日でした．英語の時間には，なるべく目立たないように発言を控え，指名されれば，ジャパニーズイングリッシュで，たどたどしく教科書を読んだり，とそれなりに集団に順応する努力もしました．

　そういう生活を送りながらも，心の中で「高校を出たら，札幌を出ていく」と自分の中で了解していました．決して札幌を嫌いだったわけではないのです．現実生活そのものにそれほど不満があったわけでもなく，例えば，高校生のときなど，ボーイフレンドができ，彼とずーっと一緒にいたい，などと無邪気に考えながら，一方で，「自分はいつかここを出ていく，ここは仮住まいにすぎない．自分の居場所は，ここでない」と思っていたのです．

　夫は，ミッドウエスト出身ですが，サバービアの単調に耐えられず，ずっと，「いつかここを出ていく」と，心の中で思いながら，思春期を過ごしたそうです．そういう思いというのは，人種，国籍を問わず，万国共通のものなのかもしれません．

　自分はよそ者であるという感覚は，大学に行って，さらに助長されました．というより，北海道からやってきた私は，実際に，京都では完全なよそ者だったのです．本州に行くまで，関東，関西の文化は異なり，北海道は，関東文化圏に属している，ということさえわかっていませんでした．

　同級生の8割は関西圏出身で，北海道出身の私は，完全なエイリアンです．でも，別にそれを不都合に思いませんでした．「遠くからきた変わった人間」というのは，それなりに便利なアイデンティティーです．この本にも執筆されている北野夕佳先生は，同級生で，数少ない私の貴重な友人です．お互いに米国に飛びだした変わり者だからでしょうか……．

　ただ，卒業するころになって，困ってしまいました．このまま，みながそうするように，大学の医局に残って，そのまま医局の関連病院を一生，転々とする人生を送るのかと思うと，自分の人生は，なんだかもう先が見

えてしまった感じです．

　旧帝国大学医学部ほど帰属意識を要求している組織もありますまい．しかも，どの科を選ぶか，ということさえ決めかねていました．

　オールラウンドにすべてを知るというのは無理だと思っていたので，メジャー科はやめ．手先が不器用なので外科系もだめ．ということで，麻酔科，放射線科，神経内科の3つに絞りこんだのですが……そんなときに，沖縄米海軍病院[*]の1年間のインターンシップ・プログラムの存在を知り，1年くらい沖縄にいくのも悪くないんじゃないか，と，またもやよそ者になるべく，大阪南港発のフェリーに乗ったのです．1996年の3月のことでした．

　* http://www.med.navy.mil/sites/nhoki/Pages/default.aspx

ニューヨークに恋をして

　インターンシップ・プログラムでは，内科，外科，小児科，産婦人科，救急科の基本ローテンションのほかに，Electiveで，神経内科や整形外科も体験することができました．

　まず，オリエンテーションでCPR（救急蘇生術）のコースがあります．簡単な講義が終わると，あとは実習で，CPRを何度も演じるのです．この「実践のくりかえし」というのが，ガーンとカルチャーショックでした．

　CPRといえば，マウス・ツー・マウスのあたりから始めるかと思いきや，本当に最初から――人形相手に，耳を口にあて，生命反応がないかチェックし，周囲の野次馬を見渡すふりをして「Please Call 911！」と叫ぶところから――はじまるのです．

　インストラクターが，ここで，まず，だめだし．「声が小さい．もっと大きな声で」と注意されます．日本人で，演劇の素養もないのに，「コール911！」などと演じることは，とても恥ずかしいものですが，大きな声が出るまでやり直し．やっとオーケーがでて，次のステップに進む，ということを繰り返すのです．

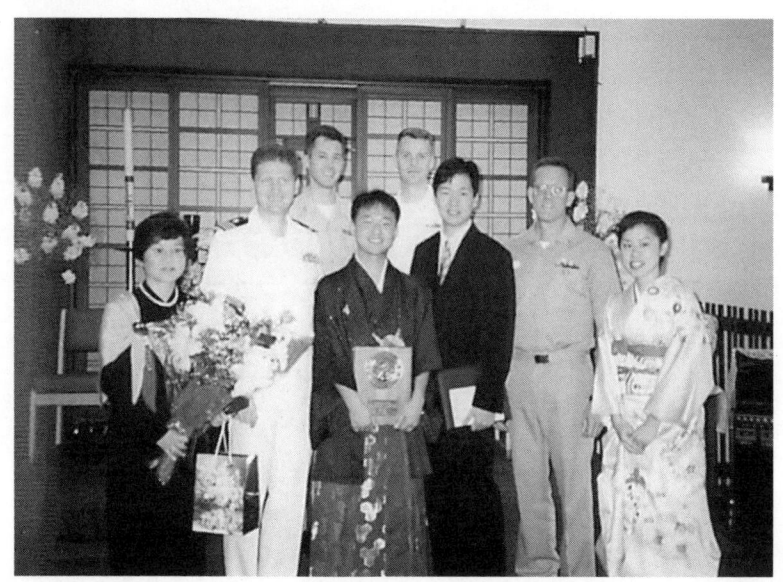

▲沖縄米海軍病院のインターンシップ修了式にて——筆者，向かって右端

　最初はたどたどしく，つっかえつっかえやっていた全員が，英語で自然に声を出し，もう寝ていてもできる，といったころに，やっと終わり．そのバイタリティーというか，繰り返しを厭わない正統派エネルギーに，びっくりしてしまいました．

　この年の10月31日，ニューヨーク（NY）のJFK空港に降り立ちました．インターンシップ・プログラムディレクターで，救急科のGerald O'Malley先生は，私たちを本当にかわいがってくれたのですが，常々，「本当の米国の医療は，こんなもんじゃないよ〜．君たちにも，あの忙しさ，厳しさをみせてあげたいな〜」といっていました．そしてそれを本当に実行するべく，米国のいろいろな救急プログラムへ手紙を書いてくれ，とうとうNYのベルビュー病院（Bellevue Hospital Center）の救急科から，1カ月の見学許可をとりつけてくれたのです．
　タクシーが，クイーンズの少し荒れた街中から，マンハッタンにはいる

と，仮装衣装に身をつつんだ人々が夜の街を練り歩いています．そう，今日はハロウィン．ハロウィンといえば，子どもたちのお祭りかと思えば，大の大人が真夜中に，道路にくりだし，思い思いの仮装をして騒いでいます．飛行機の疲れも忘れ，見入ってしまいました．

翌朝，病院にはいっていく人の流れにも，やはり圧倒されてしまいました．白人，黒人，アジア人，ヒスパニック，よりどりみどりの体型と衣装に身をつつんだ，あらゆる雑多な人々が，足早にわきめもふらず歩いていくのです．

米国でもトップを誇るベルビュー病院の救急は，昼も夜も患者がひっきりなしにやってきて，見ているだけで，めまいがしそうです．ここで，私は，レジデントの1人に恋をしてしまいました．でも，月並みですが，本当は，彼というより，NYに恋をしてしまったのだと思います．

象牙の塔：大学病院の医局

沖縄での1年を終えると，母校の神経内科（京都大学大学院医学研究科脳病態生理学講座臨床神経学）＊に入局することにしました．実は，医学部を卒業するまでは，この自分が，臨床医になって，患者を診ることが本当にできるのだろうか，という不安を抱いていました．

＊ http://www.kuhp.kyoto-u.ac.jp/~neurology/index.html

医学部に入ったのは，もちろん医者になりたいからですが，放射線科や麻酔科，もしくは病理学などのような，黒子的，学究的な専門のほうが，自分の性格を考えると，向いているような気がしていたのです．しかし，沖縄での1年を経て，やはり臨床医になりたい，そしてきっと自分にもできる，というような自信が芽生えていました．

なぜ神経内科かといえば，月並みかつ漠然とですが，学生のころから，「脳」の働きに興味をもっていたからです．といっても，純粋サイエンス

的興味ではなく，意識や言語はもちろん，文化，政治，経済や，社会のしくみといった人文系の産物すらも，脳から構築されてしか存在しえない，という，いわゆる養老孟司氏の「唯脳論」のアイディアに通じる興味です．ひらたくいえば，物質の集体にすぎない脳が，電気信号を発して，それが，どうして最終的には，「意識」や，「考え」を生みだせるのだろう，という疑問です．

　神経内科医になったからといって解決できる問題ではないのでしょうが，脳という臓器が現実社会でどう機能しているのかを知るには一番てっとりばやいだろう，と安易に考えて，入局しました．

　大学の医局というところは，不思議なところです．忙しいといえば，そうなのですが，世間と隔絶されていて，とても居心地がいいのです．
　近くのアパートに住んでいた私は，朝，もぞもぞとおきてきて，コンビニで，ヨーグルトやパンを買い込み，健康サンダルに自転車で通勤．医局で新聞をひろげ，仕事が終わっても，だらだらと発表の準備をしたり，ナースステーションで雑談をしたり，ゲームをします．夕方になるとアルバイトに行かない夜は，同僚と近くの定食屋でビールを一杯飲んで，また医局に戻り，勉強したり，カルテの残りを書くのです．
　けれども，この楽しい研修医生活が終われば，関連病院に出なければならず，私が派遣される先は，「豊岡」か「尼崎」という噂が流れてきました．豊岡や，尼崎にうらみがあるわけではありませんが，縁もゆかりもない土地です．どうせ「よそ者」になるなら，豊岡か尼崎のよそ者より，NYのよそ者になったほうが楽しそう．というより，NYは，よそ者たちが集まってくる，よそ者たちのための街なのです．
　1997年の秋，医局を辞め，NYに旅立つことにしました．ベルビューの彼に会えるといいなあとは思っていましたが，勝算があるわけではありません．別にそれでもいいと思いました．極端な話，NYで医者ができなかったら，それはそれでいいか，まさか餓死することはないだろう，と．
　と，書くと，少し，格好つけすぎかもしれません．結局は，いろいろな

人のお世話になり，マッチングにこぎつけることができました．野口医学研究所のおかげで，フィラデルフィアのトーマス・ジェファソン病院（Thomas Jefferson University Hospitals）でエクスターンシップをさせてもらい，東京海上メディカルサービスの西元慶司先生のご尽力で，NYのベスイスラエルメディカルセンター（Beth Israel Medical Center）[*]の内科のプレリミナリーインターンシップにマッチすることができました．

＊ http://wehealny.org/services/bi_medicine/index.html

肝心の神経内科は，私の恩師で，推薦状を書いてくださった，京都大学神経内科教授の木村淳先生のおかげで，NYのプレスビテリアン病院／ワイルコーネルメディカルセンター（Presbyterian-Weil Cornell University）[*]にマッチすることができました．

＊ http://www.cornellneurology.org/

妊娠に結婚，そして出産

インターンシップをはじめたとき，私は妊娠8カ月でした．あっという間の展開です．さすがに自分でも無責任だなあ，という感じですが，若気の至りです．でも，おかげで結婚し（相手は，ベルビューの彼です），グリーンカードを手に入れていました．

暑い日に妊婦は，産気づきやすいのだそうですが，1998年7月30日，記録的猛暑で，ベスイスラエルメディカルセンターでも6組の双子が産まれるという珍しい記録を打ち立てた同じ日に，予定日よりも3週間はやく長女が産まれました．

さすがに，インターンシップ1年目から産休はとれません．2週間のElectiveと，4週間とれるバケーションを産後にあて，職場復帰しました．日本から，母が手伝いにきてくれたので，この1年は，なんとか乗り切れましたが，睡眠不足と，あまりの忙しさに，今，振り返ってみて，当時の

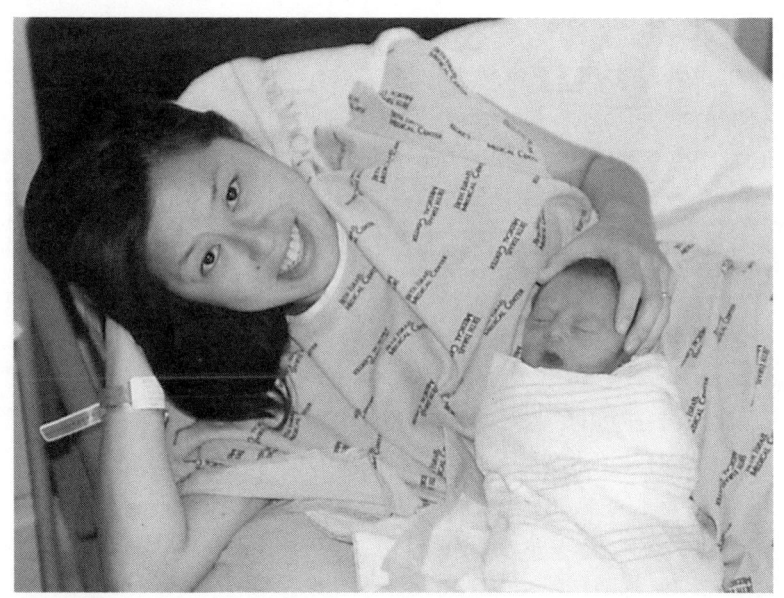

▲ 1998年7月30日，インターンをしていたNYのベスイスラエルメディカルセンターで長女を出産

記憶がほとんどありません．
　HAART黎明期で，最期の猛威をふるっていたHIV病棟と，薬物中毒患者をデトックスするロックドイン病棟が，珍しかったものです．ちなみに，この本にも執筆されている，田辺智子先生とは，そのときの同期生です．

充実のレジデンシー

　インターン生活が終わると，3年間のレジデンシーがはじまりました．日本では，大学の医局が，非常に学究的な環境で，担当患者も少なく，入院も，1週間に1人といったスローペースでした．
　それでも，1人ひとりの患者については，骨の髄まで把握して，関連論文を読み漁り，医局で神経内科についてあきることなく同僚たちと語り合

い，悪名高い大名行列の教授回診で，他の医師が担当している患者の様子も知ることができ，非常に勉強になった記憶があります．

　米国の研修は，まったく逆です．とにかく次から次へと，患者を診て，入院させ，オーダーを書き，検査して，診断をつけ，プランを立て，退院させる．質より量，というと語弊がありますが，めまぐるしく忙しいのです．

　まさに日本の体育会系の精神なのです．何度も何度も繰り返しやっているうちに，基礎ができ，診療が「反射」になり，どんな患者がやってきても，戸惑うことなく対応できるという境地に達することができたような気がします．

　あるとき，指導医の1人が，「今のプレゼンテーションは，簡潔で，とてもよかった．彼女のプレゼンは，いつもとてもいいから，みんなも真似するように」と褒めてくれました．

　もちろん日本人の私は，流暢にはしゃべれません．ヒアリングも完璧ではないため，相手が長く話していると，集中力が切れてきて，理解できないことが多いのです．ですから，自分がプレゼンテーションするときは，ポイントをしぼり，興味をもてる一遍のストーリーのように話す，ということを心がけていました．

　それが認められてうれしかったと同時に，大勢の前で，褒められたことにも驚きました．研修医は，忙しく働き，疲れきっているわけですから，評価のフィードバックを与えることは，とても大事です．たった一言で，また少しかんばろうか，という気になるものです．

　そうこうしているうちに，最終年にはチーフレジデントに選ばれ，充実したレジデンシーを終えることができました．

　コーネル大学・ニューヨーク病院のレジデントは，すぐ隣にある病院宿舎に住むことができたので，住居の面では，恵まれていました．母は，娘が1歳になったころには，日本に帰国したので，同じ宿舎内のデイケアセ

ンターに娘をいれることになりました．デイケアの初日は，置き去りにされたとわかった彼女がつんざくような泣き声で，叫びだしました．保母さんは，大丈夫，もういきなさい，と合図します．

　胸がしめつけられるような思いで病院に向かいましたが，2，3日たつころには，まったくケロリとしています．子どもの順応力は，はやいなあ，と思うと同時に，少し寂しいような気もしますが，寂しいなどと贅沢なことをいっている暇もありません．

　レジデントは，インターンに増して忙しく，娘を毎朝7時にドロップオフして，夕方は，6時にピックアップ．コールのときは，夫やベビーシッターを頼みます．幼児にとっては，長い長い1日です．保育園生活が長いせいか，ぜんぜん人見知りしない社交的な明るい性格に育ってくれました．

半別居生活も体験

　神経内科のフェローシップには，脳波・てんかん，電気生理学，脳血管障害，頭痛，多発性硬化症を主とする神経免疫学，また，パーキンソン病を主とするMovement disorder，Neuro-critical careなどがあります．私は，学生のころから興味をもっていたMovement disorderに進むことにしました．

　ポリクリのときに，パーキンソン病の末期で，車椅子で来た患者さんがいました．体は，かちんこちんに固まっており，少し動くだけでも，一苦労です．この患者さんに向かって，助教授が，いきなりボールを投げつけました．とっさのことで，みんなが息を飲んだ瞬間，この患者さんが，先ほどからは考えられない素早い動きで手を上げ，ボールをキャッチしたのです．

　これは，Kinesie paradoxicaleと呼ばれ，パーキンソン病の患者が，自由意志では動けなくても，とっさの興奮状態には急に体が動く，という現象なのです．病気で体が動かなくなっても，どこかにその潜在能力は残っている……その不思議さが忘れられませんでした．

いくつかのフェローシップのインタビューを受け，最終的には，メリーランド州ベセスダにあるNIH（National Institutes of Health）*のDr. Mark Hallettのラボを選びました．このフェローシップは，研究色が強く，私も，家族性Movement疾患の遺伝性の研究や，画像診断の研究をして，いくつかのペーパーも書きました．が，研究をやってみると，性格的には自分に向いていないことがわかってきました．研究者に必要な独創性や，粘り強さが，欠けているようなのです．一番重要なことは，研究を「楽しい」と感じられなかったことです．臨床医療を懐かしく感じるようになりました．

　＊ Human Motor Control Section, NINDS: http://intra.ninds.nih.gov/Lab.asp?Org_ID=72

　私生活でも，一番苦しい時期でした．というのは，いったんは，ベセスダについてくるといった夫が，結局はNYに残ることになり，半別居生活になってしまったのです．じゃあ，娘はどうなったのか？　というと，日本では考えられない選択かと思いますが，夫と一緒にNYに残り，月曜から木曜日までは，Nannyを雇うことにしたのです．
　毎週末，アムトラック，チャイナタウンバス（NY－DCのチャイナタウン間を片道10ドルという破格の安さで往復する），ときには，奮発して飛行機を使い，遠距離通勤をしました．

ハワイでの開業

　フェローシップが終わりに近づくと，今後の道を決めなければなりません．私の場合は，夫が米国人なので米国でずっと暮らしていくという前提に立ったうえでの選択です．キャリア，私生活，そしてロケーションなどを考慮しながら，道を模索しました．
　1．キャリア――米国に残る場合は，一般的には，次のような選択肢があるかと思います．

純粋アカデミック：自分でグラントをとってきてラボをもつような研究者になる

准アカデミック：大学病院や教育病院などで働き，臨床研究，教育に携わる．診療は，ファカルティープラクティスで患者を診る．収入は，基本的には，給与．出来高に応じ，ボーナスが出ることもある．

プライベートプラクティス：日本語に訳すと，「開業」だが，日本の開業とは，少しニュアンスがちがう．米国では，伝統的には勤務医という形態が一般的ではなく，病院で働いている医師も，大多数は，開業医で，病院と契約を結んで診療している（最近では，勤務医という形態の人気が高まってきているので，むしろ日本に近づいてきているのかもしれない）．

1人でやるソロプラクティスもあれば，数人から数十人のグループプラクティスもある．プラクティス内に，経営権をもつパートナー医師と，雇われ医師がいることもある．診療で得た保険点数を，プラクティスが保険会社に申請し，経費もプラクティスが支払う．残りが医師（たち）の収入となる．

勤務医：カイザー（Kaiser）などの大きな病院グループや軍隊のVA（Veterans affairs hospital）システムなどは，医師を雇用している．また最近では，普通の市中病院でも，病院がホスピタリスト（Hospitalist）といって入院中のみの診療にあたる医師を雇うことも多い．

2．私生活——女性に限らず，両性にあてはまるのでしょうが，パートナーや家族がいるものにとって，長期的な選択は，自分ひとりで決められるものではありません．パートナーのキャリアや，子育ての都合，といったことも重要になってきます．私の場合は，フェローシップを決めるときに，キャリアとして一番いいと思われたNIHを選んだものの，2年間，家族とは半別居状態になってしまいました．研究にもあまり身が入らず，NYに残ればよかったかなあ，と思うこともありました．NYに残っていれば，NIHに未練があったかもしれないし，そのときそのときの選択を次に生かしていくしかありません．

3．ロケーション——米国と一口にいえども，ここはとても広い国で，地域によって，気候，文化，また診療形態や収入などが違ってきます．もちろん，研究優先，〇〇大学から教授職をオファーされ，ステップアップして異動していく，という野心家もたくさんおります．が，それと同じくらい，スキーができるコロラド州で暮らしたい，ハイキングができるワシントン州に住みたい，とまずロケーションを決めて仕事を探す医師も多いようです．給料の高いテキサスで10年働いて，あとはリタイアする，といった選択をする人もいます．

どこに住みたいかまだ決められないから，2－3年, Locum tenens（登録すると，いろいろな場所に期間限定の医師アルバイトとして派遣される）で働いて，国中を探索しよう，という医師もいます．我が家も，私がフェローシップを終えるにあたって，「これからは，自由の身．どこに住んでもいいんだ‼ どこがいいかなあ」というようなワクワクした気分があったことは，否めません．

NYは，エキサイティングな街ですが，10年近く住んでいると，また別なところに住んでみたい，という欲がわいてきます．また，NYは物価が高く，2人で働いても，経済的に，決して楽ではありません．ちょっとハイキングに行こうにも，テニスをしようにも，とても混んでいて，郊外に行って渋滞に巻きこまれ，半日がつぶれてしまいます．

じゃあ，どこか．それなりに都会で，多国籍多文化な街．できれば，海の近くがいい．となると，だだっぴろいアメリカ内陸は，全部アウトで，両海岸のどちらかです．マイアミを訪れたときには，エメラルド・グリーンの海と，街の猥雑な雰囲気に惹かれるものを感じました．が，私にとってはアジア人の多い街のほうが暮らしやすそうです．夫は，アウトドア派なので，シアトルやポートランドも考えましたが，NYの冬の寒さにうんざりしていたので，もっと温暖な気候の場所のほうがいいような気もします．では，人気のサンフランシスコか．けれどもサンフランシスコは，NYなみに物価が高く，医師の収入は多くありません．

そんなとき，学会でホノルルに来て，まさに「これだ！」と．気候はよ

く，海あり山あり，サーフィンが気軽にできる．日本人の私にとっては，ほどよく，半日本です．NYにくらべれば田舎ですが，多国籍社会で，白人，いろいろなアジア人，混血などがごっちゃになって暮らしているのもいい感じです．うどん屋あり，ラーメン屋あり，ABCというコンビニで，緑茶のペットボトルも売っており，とても住みやすそう．

　それからは，とにかく「ホノルル」に絞って職探しをしました．医学雑誌の後ろの広告ページを丹念に読み，また，医師のヘッドハンティング会社に電話したところ，すぐにハワイ事情にくわしい担当者をつけてもらいました．最近では，求職情報もインターネットで，もっと簡単に探せるようになってきています．例えば，先ほどのLocum tenensでは，一時的なアルバイト情報から，長期的な求職情報まで手軽に検索できるようになっています．

　数カ月後には，2人ともいくつかのインタビューをとりつけ，現地に向かいました．とにかく行ってみることで，現地の事情がわかってくるものです．ハワイには，当初考えていたような，選択肢Bの准アカデミックにあたる仕事は，存在していませんでした．ホノルルには，ハワイ大学に医学部があるのですが，医学部附属病院がないのです．

　医学生やレジデントは，市中病院をローテーションしながら実習や研修をし，教えているのは，開業医や勤務医のボランティア．神経内科にいたっては，Departmentすら存在していません．准アカデミックはあきらめ，他の選択を探すことにしました．

　職事情は，専門によっても少しずつちがってきます．例えば，救急医や，麻酔科医，放射線科医，といった病院ベースの分野では，グループプラクティスが一般的です．グループが病院と単独契約を結び，その分野の医師を提供するのです．夫は，地元の4つの病院と契約しているERグループで働くことになりました——現在でもそこで働いており，ER・グループのVice Presidentに出世しています．

　私のほうは，最終的には，ホノルル郊外の，150床の中規模病院であ

るポリ・モミ病院で，2人の女性医師が働いているプラクティスに加わることにしました．診療で得た収入は，それぞれがキープしますが，家賃やスタッフといった支出は三等分することになりました．

　ここで，開業を始めるにあたって，必要な事務的なことをまとめてみたいと思います．字数の都合で，詳細は省きますが，

　① 保険会社との契約：保険会社から診療費を払ってもらうには，保険会社と契約を結んで，プロバイダーになる必要がある．どの保険に参加するかを決め，メディケア，メディケイドなどの公的保険，ブルークロスブルーシールドなどのプライベートの保険会社と契約を結ぶ

　② 病院プリビレッジの取得：先に述べたように，病院に雇われるのではなく，病院と契約を結ぶ

　③ 医療保険の加入：訴訟大国の米国では必須

　④ 州ライセンスの取得

　⑤ 会社の形態の設立

　⑥ オフィススペースの確保：リモデル，家具の購入，電話線の確保

　⑦ スタッフの確保

　⑧ その他：医療器具，電子カルテの購入

　⑨ 広告，宣伝

　⑩ ビリング：日本でも保険診療をしたあと，保険点数の請求をするが，それと同じ．米国は保険会社の数も多く，このプロセスは，複雑なので，ビラーとよばれる専門職に委託するか，自分のオフィスでやるかを決める

　私の場合は，すでに確立されているプラクティクスに参加することにしたので，オフィススペースを探したり，スタッフを探す必要はありませんでした．保健点数の請求については，8％のコミッションで，専門のビラーに委託することにしました．

　2004年6月にハワイに引っ越したあと，本土ではじめたペーパーワー

始まりはニューヨークでの出会いから……chapter 9　179

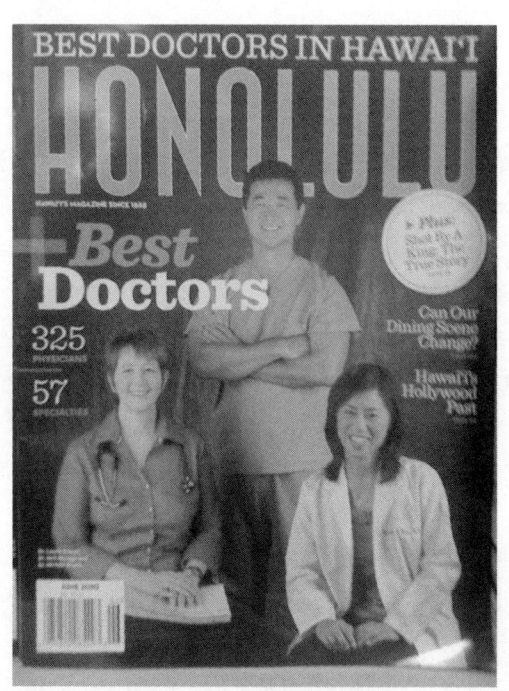

▲ハワイのベストドクターにも選ばれた──
Honolulu Magazine 2010年6月号表紙より（筆者，向かって右端）

クの完了や，その他もろもろの準備にさらに2カ月かかって，8月に開業にこぎつけました．開業は，大成功で，あっという間に忙しくなりました．とはいえ，この成功は，ひとえに需要と供給の関係によります．

　神経内科医が，ハワイで絶体的に足りないため，それだけで成功が約束されたようなものなのです．あとから振り返ってみると，インタビューや準備などせず，ある日，突然ハワイにやってきて，その辺のほったて小屋で診療をはじめたとしても成功したでしょう．逆に，どんなに優秀な医師でも，供給過剰ぎみの専門だったら，苦労します．これから開業する場合，自分の専門分野の需要と供給状態を事前にリサーチすることをお勧めします．

　しかし，3年を経つころには，3人の医師のあいだの人間関係が悪化し，

軋轢がでてきました．コールや休暇のカバーについて，不公平感が募ってきたり，スタッフの使い方についての意見のくいちがいなどです．また私自身も，もっと自分の思うようにやりたい，と思う面がいろいろ出てきました．例えば，一般神経内科ではなく，自分の専門を中心にやっていきたい．電子カルテを導入したい．また，病院に対しての不満も出てきました．

そんなときに，ホノルル市内の神経内科医が，オフィスをシェアしないかと，誘いの電話をくれました．オフィスは，ホノルルで一番大きいクイーンズメディカルセンター（Queens Medical Center）*にあり，彼も，とても優秀で性格もいい，という評判の医師です．思い切ってここに移ることにしました．

* http://www.queensmedicalcenter.net/

今度の条件は，前回に懲りて，2人とも独立したソロプラクティスです．スペースと週末のコールだけはシェアしますが，スタッフも，電話番号もすべて別です．彼も，昔，不公平なプラクティスにいたことがあるそうなので，とてもフェアに，てきぱきと，取り決めてくれました．

こうして，2008年，新しいプラクティスを開くことができました．電子カルテも導入し，ビリングも自分のオフィスですることにしました．現在は，自分にとって，ベストな仕事環境ができたと満足しています．

ついにホノルルに落ち着く

最近では，プライベートプラクティス，特に，ソロプラクティスは，Dying breed という感じがあります．医療費の高騰で，開業医の収入は減ってきており，経費も年々かさんでいきます．最近の医療改革の議論を鑑みると，今後，病院中心の支払いシステムに移行していくという予感があります．

また自分でビジネスを経営していくことが，わずらわしい．あるいは，家族を優先していくうえで，時間的にゆとりをもって働きたい，と考える

医師が特に若い世代では増えてきており，勤務医のほうが，気が楽と考える医師も多いようです．病院に雇用されるのであれば，契約書にサインさえすれば，明日からでも働けます．私も，成り行きで開業せざるをえない状況になるまでは，そう考えていたので，その気持ちはよくわかります．

それでも，プライベートプラクティスの醍醐味というのは，一国一城の主であるということに尽きます．最初のセットアップには，時間がかかりますが，いったんセットアップしてしまえば，自分の思うように運営できます．たくさん働けばそれだけ収入が増えますし，休みをとりたければ，その分，収入は減りますが，それも自由です．

所属ではなく，自分の評判（Reputation）で食べているわけですから，真摯に働かざるをえないし，患者を所有して，最後まで責任をもつという感覚が強くなります．どうしてもコンサルトが必要な場合など，プライベートプラクティスのドクターに電話すれば，なんとか無理を聞いてもらえることが多いし，こちらも，やはり，悪い評判が立たないように，多少の無理はききます．というわけで，自分の体・頭脳・技術だけを頼りに稼ぐというシンプルな，すがすがしい（!?）道です．

ハワイ大学のスタッフにもなりました．ボランティアですが，時々，講義をしたり，医学生やレジデントがローテーションをします．本格的なリサーチはしていませんが，たまには，ケースリポートを書いたり，臨床研究のサイトとして，リサーチに参加しています．その他の活動としては，保険会社のコミッティなどにもボランティアで参加しています．

娘は現在13歳で，オバマ大統領の母校であるプナホウスクールに通っています．水泳をやっており，練習にあけくれる毎日です．こちらでは，家族ぐるみで，ミートとよばれる競泳会のボランティアや，ポットラックの準備などに参加することが要求され，なかなか大変です．ミートがないときは，ビーチでサーフィンをしたり，友達とモールに行ったり……常に携帯電話を離さず，フェイスブックに写真をアップデートし，部屋は，散らかし放題，という典型的なティーンエイジャーとしての生活を送ってい

ます.

　現在，心がけていることは，あまりにも忙しくなりすぎないように，診療時間をリミットして，ストレスをためないようにすることでしょうか．根が日本人の私は，なかなか「ノー」とはいえないのですが，最近は，はっきりと自分の限界がわかってきました．忙しすぎると，能率も落ちるし，いらいらして家族にしわよせが起きるし，私自身がハッピーではないのです．自分の能力の限界を自覚することも大切かと，この年になって思うようになりました．

　というわけで，私の経験というのは，お粗末な「自分探しの旅」という感もありますが，やはり，自分で体験しないことには，なにもはじまりません．それぞれが，自分の道を見つけられることを心から祈りながら，筆をおかせていただきたいと思います．

◎留学に関する役に立つ情報

沖縄米海軍病院（United States Naval Hospital, Okinawa, Japan）
URL●http://www.med.navy.mil/sites/nhoki/Pages/default.aspx

京都大学大学院医学研究科　脳病態生理学講座　臨床神経学（神経内科）
URL●http://www.kuhp.kyoto-u.ac.jp/~neurology/index.html

Beth Israel Medical Center, New York, NY, Department of Medicine
URL●http://wehealny.org/services/bi_medicine/index.html

New York Presbyterian-Weil Cornell University, New York, NY, Department of Neurology
URL●http://www.cornellneurology.org/

Human Motor Control Section, NINDS, NIH, Bethesda, MD
URL●http://intra.ninds.nih.gov/Lab.asp?Org_ID=72

The Queens Medical Center, Honolulu, HI
URL●http://www.queensmedicalcenter.net/

University of Hawaii, John A. Burns School of Medicine, Honolulu, HI
URL●http://jabsom.hawaii.edu/jabsom/

chapter
10

北野夕佳
聖マリアンナ医科大学
横浜市西部病院救急集中治療部

日本で総合内科医として歩む

July 2006-July 2009
Internal Medicine Residency, Categorical Track
Virginia Mason Medical Center

要旨………
　私は研究留学の夫とともに二児を育てつつ，米国内科レジデントを行いました．帰国後は日本国内での職探しや逆順応もたびたび経験しました．自分のキャリア，夫のキャリア，妊娠出産育児をバランスを取りつつ進むのはたやすくはありませんし，こうすれば絶対にうまくいくという方法もありません．現在は大学病院附属の市中病院で救急・集中治療・総合内科医として，実際の診療，レジデント指導にあたっています．自分のやりたかった分野で，臨床および臨床教育を行えていることに感謝しつつ，私の体験を正直に書きます．

総合内科医としての一歩

がんばり続けるために

　1996年医学部卒業後，母校の内科医局に入局しました．内科に決めた理由はと聞かれると，「自分が多臓器にわたる内科領域に最も魅力を感じた」からです．このころから，患者さんを総合的に診たい，重症化しても自分で自信をもって診られるようになりたい，と漠然と思っていたのだと思います．「女性だから」小児科や産婦人科，マイナー科というのは考えず，自分が最も魅力を感じた科にしました．

表　ライフイベント中心の年表

年	ライフイベント	内容
1996年（卒後1年目）		・京都大学医学部卒業 ・同　附属病院にて内科各科ローテーション
1997年（卒後2年目）		・大阪赤十字病院にて内科各科プラス麻酔、救急、診断放射線ローテーション ・ファーストコールとしての一次〜三次救急対応
1999年（卒後4年目）	結婚	大阪赤十字病院消化器内科レジデント
2000年（卒後5年目）	第一子出産	京都大学大学院医学研究科分子細胞情報学にて基礎研究
2004年（卒後9年目）	第二子出産 渡米	・夫が前年に研究留学のため渡米 ・USMLEs受験の準備．翌2005年にECMFG certificateを取得
2006年（卒後11年目）		バージニアメイソン医療センター内科レジデント〈R1〉
2009年（卒後14年目）	帰国	・内科レジデンシー〈R3〉修了 ・帰国後，東北大学高度救命救急センター助教（夫：東北大学生命科学助教）
2010年（卒後15年目）	第三子出産	・同上　勤務（夫：同上）
2011年（卒後16年目）		聖マリアンナ医科大学救急医学助教（夫：三島遺伝学研究所准教授）

学生からも同様の質問を受けます．正しい答えというのはありません．あくまで現実的な面に目を向けつつも（非人道的に多忙な科や，それを美徳とする科は避けたほうがよいでしょう），自分が魅力を感じる科を選んでください．

　自分がやりたいことで，情熱をかけられることであれば，子どもが夜泣きでしんどい時期でも，がんばり続けられます．逆に，自分がそれほど情熱を感じられない分野に「女性だからこの科がいいかも」という理由だけで進んでしまうと，勉強量も減り，自分でも二流だと感じてしまい，熱意も減り，悪循環に陥ります．

　子どもが保育所で熱を出したり，嘔吐下痢でぐったりしたときに，自分が働かなければいいんだろうかと，必ず悩む時期があります．そのときに，それでも私はこの仕事がしたい（もっと欲を言えば，私はこの分野の役に立っている）と思えるように，科を選んでください．

経験プラス知識量が問われる

　ちなみに手前味噌で内科領域の宣伝をします．内科領域は，経験プラス知識量が勝負の領域です．経験（たとえば外科領域で手術件数）は，勤務時間数，年数に明らかに比例します．一方，知識量に関しては，子育てで勤務時間（病院内滞在時間）が若干減る時期があっても，帰宅後や休日に勉強し続けさえすれば，第一線で働き続けられますし，自分でも良い医療をしていると実感できると思います．

　わかりやすい具体例を挙げます．肺炎症例を80人担当した医師と，100人担当した医師がいたとします．経験から得られる情報量はこれくらいの症例経験になるとそれほど差がなくなってきます．そこでより良い医療を提供できる医師というのは，肺炎の起因菌，各菌のその地域での抗生剤感受性，抗生剤選択，ガイドラインなどを熟知している医師，肺炎以外の疾患でないか（実は心不全でないか，喘息の要素，誤嚥の要素がないか，肺塞栓を見逃していないかなどなど）をきちんと問診診察を行って鑑別し，より安全な医療を提供できる医師です．これは知識量，勉強量の差

です．
　内科に魅力を感じるけれども，躊躇している人がいれば，ぜひ内科に進むことをお勧めします．一緒にがんばってくれる仲間が増えるように期待しています．

浮かんでは消えた留学の選択肢

濃厚な臨床経験
　卒後1年目は，大学病院のナンバー内科各科（血液，消化器，循環器，内分泌代謝）をローテーションしました．当時は卒後臨床研修必修化以前で，大学病院では指導医がほとんど診てくれず，いきなり主治医として臨床に放りだされて，怖い経験も多々ありました（今は違うと期待します）．同時に，自分が主治医で24時間患者さんに対して絶対責任があるのだという職業倫理が徹底的に身にしみつくとても良い経験だったと思います．
　また，臨床面での疑問を聞く指導医が近くにおらず，放置状態だったため，不安におののく研修医仲間で，眉間にしわを寄せて必死で勉強していました．今日の治療薬，鑑別診断の書籍，検査データ・尿沈渣・心電図・胸部レントゲン・CT読影の書籍，腹部エコー心エコーの書籍，『内科レジデントマニュアル』（聖路加国際病院内科レジデント編集），『ワシントンマニュアル』などをぼろぼろになるまで必死になって日々調べていました．これもとても良い臨床経験だったと思います．
　卒後2年目からは，大阪赤十字病院へ赴任し，さらに2年間内科各科（消化器，循環器，呼吸器，腎臓，内分泌代謝，神経内科，血液）および麻酔科，放射線読影，救急部をローテーションしました．
　大阪赤十字病院は約1000床の大規模市中病院で各専門科はとてもレベルが高く，重症例や珍しい症例なども指導医のバックアップのもとで主治医として多数担当し，超多忙でしたがとても濃厚な臨床経験を得ることができ，非常に鍛えられました．手技に関しても，このときに多数経験で

きたのが帰国後の逆順応に，とても役に立っています（米国内科レジデントは手技をほとんどしません）．

　卒後4年目は消化器内科専属となり1年目の研修医とともに多数の入院患者さんを担当しました．消化器内科を選択した理由は，消化器内科が最も大所帯の科で，救急搬送された，どの科にも割り振れない複合疾患症例や重症症例を総合内科病棟で入院管理していたからというのが大きいです．

　敗血症ショック，熱中症，多臓器不全などの救急外来からの入院を病棟管理することを通して，医師として大変勉強になり成長することができました．また，1年間はチーフレジデントとして後輩の指導にもあたり，ベッドサイドで系統的に臨床教育することのやりがいと面白みを経験しました．人に教育することが自分にとってもどれほどトレーニングになるかということも実感しました．

目からうろこ，とはこのこと

　大阪赤十字病院の3年間（1997－2000年）を通して週1回のファーストコールとしての一次〜三次救急当直を行ったことで，臨床的に大変鍛えられました．当時，救急部に舞鶴市民病院（大リーガー指導医を招聘する当時の先駆的な病院）で長く勤務しておられた木村雅英先生がおられ，自分が夜間に診た症例を翌朝木村先生にプレゼンテーションをすると，取るべき（であった）問診，身体所見，幅広い鑑別疾患など，とても系統だったフィードバックを受けられ，専門科に特化しない幅広い知識に圧倒されました．これほど明快で論理的な医療があるのかと"目からうろこ"でした．救急当直は不安でたまらないのですが，当直をするたびに，また翌朝のプレゼンテーションをするたびに自分が成長できていると実感できる貴重な経験でした．

　各専門分野の発展はめざましく，医療が高度になったと同時に，専門分野に特化せず内科全般を診られる医師も同じく必要であるということを救急当直を通して痛感しました．これらのことが，臨床留学を考え始める大きな原動力となったと思います──米国内科レジデントになってから，

京大病院，大阪赤十字病院での臨床経験が，英語でもたつく外人レジデントである私にとって，最も大きな武器になりました．

妊娠・出産を優先

　卒後4年目で大阪赤十字病院の勤務で自分で幅広くマネジメントできるようになり，充実しているものの，臨床医としての成長曲線が緩やかになってきたのを感じ始め，一度臨床留学を真剣に考えました．

　当時私はUSMLEを一切勉強したこともなく，もちろん受けてもおらず，そのときから準備し始めても2～3年後になるだろうと思いました．医学部の同級生で基礎研究者である今の夫と結婚することをすでに決めていました．夫に日本を離れる予定はありません．もし私が臨床留学をするなら，今後5～6年は別居になるだろう，そうなると出産はその後になる……歳がいくと，授からないリスクも高くなるなどを考え，臨床留学はあきらめようとこのとき決めました．

　これは夫を含め誰かに言われたからではなく，自分の意思で選択したことでしたが，とても悲しく，「私の人生で，臨床留学という選択肢は永久になくなったんだなあ～」という悲しい雲が頭から離れず，数カ月間滅入っていたのを思い出します．

　とはいえ，滅入ってばかりいても仕方がありません．日本で一生懸命働こうと，では次に何をしようかを考えました．私は学生時代に研究室に入り浸り，基礎研究をかなり熱心に行っていました．研究の分野から医療に貢献することにも魅力を感じており，かつ，当時は卒後数年臨床をした後，母校の大学院に戻るというのは一般的なコースでありました．卒後5年目の2000年から，母校の基礎医学の大学院に戻りました．

　細胞接着の分野の月田承一郎教授のもとで，基礎医学研究を4年間行いました．この経験は，臨床という大きく病態をとらえる経験を，分子・細胞・組織というミクロのレベルで深く厳密に考え直すという点でとても良い経験でした．臨床に戻ってからも，基礎寄りの内容の論文を理解する上で今でも大変役に立っています．また，出産するなら今しかないと大学院

2年目，4年目のときに出産しました．

外勤先でのこと
　余談ですが，外勤について書きます．大学院時代に，自分の希望もあって複数カ所で外勤をしました．これは，大規模病院でしか勤務したことのなかった私にとって，大変よい経験でした．病床20床規模の病院での救急外来では，むしろより高度な臨床能力が必要なこと（血液検査は当日は手に入らず，撮れる画像もレントゲンだけ）を知り，小規模病院や開業の先生方への尊敬を新たにしました．
　保健所での市民検診では，健診で軽症糖尿病などを見つけても，紹介先を選ばないとよいフォローアップにつなげないことも痛感し，自分が将来市中病院に戻ったらぜひその地域の保健所や健診組織とも連携しようと思いました．
　もし大学院在籍中なり，子育て中なりで外勤をされる場合には，自分が今までいた臨床環境とまったく違うところを，可能なら複数経験されることをお勧めします．臨床家としての幅が広がる経験が必ずあると思います．

米国での臨床留学を目指す

どうしようもなく臨床が，救急が好き
　大学院の基礎研究も大変魅力的でした．時間の融通が利いて子育てしやすい研究職でこのまま生きていくのも良いかも，とも少し考えました．しかし，大学院の間じゅう，自分の将来について考え続けた結果，自分はどうしようもなく臨床が，ベッドサイドが，救急当直が好きだったのだというのを，再確認しました．大学院でポケベルを持たない生活に慣れても，病院からポケベルで呼ばれる夢をよく見ました．
　母親となったことも選択の上で大きな影響を与えたと思います．つまり，「仕事ができる時間は制限されるし，『いずれ時間ができたら』という時期

は一生こない．だからこそ，自分が本当にやりたいことを明確にして，それに絞って集中しよう」と腹をくくる後押しをしてくれたからです．二度とクリーンベンチに向わない人生か，二度と救急車を受けない人生かを想像し，まったく迷うことなく臨床に戻ろうと決心しました．

　4年間の研究生活で，臨床から離れたことを若干不安に感じたことも覚えていますので，同じような不安を抱えている方に言いたいです．日本でもそれ以外でも，良い働き場所と勉強習慣さえあれば，大丈夫．今までに手に入れた臨床能力は必ず戻ってきます．

めぐってきたチャンス

　この頃，夫が研究留学することになりました．臨床に戻ることをすでに決心していた私にとって，2つの選択肢がありました．1つ目は，夫と別居し，日本にとどまって，子どもとともに実家に住み日本の病院で臨床をする．2つ目は，子どもを連れて夫とともに渡米し，USMLEを取得し，米国内科レジデントを目指すというものです．

　夫と同居でないと，子持ちで米国でレジデントを行うのは不可能なため，夫の通勤圏内のプログラムしか可能性としてなく，そうなると応募できるプログラムは調べると6つしかありません．IMG (International Medical Graduates) が，地域限定でマッチングに望むのは非現実的だというのも聞きましたし，自分でも無謀なのは承知していました．が，以前に一度私の人生から可能性として消え去った臨床留学が，今なら挑戦だけでもする機会がめぐってきた，と思うと，挑戦せずにはいられませんでした．

　夫は一足先に渡米．フルタイムの保育所のウェイティングリストに子どもを登録してもらい，私は大学院の4年間を終えてから，1年遅れで3歳児と5カ月児を連れて，2004年8月に米国へ向けて飛行機に乗りました．

つなわたりのマッチング

夫を巻き込んだ「暗記作戦」

　私のUSMLE準備について書こうと思います．私の場合はUSMLEでしたが，子どもによって時間制約がある状況で，USMLEにしろ日本の認定医試験にしろCMEにしろ，勉強をしないといけないという状況は誰にでもあると思います．そういう意味で何らかのお役に立てればと思います．
　保育所に預けているあいだだけが私が机に座ったり，何かを読んだりできる時間でした．子どもの帰宅後や週末は，机に向うことも何かを読むことも一切不可能です．2人同時に昼寝をするなど，夢物語で，そんなことは起こったとしても1カ月に1回，しかも20分くらいです．
　私がおこなった方法としては，子どもが保育所に行っている時間に，問題集をまず解いていき，わからなかったところで記憶すべきところだけを参考書（各科目1冊に絞る）を調べてルーズリーフに簡潔にまとめます．まとめることで頭に入ればよいのですが，入りません．その場で暗記しようとぶつぶつ言っていると，無用に時間ばかりが過ぎていきます．なので，子どもがいない，机に向える時間は「覚えるべき情報を簡潔に抜き出して暗記用にまとめる」作業にだけ集中し，分刻みでノルマ表を作ってひたすらマシンのようにこなしていきました．
　暗記は，時間依存性です．1日に10時間暗記しても2くらいしか覚えられませんが，10日間1時間ずつ暗記すれば，10覚えられます．そこで，夫と交渉し，毎日「何があっても例外なく1日2時間は私の暗記用に時間をとる」ことに決めました．
　子どもがいない人にとっては，この困難さが実感しにくいかもしれませんが，具体的には，子どもが熱を出して保育所に行けず，とても機嫌の悪い子どもを私が一日中子守をしており，夫が夜7時に研究室からまだ夕食も食べずにふらふらになって帰ってきた瞬間に，後追いをして泣き叫んで

いる子どもを2人置いて，私が2時間ぶつぶつ暗記すべく（アパートの表の階段なり，近くのコーヒーショップなり）家から出ていく，という状況です．

そのあいだ夫は，ぐずる下の子をだっこしつつ，立ったまま自分の夕食をかきこみ，そうこうしていると上の3歳児がトイレに間に合わずにおしっこを漏らして床を拭き掃除せねばならず，それが済んだら下の子が便をしてオムツを替えて……というように時間が過ぎていき，夫は時計をにらんで私が帰ってくるのを今か今かと待っている，という感じです．この夫でなければできませんでした．夫と子どもたちに本当に感謝しています．

家族全員がハッピーでいられるよう

子どもが夜寝てから勉強するという人もいるかもしれませんが，わが子は2人とも大変寝付きが悪く，2人とも2歳半ごろまで夜泣きし，夜に勉強するのは能率が悪く断念しました．

具体的には，2時間寝かしつけに時間を割いた後，30分勉強できたと思ったらまた「ぎゃー」と泣き出す，抱っこしたり背中をさすったり何か飲ませたりを2時間……というのを数え切れないくらい繰り返し，能率が悪すぎると痛感しました．

潔く子どもと一緒に毎晩9時に自分も寝ていました．そのほうが子どもも夜泣きが格段に少なく，家族全員がハッピーでいられ，昼間に勉強できる時間があったときに最大限集中できると思いました．

USMLEの問題集をやり始めたときには，日割で計算すると，このペースだと受験までに7年かかるかも?!と落ち込んだときもありました．保育所の冬はウイルス感染の嵐なのは日本も米国も同じで，2人そろって保育所に行けた日が全部で5日しかない月もありました．絶対に無理だ，やっぱり無謀だったんだ，このまま米国で主婦だけを経験して帰国するのかと熱を出してぐずっている子どもを抱っこしながら泣けてきたときもありました．

シアトルの秋は暗く雨ばかりで，自分の状況も暗く，かなり滅入っていましたが，春が来る頃には，上記の暗記作戦が功を奏したのか軌道に乗りはじめ，2005年4月 Step 1（99点），7月 Step 2 CK（95点），10月 Step 2 CS を受験し，ECFMG certificate を取得することができました．

唯一の希望

ECFMG certificate を取得したものの，案の定，マッチングはさらに困難でした．シアトルで知り合ったある子持ち IMG が「ECFMG を取るのはなんてことないわ．努力すればいいだけだもの．本当の困難はそこからよ」と言っていたのを実感しました．

シアトルから通勤圏内の6カ所のプログラムにアプライしたものの，応募したその日に Invitation regret（インタビューに呼んでもらえない通知）がほぼすべてのプログラムから来，IMG としてマッチングに参加することの困難さを痛感しました．絶望的な気分になっていた中，唯一バージニアメイソン医療センター（Virginia Mason Medical Center：以下，VMMC）からインタビューに呼ばれました．

VMMC は日本で言えば高レベルの専門各科がしっかりそろった内科系重症症例の多い中核市中病院という位置づけで，a Top Hospital by The Leapfrog Group（米国の病院機能評価のひとつ）にも何年も連続して選ばれており，アラスカやワシントン州内陸などの医療過疎地帯からの重症例をヘリ転院でも多く受け入れており，応募した6プログラムの中で，私にとっては第一希望でした．そこからインタビューに呼ばれたのは本当にうれしく，インタビュー当日は正直にアピールしまくりました．

「私は日本に良い系統だった臨床トレーニングを導入すべく，米国での内科レジデントがしたいのです．日本で濃厚な臨床経験があります．トレーニング修了後は帰国しますのでビザで困らせたりしません．J-1ビザで結構です．VMMC は私にとっての第一希望です．私はシアトルでしか働けないし，アプライしたのもシアトル近郊だけ．どうしてもここで働

きたいのです」

　色々な方々から助けていただいたおかげだと思います．推薦状を書いてくださった日本の大学病院，市中病院，大学院の先生方，野口医学研究所でお会いした米国で活躍しておられる日本人の先生，その他にも，臨床留学関連書籍やホームページで情報を惜しみなく提供してくださった（直接お会いしたことのない）多くの先人の方，皆様に助けられて，ふたを開けてみると VMMC にマッチしていました．オンラインでマッチング結果を目にしたときのうれしさは，今でも忘れられません．

サバイバル1〜臨床内容で勝負〜

　マッチしたうれしさもつかの間，2006 年 7 月から超多忙なレジデント生活が始まりました．内科レジデンシーの内容は，他にも多くの方が書かれていると思います．ご存じのように，米国のトレーニングは病院ごとの差が少ないように組まれています．

　内科レジデンシーについては他の方の体験と大差ないと思いますので，私は子育てという時間制約のある中でどうやってサバイバルしたかに焦点を絞って書こうと思います．

予習の効果

　まず 1 年が 4 週間ずつの 13 ブロックに分かれており，ローテーションは超多忙なブロック（"Inpatient" とまとめて呼んでおり，Wards（重症系内科病棟），ICU（集中治療室），Night float（夜勤で救急外来から入院をとるのと病棟のオンコール）がこれにあたります）と，比較的楽なブロック（"Elective" とまとめて呼んでおり，呼吸器，消化器などのサブスペシャリティーをひとつずつローテーションし，外来診療や入院コンサルトを行ったり，手技を見るなどが中心となる）があります．

　R1（1 年目のレジデント，通称"インターン"と呼ばれる）は，Inpatient が 8〜9 ブロックあり，3 年間の中で最も過酷です．子持ちでない

インターンでも，Inpatient が 2 カ月続く終わりのほうには，倒れそうになっています．私も慣れない英語で，プレゼンテーションなど日本でもろくにしたことがなく，本当に苦労しましたし，自分でも大事な情報を逃していたらどうしようかと大変不安でした．

はじめは日本での臨床知識でなんとかなっていても，耳学問でアテンディング（指導医）からどんどん学習していく周りの同期に比べ，私はアテンディングや上級レジデントの言っていることがよくわからなかったりしました．このままでは落ちこぼれるのではないかと心底不安になりました．

平日の昼には Noon conference（講義形式）か Teaching round（症例検討会形式），Journal club（ジャーナルレビュー）が毎日あります．スライドを使ったものなら情報を吸収できても，アテンディングが口頭で発表するだけの場合には，恥ずかしながら途中からよくわからなかったりしました．

このままではいけない，しかも英語がもたついているので，勝負できるのは臨床の中身しかないとの思いで，その日の Noon conference のトピックを可能なかぎり，*UpToDate* なり *Pocket Medicine* なりで予習していくようにしました．そうすると，内容にもついていけ，自分でも臨床家として急成長している手ごたえがありました．良い質問もでき，質問ができると「あのもたもたした英語の日本人インターン，大丈夫か心配になるけど，実はわかってるのね」ということになり，臨床面では徐々に信頼されるようになっていきました（もちろん発言することによって，英語がわかっていないことがますます露呈することもたびたびありましたが）．

対アテンディング

R1 のときはプレゼンテーションのときに，アテンディングに対して説得力をもって話ができないこともよくありました．そうした場合，それを補うべく H&P（History and Physical examinations：入院サマリー）や Progress Note（毎日の入院カルテ）は，できるだけ詳細に，特にア

セスメントのところを自分は『よく知っているんだぞ』といわんばかりに書くようにしました．アテンディングは H&P や Progress Note は必ず目を通してからサインするので，そこでわかっているのをアピールするのは良かったようです．

早朝図書館でのプレラウンド

　R2，R3（2，3年目のレジデント）以降は，R1 を監督して指導することが主な仕事になります．ここでもまた，英語で苦労しました．R1 がプレゼンテーションしているあいだに時々，聞き漏らしている情報がないかと，不安になることがよくあったのです．プレゼンを止めて確認するのもあまり頻回になると，業務に支障を来たしますし，チームのほかのメンバーもげんなりしてきます．

　それを補うべく，Inpatient の月は朝4時ごろにだれもいない図書館に入り，電子カルテをみて，R1 がするのと同様に，すべての患者をプレラウンドして（看護記録，バイタル，尿量，昨日のコンサルトの返信，画像の最終レポートなどをみて情報を収集しておくこと），プランを立てておくようにしました．

　R1 がそれぞれ8人の患者を持っており，私が2人の R1 を監督するので，トータル最高16人にもなります．かなりの労力でしたが，英語でもたつく分，そうやってカバーせざるをえず，でもそうすることによって，「Yuka は本当によく患者を把握してるし，R1 を細かいところまで抜けなく監督しているから，Yuka と働くときはアテンディングとして本当に楽だ」という評価をもらえるようになりました．

　また，R1 を教育すること（短いティーチングをベッドサイドでおこなうこと）も R2 以降の役割なのですが，舌が十分に回らない分，必要な教えるべき情報がすぐに取り出せるように *Pocket Medicine*，*Sanford*，*Tarascon* などのよく使うページをラベルをつけてすぐに開いて教えられるようにしていました．ある内科に進む R1 から，「Yuka がしてるティーチングが本当に役に立ったから，自分もラベルつけて同じように R1 に来

年教えたいから，卒業していなくなる前にYukaのSanfordとTarascon貸して」と言われたのは，うれしかったです．

ちょっとした時間の利用

上記の下準備（予習したり，ティーチングすべき材料を整理しておく）をする時間は，帰宅後は一切ありません．レジデンシー中も，前述の理由で，ほぼ毎晩9時に子どもを寝かしつけつつ，自分が先に眠ってしまっていました．なので，勉強する時間は昼間，勤務中，あるいは勤務後帰宅前に捻出する必要があると考えました．

私が実際にしたことは，勤務中に何とか時間を見つけて5分でもいいのでUpToDateなりPocket Medicineなりを読んで，1日ひとつ必ず「今日は今後ティーチングできる項目としてこれを勉強した」と思えるものを作るようにしました．それができなかった日は，勤務終了後，車の中で（もちろん駐車した状態で）その5分を必ず持つようにしました．

R2の途中から，ティーチングファイルを電子デバイス（Palm）の中に入れていくようにしました．レジデントが終わったときには328個のノートができていました．自分が作った物ながら，情けないかな，忘れている内容も多く帰国後も時々見ては付け焼刃でレジデントに教育しています．人間は悲しいかな，自分の調べたことでもすぐ忘れるので，また，ガイドラインやエビデンスもどんどん新しくなり変化していくので，この繰り返しを一生続けていくことが臨床家として，特に幅広くカバーする総合内科医としては日本であれ米国であれ必要なのだと思います．

意外な評価

日本の卒後4年間，どろどろになりながら『内科レジデントマニュアル』と『ワシントンマニュアル』を熟読しつつ，必死になって働いた臨床経験が大変役に立ちました．臨床留学を目指すにしろ，日本での臨床をおろそかには絶対にしないでください．日本での臨床経験がもっとも強力な武器になりますし，それがない状態では勝負できません．

シアトルで，夜間に急変した患者さんを見に走っていくこと（MET call）が何度かあった後，あるR1から言われました．「Yukaってスーパーヒーローなんだから．普段ぼーっとしてるけど（笑），本当に困ったことがあったら走ってきてくれるし，Yukaなら必ずなんとかしてくれるし，本当にどうしたらいいかわかってるから！」
　私は最後まで自他ともに認める英語でもたつく三枚目外人レジデントだったのですが，R3のときにはACP Washington Chapter Meeting（内科学会地方会のようなもの）でResident Poster Competitionという症例発表においてRunner Up Prize（次選）に選ばれたりもしました．また，レジデント修了時の最終評価表であり，米国でなら次の就職先やフェローシップにも提出するResident Performance Evaluationでは，ほとんどすべての項目がSuperiorと評価され，プログラムディレクターからも「意外に（！）キミのことはみんながすごく評価してるよ！」と言われ，噴き出しつつうれしかったのを覚えています．

サバイバル2〜英語の克服〜

　私は英語で十二分に苦労しましたし，苦労したまま終わりました．
　恥ずかしいのですが，私がどういう状態であったか，および，今後臨床留学を目指す方々がどう準備すればよいかを書こうと思います．
　私は日本生まれの日本育ちで，子連れで渡米したときが人生で飛行機に乗るのも2回目という状態でした．まじめで堅物の女子だったので，中学生のときに毎日欠かさずラジオの基礎英語，続基礎英語，英会話などを聞いてディクテーションしていました．それが効いたのか，「Yukaが言っていることがわからなくて困ることはほとんどない」とのことで，その点は助かりましたし，臨床面で言いたいことが言えなくて困ることはR2，R3には少なくなっていきました．

場面場面での苦労

　私がもっとも苦労したのは「耳」（リスニング）でした．私が USMLE を準備し始めた頃はまだ，TOEFL が ECFMG certificate を取得するのに必要な頃でした．TOEFL を受けると，リスニング含めほぼ満点でした．しかし，これは「お行儀のいい英語」であって，実際に使われている言語とはかなり違います．

　働き始めてみると，スラング交じりの周りのたわいのない会話がまったくわかりません．患者さんの使ういろいろな言い回しがよくわからなくて，History（現病歴）を正確に取れていないのではと，冷や汗をかくこともたびたびでした．また，ネイティブ同士の会話のスピードについていけないこともままありました．私が各科コンサルタントと直接やりとりをするときは，私にわかるようペースダウンして話させればいいのです．ところが，コンサルタントとアテンディングが最高速でしゃべっているときなど，臨床面ではなく，言語面で私だけ蚊帳の外状態になり，臨床面で理解できていないかのように誤解され，悔しい思いをした経験も少なくありませんでした．

　電話も苦手でした．コンサルタントとの連絡は電話が多いのですが，PHS だと音質が落ちます．もともとギリギリのところで理解していた私の耳では，ちょっと音質が落ちると途端に理解不能な状態となり，固定電話からかけ直すこともたびたびでした．周りのレジデントに比べ，時間をロスしている感じがとてもしました．

周囲に聞いてまわる，DVD もお勧め

　職場では，ある程度勝負しないといけないので，英語に関することを周りのレジデント仲間には聞きにくいなと感じました．そこで，子どものママ友や保育所の先生をつかまえて，自分が英語でよくわからなかったことを聞いて補うようにしました．Language exchange の年配女性とも定期的に子ども連れで会い，私が患者さんにしているムンテラをまとめてチェックして直してもらったりしました．

それから，R3後半ごろから，ドラマをDVDで意図的に頻繁に見るようにしました．これが口語英語理解力改善という点で，かなりの効果がありました．もっと早くからすべきだったと後悔しましたが，それまでは時間的にどう考えても余裕がなく，できませんでした．

　英語での苦労は，卒後10年目にもなって，いったい私は何をやっているんだろうか，との気持ちになり落ち込みましたが，そういう時には，自分が今から5年後に何をしていたいのかを思い出すようにしました．
　「英語で臨床ができること」が目的ではなく，「日本でよい臨床と臨床トレーニングを行うこと」が私の目的であって，そのための手段として私はVMMCで成功する必要があるから，英語に時間を割いているんだと思い出すことにしました．すると，また明日からも，格好悪いながらがんばろうという気持ちになれました．
　将来，臨床留学をめざす方には，若い頃からなんらかの方法で耳を鍛えておくことをお勧めします．海外ドラマをDVDで見たり，短期でも海外に行くのは役に立つと思います．私はへそまがりだったので「目的もなく語学留学」というのが気に食わず，一度も留学やホームステイなど行ったことがありませんでした．
　耳は，若ければ若いほど順応するようなので，「目的もなく語学留学」でももっと若い頃にしておけばよかったのかもしれません．私の，32歳ではじめて渡米した耳は，これ以上，あまり改善しないのでは，という気がしました．

サバイバル3〜子育てとの両立をめぐって〜

夫との協同

　上記レジデント生活で，親業とどう折り合いをつけたかを書きます．
　Inpatientの月は，朝は，子どもも夫も寝静まる中，私だけ出勤しまし

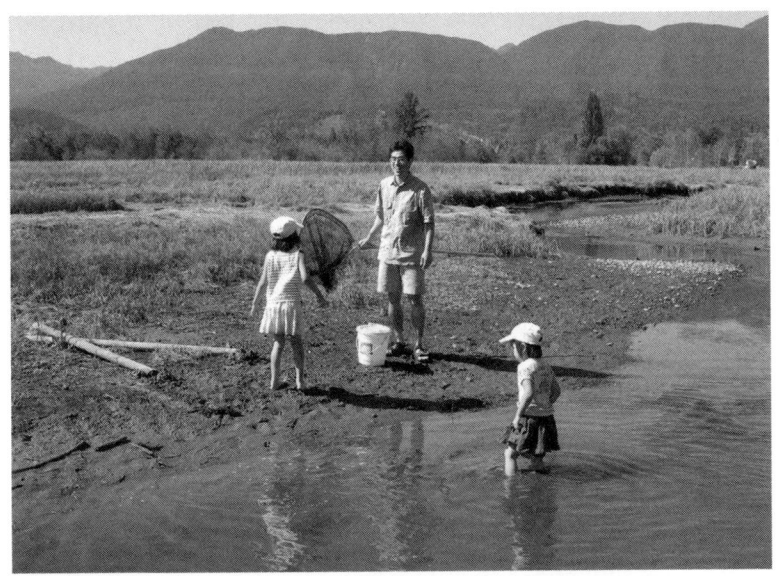

▲夫の研究用サンプルの魚を採取に河へ．家族全員で出かけた貴重な時間

た．つまり私がいない状態で，朝，夫は，子ども2人を起こし，朝ごはんを食べさせ，子どものお弁当を詰め，上の子をスクールバスに乗せ，下の子を保育所に連れて行ってから研究室に行っていました．

　夜は，Inpatientの月は私が迎えに行けることはほとんどなく，夫が子どもを小学校の学童保育と保育所から連れて帰って，宿題をさせ，洗濯機をまわし，晩ご飯の準備をして，食べ終わる頃に私が帰宅する，という状態でした．本当に感謝です．

　私の帰宅後は寝るまで，子どもが今日あったことをマシンガンみたいにしゃべるのを聞いてやるのやただ膝に座って甘えさせてやるのや，皿洗い，翌日の夕食と弁当のための調理，洗濯たたみ，と業務目白押しで，これもフルタイム勤務が続いているような状態でした．とはいえ，病院でカテコラミンが出続けた状態から，家に帰って家族がいるのは心安らぎました．

　Inpatientの月は夫にかなりの負担を強いていたので，Electiveの月は私が送り迎えほとんどをしようとしました．子どもを送ってから病院に行

日本で総合内科医として歩む……chapter 10　203

くと，8時半ごろに職場に着くことになりました．8時から外来業務を始めているアテンディングの中には，遅いと嫌な顔をする人もいましたが，わが家にとってはどうしても譲れないことだったので，一生懸命説明し，理解されなくても押し通しました．

　迎えも同じく，Electiveの月には子どもを早く家に連れて帰ってやりたくて，16時半ごろに職場を出て保育所と学童保育所に迎えに行きました．小学校の宿題を見てやるのや，公園で自転車の練習をする，本を読んでやるなどをできるかぎりするようにしました．

休暇の利用法

　子どもが熱を出したときは，私がInpatientの月は絶対に休めないので，夫が家で丸一日子どもを見てくれました．私がElectiveのときは，バケーションを消費するような形で，熱を出したら私が家で見ました．

　具体的には，レジデントはElectiveの月に，5日間のバケーションを年3回取ることができ，全員取らないといけないことになっています．それをはっきりと日程を固定せずに，子どもが熱を出したら休む，というように使ってよいかをその月のElectiveのアテンディングと前もって相談します．その上で子どもが熱を出したらバケーションとして1日休むというようにしました．これは子どもを家で自分で見てやれるという点で，心底ありがたかったです（これは例外的措置で，すべてのプログラムで通用するわけではないと思います）．

　逆に，私は3年間を通して，連続したバケーションは取った覚えがほとんどありません．土日やオフの日で，私が家にいれば夫は普段の分を取り戻すべく一日中研究室に行っていたので，夫婦そろって家にいた日も，夫婦そろって車で出かけた日も，家族で旅行に行ったことも，留学中まったくといっていいほど，ありませんでした．

　それでも，夫婦ともに自分のやりたい職業人生を最大限満喫でき，子どもたちは優しくたくましく，底抜けに明るく育っており，ありがたいことだと思います．振り返ると，シアトルの明るい日差しの公園で子どもたち

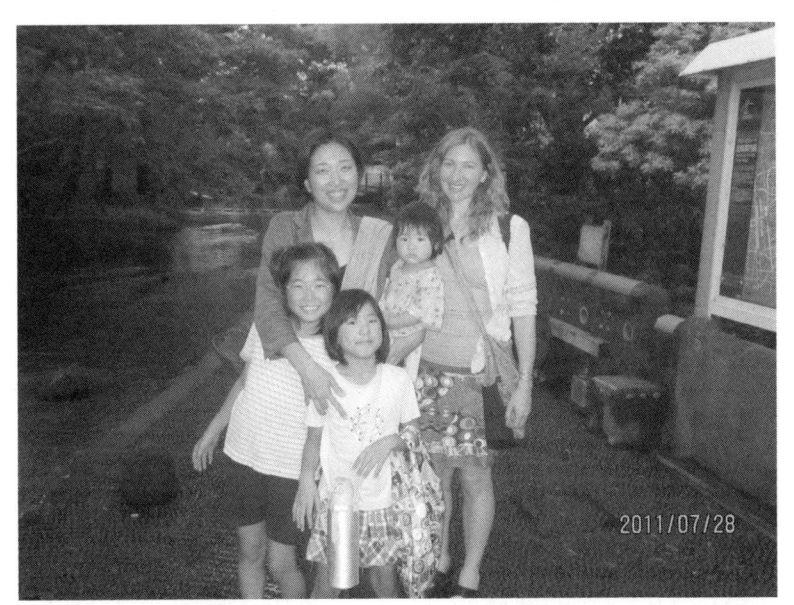

▲同期のレジデントで親友のDanielle．夜勤の月に子どもを預け合うなど，まさに苦楽を共にした戦友．2011年学会で来日し再会

がキャッキャ言いながら走っている姿や，戦友のようなレジデント仲間としゃべったり笑い合ったりしたいろいろなことが思い出され，本当に楽しかったです．

帰国後3人目を出産

2009年7月，私は内科レジデシーを修了．ちょうど同じ頃に，夫の研究もひと区切りがついた状態でした．子どもたちを一度日本に連れて帰って育てたかったので，折よく帰国することにしました．

夫が研究職であり，より職を選ぶ必要があることから，地理的条件は夫に選択権をあげようと思いました．夫が東北大学の職を得たので，私もその周りの病院で就職活動をし，東北大学高度救命救急センターに採用されました．

帰国後の逆順応で，若干戸惑いましたが（疫学の違い，ガイドラインの違い，一般的経験治療の違い，米国で使い慣れた薬剤がない状態での臨床，米国では内科医として要求されない手技を再びリハビリする必要など），大変有能なよい仲間に恵まれ，総合内科医，集中治療医として，日本での良いスタートを切れたと思います．

　東北大学には臨床留学経験者はおらず，当初は「毛色の違う臨床家」として若干警戒されていたのかもしれません．ですが，徐々にお互いに信頼し合える良い関係が築けたと思っています．人生最後の欲張りで3人目を出産しました．

　東北大学病院に勤務して2年後，夫が静岡県三島市に異動となり，私も再び職探しをし，2011年6月から聖マリアンナ医科大学救急医学に移ることにしました．現在は附属の市中病院で，実際の救急集中治療の診療およびレジデントの指導に当たっています．

　微力ですが，日本が弱い総合内科医として医療に貢献し，レジデントたちに系統だった問診，診察，カルテ記載，鑑別診断を幅広く挙げる習慣や臨床推論と言われる思考過程，ガイドラインにのっとった根拠のある治療などを教えていきたいと思っています．ガイドライン，*Pocket Medicine*，*Sanford*，*UpToDate* などに基づいた世界標準といえる診療を行っており，私自身も，米国で得てきた良い部分を還元できている実感があります．

　「臓器専門科に特化せずに患者さんを総合的に診る」という総合内科医としての良いロールモデルになれればと思います．同時に，私自身もまだまだ一生勉強し続ける必要を痛感しています．耳学問で各科コンサルタントから情報をアップデートし続けられた米国と異なり，日本に帰ってからのほうがより自分で努力する必要があるのを感じます．

　米国内科レジデントを行えたことで，知らず知らずのうちに自分に自信がついているのだろうと思います．つまり，「自分は標準的な診断・治療を行っている」「自分の方針決定がなにを根拠にしているのかわかってお

【留学先の情報】

Alvin Calderon, MD, PhD, FACP
Program Director
Internal Medicine, Categorical Track
Virginia Mason Medical Center
Graduate Medical Education, H 8 -GME
925 Seneca Street, Seattle, WA 98101, USA
e-mail: Alvin.Calderon@vmmc.org
URL●https://www.virginiamason.org/body.cfm?id=838

り，他の医師を説得できる」「自分の思考過程や臨床知識をレジデントに的確に指導伝達できる」「標準的な診断・治療を今後もアップデートし続けられる」という裏付けとともにいつもあるような感覚です．

それによって，まったく知り合いのいない病院に飛び込むことや，勤務時間のオンオフがはっきりした勤務先をこちらから選択したり，交渉したりすることに抵抗がなくなっていました．結果論ですが，そのことによって家族が一緒に移動することができています．

日本の医療と臨床教育の明日

米国での内科レジデントの経験は書き切れないくらい有益なものでした．しかし，へそまがりな私としては「米国でレジデントをしたから良いトレーニングを受けた」とはあえて言いたくない気持ちにもなります．なぜなら，私たちは日本人であり，日本の医学教育を受けて日本で臨床をしていくのですから，自分の国でよいトレーニングができないとしたら恥ずかしいことと考えるからです．

将来，「昔は日本のレジデント教育がよく組織されていなかったから米国に渡っていたらしいよ．今は日本で十分良いトレーニングが受けられる

からそんな必要はないけどね」と言われるときが来るのが私の理想です．
　そのためにも，これを読んで臨床留学して，日本に戻ってきてくれる人がひとりでも増えることを期待します．そして，日本で臨床を続けておられる多くの有能な先生方と臨床留学帰りの医師たちと二人三脚のように，日本の医療と臨床教育をよりよくしていけたらと思います．
　読んでくださった方，ありがとうございました．また明日からもがんばりましょう．

chapter 11

大津聡子
日本赤十字社和歌山医療センター
感染症科部兼国際医療救援部

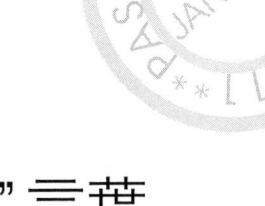

"インシャーラの"言葉とともに歩んできた道

July 2000-May 2001
Master of Public Health
Johns Hospkins Bloomberg School of Public Health
June 2001-August 2007
Short and long missions with Japanese Red Cross Society in;
Pakistan, Zimbabwe, Sri Lanka, Indonesia, Kenya
September 2007-December 2010
Medical officer
Emerging Diseases Surveillance and Response
WHO Western Pacific Regional Office
January 2010-March 2011
Diploma in Tropical Medicine and Health
London School of Hygiene and Tropical Medicine

要旨………

「世界のためになる仕事をしたい」という思いだけで，人生の岐路であまり深く考えないで選択を決め，インシャーラの言葉とともに歩んできた道は，素晴らしい人々に出会い，助けられながら，横須賀米海軍病院に始まり日本の臨床研修，アメリカ留学，赤十字やWHO西太平洋事務局での活動，ロンドン留学，そして今につながった．

周りの方々の温かい理解と支援に感謝して，これからも国際保健を通じて「世界のためになる仕事」に向かって一歩一歩前進していきたいと思う．

瞬く間に過ぎた研修医1年目

「幸せだね，勉強できて」．電話口で大学時代の先輩がしみじみ言った．考えてみれば，留学して帰国するたびにそう言われている．私にとって2度目の海外留学で，前回は10年前にアメリカに，今回はロンドンに，それぞれ公衆衛生と熱帯感染症を学んできた．横須賀米海軍病院のインターン研修や海外での活動も含めて，日本と異なる海外での経験はいつも私のその後の進路を大きく変えてきた．

こう書くと，まるで自分が明確な意思のもとで海外留学や海外で活動をしてきたかのように思われるかもしれない．が，そんなことは全然なく，その時々で選択し決断してきたら今に至った，と言ったほうがいい．

ひとつ言えるのは，海外留学や海外での活動自体は珍しいことではないが，どこで何を学び，経験するかによって，その後の進路が影響を受けるのは確かだ．そして，私の場合は異文化の中で学ぶことで，さまざまな人に出会い，経験をし，そして次の機会につながってきた．

以下の文章は一個人の体験談に過ぎないが，読者の今後の進路選択の一助になれば，と願いながら，まとめた．

ガイコクで過ごした幼少期

私は幼少時代エジプトとケニアで過ごした．1970年代後半から80年代前半のアフリカは今とは比べものにならないほど「ガイコク」で，日本とは別世界だった．この強烈な大陸経験は私に大きな影響を残し，今の私の土台になっている．

中学2年で帰国子女として帰国したときから，ぼんやりと「世界のためになる仕事をしたい」，と，考えたのは自然な流れだった．医学部に進んだのも，医者という職業への憧れというよりも，世界で仕事ができるかもしれない，と思ったからだった．

医学部入学当時はちょうどバブルの終わりで，まだ学生生活が華やかな

時代だった．入学当初の思いはすっかり忘れて，講義に出席しないでバイトとドライブ，長期海外旅行に明け暮れた．大学6年になり同級生が徐々に進路を決め始めた．私も選択を迫られたが，「世界のためになる仕事をしたい」，という思いだけは募っても，はっきりとした進路が見えなかった．

どうしたらそれができるのか，情報もないままに悶々としていたある日，某新聞に載っていた米海軍病院でのインターン研修の話が目に留まった．当時アメリカは，一度は行ってみたい国だったし，なにより卒後1年間アメリカ式の研修を受けられるのは魅力的だった．そして翌1995年，横須賀米海軍病院のインターンとして医師1年目がスタートした．

出産ブーム!?

横須賀米海軍病院は小規模ながら，外科，内科，産婦人科，小児科，皮膚科，眼科，精神科，麻酔科，整形外科，泌尿器科，救急と，主な科はすべてある総合病院だった．スーパーローテーションの研修システムで，さらに選択で他の研修を希望することもできた．

症例数こそ少ないが，指導医がエビデンスにもとづいて丁寧に教えてくれ，かつ，ほとんどの指導医は教育に驚くほど熱心で，根気強く日本人インターンに指導してくれる，とても恵まれた教育環境だった．横須賀の1年は，医療について何も知らなかった私に，医師としての姿勢や考え方，病院で働くことのイロハを教えてくれた，と今も思う．

特に思い出深いのは，最初に回った産婦人科だ．私がローテーションしたときが出産ブームだったのか，毎日出産があり，帝王切開もほぼ連日行われた．夜中に出産介助のコールで病棟に行くと，ホワイトボードに出産予定者の名前が新たに書き込まれている．そのボードを寝ぼけ眼で見るたび，「また人口が増えるなあ」，とぼんやり思ったりした．

アメリカの医者の朝は早い．指導医の回診は大体7時半に始まった．インターンはその前にすべての患者の回診，包交をして，さらにカルテを書かなければならなかった．すると必然的に朝の5時には病棟に赴き，産後

や術後で疲労している患者を起こして診察をさせてもらわなければならなかった．これは至難の業だった．自分だったら怒るなあ，と申し訳ない気さえした．が，まだ暗い早朝の，拙い英語での診察を，夜型の患者を除く多くの患者がとても寛大に引き受けてくれた．

　米海軍病院では，日本の病院では当時あまり経験しないことを学ぶことができた．例えば，新生児の Circumcision（包茎術）や，Vasectomy（精管切除術）である．これらは短時間ですむ簡単な手技で，当時はインターンが行う手技の1つだった（と思う）．他にも米海軍病院ではよく行われていたが，当時日本ではあまり一般的でなかったことがあった．患者への告知であり，インフォームドコンセントなどである．予防接種のプログラムやカテーテル留置管理の方法などを含め，日本とアメリカの医療に違いがあることを理解したのは，日本の研修に戻ってからだった．

日本での臨床研修と優秀な日本の勤務医

アメリカ人と仕事をしていくには……

　横須賀の1年は瞬く間に過ぎた．当時の米海軍病院のインターン研修は，アメリカで臨床研修するためのステップとしては最高の環境だったと思う．

　インターンは時間に比較的余裕があり，USMLE（当時）の勉強をする時間は十分にあったし，なによりアメリカ式の臨床研修に慣れるには絶好の機会だった．おそらく多くの人はアメリカでの臨床研修を望むからこそ米海軍病院のインターン研修を希望するのだろう．が，私は横須賀でのインターン研修が終わる頃には，日本の臨床研修に戻ろうと思っていた．

　研修中はどの科もすべてとても面白かった．産婦人科を回っているときは産婦人科に進もうと思ったし，整形外科のときは整形外科が一番自分の性格に合っていると思った．しかし反面，果たして何を専門としてやりたいのかは決めかねていた．アメリカの研修システムは合理的で，将来やりたい専門がしっかりしている人には適していると思う．が，私には，どち

らの国で臨床研修しても，10年後にはそれほど差がないような気がした．

また，横須賀の1年を通して，アメリカ人と仕事をしていくには，自分の意見をはっきり言える積極性が必須であることを痛感していた．物事をすべて白黒はっきりさせ，何かにつけてディベートすることを尊重する姿勢は，正直に言えば肌に合わないと感じていた．日本語でも自分の意見を述べるのは苦手なのに，それを英語でしなければならないとなると，果たしてそれほどの苦労をしてまでアメリカで臨床研修する意味があるのだろうか，とすら思っていた．

そしてなにより，英語の壁が大きかった．

指導医の丁寧な英語や医学用語は理解できても，看護師や患者が話すスラング混じりの他愛もない日常会話や，強いアクセントの英語となるとさっぱり分からなかった．

30歳を前に進路を決定

結局日本で臨床研修することを決めたのは専門が決まらなかったからだが，それとともに，横須賀米海軍病院の経験を通して，自分のことを客観的に考えることができたからでもあった．そしてこの選択は最善だった，と思う．

日本の臨床研修に戻り，京都大学附属病院と静岡県立総合病院で内科研修医，修練医となり，同年代の仲間や多くの臨床経験豊富で優秀な指導医の先生に囲まれ，さまざまな症例を経験することができた．

日本の勤務医はとにかく拘束時間が長い．私は毎日をこなすのが精いっぱいで，文献を読んだり，目の前の仕事を研究に結びつけたりすることとは縁遠い，臨床医の生活に明け暮れた．アメリカの研修体制を経験した後でのこの日本的な体制に疑問を抱いたことは多々あったが，周りの先生の医療に対する真摯な姿勢を前にして，自分の不平不満を口に出すことはできなかった．

蛇足だが，おそらくこうした状況の中でも，きちんと文献を読み，知識を更新しながら，医療に取り組むことができれば，世界でも比類ない経験

豊富な素晴らしい臨床医になれるのかもしれない．実際，私の知る多くの日本の勤務医は，豊富な知識と経験があり，その能力は世界と十二分に比肩すると思う．そして，そうした彼ら彼女らが置かれている労働環境や勤務時間を考えると，臨床的にも学術的にも高い能力を維持していることに尊敬と驚愕の念を抱かずにはいられない．

　医師5年目になったときだった．1年ほど結核病棟の仕事に関わるうちに，病気が発症してから治療するのではなく，発症を予防することも重要なのでは，と思うようになってきた．同時に，忙しさの中ですっかり忘れていた，「世界のためになる仕事をしたい」という気持ちがまた芽生えてきた．30歳になる目前で，プライベートではトンと"ご縁"に恵まれなかったこともあり，仕事くらいはなんとかしたい，という焦りもあったのかもしれない．渡米して，国際保健を学ぶことを決意した．

勉強する大切さを学んだジョーンズ・ホプキンスでの学生時代

今でも見返す講義ノート

　ジョーンズ・ホプキンス大学公衆衛生学部（現 Johns Hopkins Bloomberg School of Public Health）[*]で国際保健を学ぶことを決めたのは，国際保健では世界的に有名であるという事実よりも，勉強するのならアメリカに行きたかったことと，身近にホプキンスに留学した先輩がいたこと，そして仕事の忙しさにかまけて，留学前の情報収集などの準備をほとんどしなかったため，国際保健を学べる他の大学を知らなかったからだった．

＊ http://www.jhsph.edu/

　そんな状態で入学したホプキンスだが，この大学に留学して良かったと思ったのは渡米してすぐだった．まず学生がとても多国籍だった．同学年の100名前後の学生の出身は，3割がアメリカで，その他は60以上の

国々から来ていた（と思う）．学生同士で会話するだけで，各国の保健医療の状況が理解できた．

　ホプキンスは実際的な学問に強いといわれていて，特に Epidemiology と Biostatistics の講義には定評がある．国際保健の中でも感染症に興味を持ちつつあった私には，この2つの講義は文字通り目から鱗で，当時の講義ノートは今でも見返すほど，内容は充実していた．

　そのほかの講義も，世界に名だたる教師陣が，それぞれの専門分野について最新の知見とともに教えてくれ，すべての講義を聴講したくなるような贅沢なプログラム内容だった．一方，それぞれの講義を修了するためには，毎日膨大な宿題をこなさなければならなかった．そのため修士を無事に卒業するには，学生は取得する講義をよく吟味し，選択する必要があった．

　もちろん学校生活はすべて英語だったから，講義や試験では内容そのもの以上に語学で苦労した．文献をひとつ読むにも時間がかかり，グループディスカッションではよく言い負かされた．得意科目の試験では，質問内容が分からない上に試験時間内に英文作成ができず，減点されたこともあった．

　しかし，毎日新しい知識を吸収するのはとにかく楽しかった．ホプキンスの1年はとにかく必死で時間を過ごした気がする．特に，卒業試験前は多分今までの人生で一番真剣に勉強したかもしれない．

そのシンプルな事実

　ホプキンスで，国際保健は，私の希望する「世界のためになる仕事」かもしれない，と思うようになった．しかしホプキンスは，国際保健とは何か，というよりも，世界は多様性に富んでいて，その中で学ぶことはたくさんありとても面白い，というシンプルな事実をもっと教えてくれたと思う．

　また，ホプキンス留学中，各国からの素晴らしい友人に恵まれた．いつも親身になって助けてくれた友達の存在なくして，ホプキンスの学生生活

を乗り切ることはできなかった．そうした友人たちは，いま母国で，または国際機関で，世界中で活躍している．今でも時々会ったり，電話で話したりするが，彼ら彼女らと話すたびに，ポジティブな刺激を受けて元気な気分になる．日本にいたら知りあわなかっただろう国際的な友人たちに巡り会えたことは，ホプキンス留学の最大の収穫だった．

国際医療救援活動と臨床の二足のわらじ

赤十字の国際医療救援活動

　ホプキンス留学は，「世界のためになる仕事をしたい」という漠然とした思いを一歩前進させてくれた．しかし現実問題として，ホプキンス留学は費用がかさみ貯金が尽きていたこともあり，ホプキンス卒業後は帰国して臨床に戻ることにした．

　日本でどうやったら臨床を続けながら国際保健に関わる仕事ができるのか，と悩んでいた矢先，お世話になっていた教授から日本赤十字社和歌山医療センターのお話をいただいた．赤十字のことも和歌山のことも何も知らなかったが，即答した．縁とは不思議なものである．以後今日にいたるまで，ずっとお世話になっている．

　「赤十字は国際機関であり，日本赤十字社は国内の活動だけでなく国際的な活動も行っている」と，帰国して病院で再び働き始めて4カ月後，当時の派遣前基礎研修（Basic training course）を受講し，赤十字と国際医療救援活動について徹底的に教えられた．それはちょうどニューヨークで9・11が起こった後だった．

　そして，2カ月後の12月，私はパキスタンのアフガン難民支援事業のために，パキスタンのバロチスタン州クエッタに医師として派遣された．当初1カ月間の派遣予定だったが，延長に次ぐ延長で結局9カ月間，パキスタンで国際赤十字・赤新月社連盟（IFRC）のもと難民支援活動に従事した．

赤十字は，人道を含む赤十字の7つの基本原則のもと，赤十字国際委員会（ICRC），IFRC，そして日本赤十字社を含む186の各国赤十字社・赤新月社の3つの機関で成り立つ国際機関である．赤十字は，世界じゅうに広がる草の根のネットワークを活かし，紛争や自然災害などによる被災者への医療や衣食住の支援などの緊急救援やその後の復興支援，さらにキャパシティービルディングなど，包括的な災害マネジメントに取り組んでいる．

　大雑把な分類だが，ICRCは主に紛争地での犠牲者の保護や救援活動を，IFRCは主に自然災害の被災者や国内避難民などに対する救援活動や復興支援を，各国赤十字社とともに担っている．しかし近年，紛争と災害を単純に分けられない複合災害の状況が多くなり，その救援・支援活動は困難を増している．

派遣で学んだこと

　当時のパキスタンの難民支援事業は複雑であった．バロチスタン州はパキスタン西部を占める広大な地域で，ステップ気候で朝夕の気温差が激しい．また，夏は40度を超えるが，冬は氷が張るほど寒い．この厳しい自然環境の中に，パキスタンとアフガニスタンの国境に沿って，忽然と10万人強を擁する難民キャンプが出来上がった．

　事業は万事決してスムーズには進まなかった．元々この地域には遊牧などを生業に国境を越えて生活をする人々が住んでいて，さらに20年来のアフガン難民が住む村々もあったから，毎日のようにさまざまな問題が生じた．例えば，もともと乾燥している上に干ばつによる水不足，新しい難民と元から住む人々との摩擦や軋轢，なにより，誰が難民なのか，という疑問，など，難解な問題が立ちはだかった．現地に行ってから私に課せられた仕事が，派遣前に言われた"保健医療活動"ではなく，"現場の調整役"であることを理解するのに時間はかからなかった．地域の代表，他のNGOや団体との調整は最も苦労した．英語からウルドゥ語，そして部族語と，それぞれの通訳を介しての議論はとてつもなく時間がかかり，担当

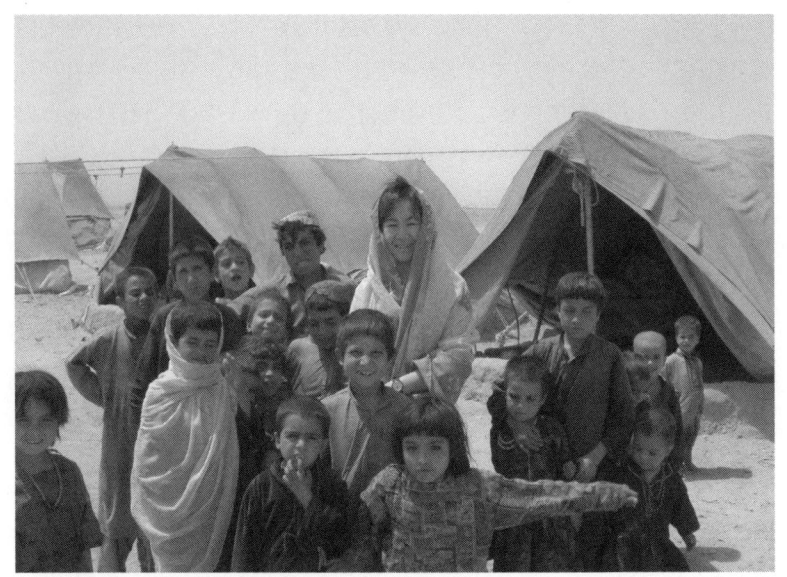

▲バロチスタン州パキスタン西部の難民キャンプにて

者の耳に辿り着くときにはまったく違う話になることはしばしばで，本論に至る前に話し合いが終わってしまったりもした．

　万事その調子であったが，現地人スタッフはいつも，「インシャーラ（神のみぞ知る）」，と言った．一見無責任にすら聞こえるこの言葉だが，結局この言葉には随分助けられた．所詮，自分ができることしかできない，その結果は確かに，神のみぞ知る，なのだ，と，妙に納得できて気が軽くなった．この派遣の後も赤十字のさまざまな国際活動に携わることになったが，折に触れこの言葉を呪文のように口にするようになった．

　この派遣で学んだことは，海外で働くには柔軟性とバランス感覚，そして状況に応じた決断が必要だという，当たり前の事実だった．

　派遣された直後，初めての派遣で気負っていたから，何か現地に役立つ新しい仕事をしなければ，と，思っていた．しかし，それは間違っていた．外から来た人が「現地のために」と新しい計画を立てて実施しようとするのは傲慢だ．それよりもまず，現地ですでに行われている仕事をどう

218　　I部……女性医師のための医学留学へのパスポート

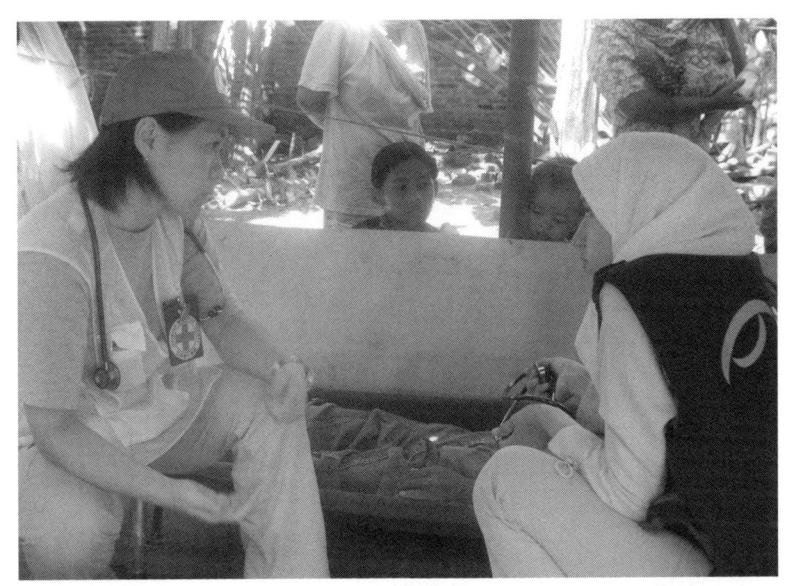

▲赤十字の活動

やって続けていくかという問題に関係者とともに取り組むほうがよほど重要で優先すべき．そしてしばらくして，だんだんと自分ができること，やるべきことが見えてきて，そのとき初めて，新しい仕事にも取り組める——のだと思う．

　幸いパキスタンの治安は今ほど不安定ではなかったため，任期中はアフガニスタンとの国境沿いの僻地の村々を訪れたり，村の赤新月社ボランティアに会い，現地の保健状況について話し合ったりすることができた．乾燥した広大な大地の厳しい自然環境の中で，昔ながらの伝統を尊重して生活する人々が，少しはにかみながらも温かく遠来の客を歓待してくれた．それはとても新鮮な経験であった．

　赤十字は世界中に広がる草の根の赤十字ボランティアの存在が核である．赤十字の支援活動というと，災害直後の緊急医療のような華々しい救援活動を想像するかもしれない．が，私は赤十字の国際医療救援活動の中心は，現地の赤十字・赤新月社やボランティアとともに進めていく，プライマ

リーヘルスケアだと思う．そのため，赤十字の活動を行うには，専門知識もさることながら，現地の常識や生活する知恵を持っていることも大切である．

　派遣が終わった後は再び和歌山の病院に戻り臨床医として仕事をした．その後もジンバブエやスリランカ，インドネシア，ケニアなどに派遣され，赤十字の国際医療救援活動と臨床の二足のわらじの生活が続いた．特に，スマトラ沖大地震大津波の後は，インドネシアとスリランカに合計 1 年半ほど長期派遣されることになったが，帰国後はまた病院に戻った．この環境は本当に恵まれており，ありがたいと思っている．こうした活動を続けていられるのは，日本赤十字和歌山医療センターが国際医療救援活動に積極的な病院だからこそである．寛大に，かつ温かく支援してくれる病院と関係する方々にいつも心から感謝している．

国際保健のさらなる舞台へ

パンデミックの脅威に 24 時間 365 日態勢で備える

　国際医療救援活動に携わるうえで，感染症は切っても切れない問題だ．難民キャンプでは麻疹が問題になったし，ジョグジャカルタ地震の後は破傷風のアウトブレイクが起こった．また予防接種の知識は必要不可欠だ．その度に Ad hock な対応で乗り切ってきたが，いつかはきちんと感染症を専門的に学んでみたいと思い始めた．

　恩師からは，国際保健を専門にしたいのなら NGO，国連，国（個人的には，加えて企業もあると思う）の 3 つを経験する必要がある，とも言われた．その言葉を真に受け，赤十字と違う国際保健を経験してみたいと考えるようになった．

　そんな時期に，ひょんなことから WHO で短期スタッフを募集しているから応募してみたら，というお話があった．そしてその 2 カ月後，病院に休職希望を提出し，WHO 西太平洋事務局（WPRO）の感染症対策部

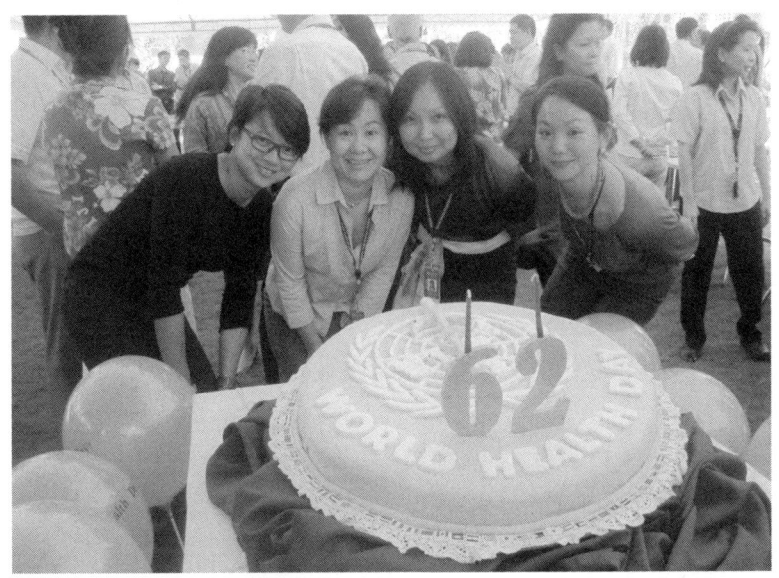

▲ WHO 西太平洋事務局開設 62 周年にて

で Medical officer（医療技官）として働くことになった．

　WHO というと国連＝官僚的，権威的，現場から離れている，というイメージがあるかもしれない．少なくても私は，WHO で働く前はそんなイメージしかなかった．が，WHO 西太平洋事務局はまったく違っていた．

　WHO は本部であるジュネーブと，6 つの地域事務局，さらに 147 の国事務所があり，対象加盟国や地域に対してさまざまな保健衛生分野で活動している．フィリピン，マニラに拠点を置く WHO 西太平洋事務局は，日本を含む 37 の国と地域を管轄し，国事務所とともに，公衆衛生対策の能力向上のための支援をしている．

　特に感染症対策部は，Asia Pacific Strategy of Emerging Diseases（APSED）という，新興感染症に対する支援戦略に基づき，各国のサーベイランスや検査，リスクコミュニケーションなど，基本となる感染症対策能力の底上げを目標に，国際会議や研修，トレーニング，モニタリングと評価，などを実施し，対象加盟国の保健相とともに日夜忙しく活動してい

る．

　また，2005年に改訂された国際保健規則（IHR）に則り，加盟国は国際的な公衆衛生上の脅威となりうるすべての事象（PHEIC: Public Health Emergency of International Concern）を24時間以内にWHOに通告することが義務付けられたため，WHO西太平洋事務局の感染症対策部は24時間365日，その報告を受ける態勢を取っている．

本番さながらのExercise（演習）

　赴任当初，この国際的なネットワークを駆使したダイナミックな公衆衛生支援活動を目の当たりにして，私はただ圧倒された．海外での仕事には慣れている，という自負はすぐに粉々に打ち砕かれた．そして，日本人離れした葛西健先生の驚異的な忍耐力と指導力のもと，国際公務員としての心構えや公衆衛生の仕事を一から教え込まれた．結局，当初3カ月だった任期は延長され，WHO西太平洋事務局で3年半お世話になることになった．

　私の主な担当はパンデミックインフルエンザ対策，感染予防対策（Infection prevention and control）と臨床マネジメントだった．が，感染症対策部は仕事量の割にスタッフが圧倒的に少なく，国際機関としては意外なほど，担当以外の仕事もこなさなければならなかったため，いろいろな活動に係わることになった．

　WHOは赤十字の活動と対極にあり，国の保健相がカウンターパートである．そのため，専門的な知識と高いディベート能力が要求される．また会議や研修は，活動を進めるための重要な機会と考えられており，その開催前は気の遠くなるほど綿密で周到な準備をしなければならなかった．

　私のWHO西太平洋事務局での最初の2カ月は朝5時からインターネットで西太平洋地域および世界の感染症の流行を監視，分析，報告する仕事だった．体力，気力と忍耐力が必要な地道な仕事だったが，感染症流行を早期に察知しその後の感染症対策の土台を支えている，と考えると，やり甲斐のある仕事でもあった．

その後パンデミック対策に係わり，フィリピンの保健相と東南アジア諸国連合と協力して迅速封じ込めの"Exercise（演習）"を担当することになった．初めて"Exercise"という言葉を聞き，演習に参加したこともなかった自分が，担当責任者として計画，立案，準備，実施のすべてを任された．

　この仕事は，とにかく大変だった．H5N1のヒト感染が出たことを想定したFunctional exercise（関係者間で情報収集や連絡を行い，必要な行動を決定する演習）を行うことが合意されたものの，このタイプの演習を実施するには，まずその国にパンデミック準備計画があることが大前提で，その上で，関係者は自分の役割を理解し，かつ演習当日には全員に参加してもらわなければならない．

　国レベルの演習であるため，保健省のかなり高いレベルの人を巻き込まなければならず，その人々を説得し，参加の調整をするのは，それだけでかなりの苦労があった．また，参加者が真剣に演習に取り組んでくれなければ，演習の意味がなくなってしまうため，いかにも事実のようなシナリオを作らなければならない．そのために，しっかりとした疫学的背景を作り，現実感を増すために，文化習慣，医療制度などを調べ上げ，さらに，その国で実際に使われる言葉を調べたりした．

　また，シナリオに対して担当者がどういう対応をするかを想定し，それに対する対応も分単位で決めていき，想定外になったときにはどう対応するかも考えた．さらに，演習を評価するための評価表も作らなければならなかった．

　こうした一連の作業は，まるで"天地創造の神様"になることを要求されているような気さえした．もともと私は文章を書くのが苦手である．つまり，日本語でもできないことを英語でしなければならず，しかも，「演習が成功しなければ，その国でのWHOの評価にもかかわり他の仕事にも影響するのかなあ」，などと考えがよぎったりして，たった1日半の演習のために，約3カ月半は神経症になるかと思うほど緊張と疲れで眠れない毎日を過ごした．演習が無事に終了できたのは，一重に上司の根気強い

指導とチーム全体の協力，支援があったからだった．

新型インフルエンザの経験が残したもの

　眠れないと言えば，2009年新型インフルエンザのパンデミックが起こったときだ．4月のメキシコの報告から，6月にパンデミックの宣言が出されるまで，感染症対策部では連日深夜まで，各国の担当官や専門家，WHO国事務所やWHOジュネーブ本部と電話会議で対策について話し合いが行われた．

　新型インフルエンザは，報告されて3カ月もたたないうちに西太平洋地域のほとんどの国々に広がった．発生当時はWHOにも情報がなかった．そのため，世界中の専門家と電話会議などで検討を重ね，当時あった情報を集大成して，抗インフルエンザ薬の使用法のガイドラインを作成し，感染予防対策の啓蒙を行ったりした．WHOのもつ国際ネットワークの底力を実感した瞬間であった．

　しかし，新型インフルエンザが発生してからは，毎日がとにかく長かった．マニラにあるWHO西太平洋事務局はWHOジュネーブ本部や他の地域事務局の中で最も早く朝が来る．管轄する国や地域から多くの問い合わせが午前中にあり，ヨーロッパが働き始める夕方くらいから，WHOジュネーブ本部などとの連絡や世界中をつないだ電話会議が行われ，そのまま夜更けまで続くこともしばしばだった．毎日がとても長かった．

　また，西太平洋事務局が管轄する地域には，抗インフルエンザ薬は高価で入手困難だったり，過去に使用した経験がない国々が多くあった．人工呼吸器はおろか酸素さえないという病院で重症のインフルエンザ症例をどう治療したらよいのか，手洗いが重要といっても，流水がない中でどのようにその必要性を伝えるのか，マスクや予防衣がない中でどうやって医療従事者の予防をするのか，といった，国による保健医療の違いを改めて実感させる，とても難しい問い合わせがたくさんあった．

　WHO西太平洋事務局では，文字通りあっという間に時間が過ぎた．とても濃密な日々の中で，国際保健，特に感染症対策の難しさやだいご味を

存分に実感することができた.

10年ぶりの学生生活に浸かる

　WHO西太平洋事務局で2年が過ぎた頃には，これからも国際的な感染症対策の仕事をしたいと思うようになり，赴任が終了する時期に合わせて，熱帯感染症を勉強しにロンドンに行くことにした.

　ホプキンス留学のときよりも，もう少し下準備をして情報を集めた. 他にもいくつかの候補はあったが，3カ月間のコースで，アジアだけでなく世界の熱帯感染症を勉強できること，そしてもう一度英語で勉強したいと思ったこともあり，ロンドン大学衛生熱帯医学大学院（London School of Hygiene and Tropical Medicine）[*]のDiploma in Tropical Medicine and Hygiene（DTMH）に進むことにした.

＊http://www.lshtm.ac.uk/

　予想通り（以上に），ロンドンの学生生活は，素晴らしい，の一言だった. 3カ月間，日本ではなじみの薄い熱帯感染症の講義が朝から晩までびっしり詰まっていた. 10年振りの学生生活に戻ったこともあり，あまりの情報量に1日講義を聴いているだけで息切れがした. が，これからアフリカなど発展途上国で仕事をしたいと考える欧米やアフリカからの現役若手の医師たちが，活発に意見する中で学ぶことは刺激的だった. ただ，試験勉強からすっかり遠ざかっていたからDTMHの試験前は大変だった.

　留学の最大の利点は，いろいろな国から来た多くの素晴らしい人々に出会えることだ. ロンドンはアフリカへのアクセスが良いからか，大学にはアフリカの留学生が多かった. 足が地にしっかりと着いたアフリカ人学生の姿勢や向学心には，とても感心した.

　ロンドンから帰国し，再び日本赤十字社和歌山医療センターでお世話になることになった. これからは国内の感染症についても勉強しなければならないと，今身が引き締まる思いでいる.

いつか世界のためになる仕事ができるように

　振り返ると,「世界のためになる仕事をしたい」という思いだけで,人生の岐路であまり深く考えないで選択を決め,インシャーラの言葉とともに進んだ道で,素晴らしい人々に出会い,助けられ,国内外でさまざまな経験を積み,次の道がつながってきた.今も学ぶことだらけで,いつになったらどんなゴールが見えるのか,自分でも分からない.また,相変わらずプライベートではまったく"ご縁"がないままである.

　先が見えないことは不安で,大変である.しかし同時に,今の私は「世界のためになる仕事」の結果にはたどり着いていないが,その過程にはある.そして,その状況でいられることは幸せなのかもしれない.

　もちろん家族をはじめ友人や仕事の関係者の方々など,多くの人たちの支えなしではここまでたどり着けなかった.本当にありがたく,心から感謝している.そうした支えに応えるためにも,これからもいつか「世界のためになる仕事」ができるように,いま自分ができることをしながら,一歩一歩前進していきたいと思う.

chapter 12

十川佳美
モンテフィオーレ医療センター神経内科

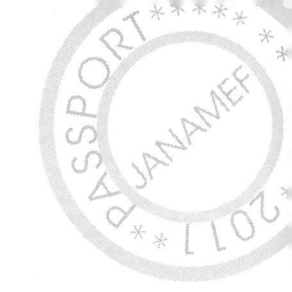

予定になかった
アメリカでの臨床研修

January 1999-September 2000
Research Fellow in Neurology Children's Hospital, Boston
October 2000-Septebmer 2005
Pediatric Neurology Residency Program
Pediatric Neurology and Pediatrics
Schneider Children's Hospital
October 2005-September 2006
Fellowship in Clinical Neurophysiology
Montefiore Medical Center/ Albert Einstein College of Medicine

要旨………
　寿退社は過去となっても，子育てと仕事の両立は永遠に女性にとっての大きな悩みだ．結婚相手が同業者である場合が多い女性医師にとって，夫のキャリアと自分のキャリアの折り合いをつけることはただでさえ難しい．
　アメリカで子どもを抱えながら夫婦が同時期に臨床研修というと，非現実的と思われるかもしれないが，これは私たちが実際に経験したことだ．最善の選択なんてものは存在しない．まず選択し，その後自分のいる場所で最善を尽くすことが，その先につながっていくのだと思う．

いくつもの人生のターニングポイント

第一のポイント：アメリカ海軍病院でのインターン

　私の卒業時にはまだ卒後研修制度が施行されておらず，卒業生の6割強が母校の医局にそのまま入局する時代だった．私はといえば，内科や小児科などのいわゆるメジャーな科に興味がある一方で，比較的時間に余裕があって結婚や出産後も働き続けられそうな皮膚科，麻酔科なども魅力で迷っていた．母校の医局で初期研修をしたら医者と結婚，夫は大学病院に勤務しながら自分は開業，子育てというのが将来のビジョンだった．

　振り返って人生のターニングポイントとなったのは，6年生の夏休みに見学に行った横須賀の米海軍病院だった．日本人インターンたちの楽しそうな様子に好感を持ち，1年間のスーパーローテーションという仕組みが，

表　ライフイベント中心の年表

年	ライフイベント	内容
1995年		・新潟大学医学部卒業 ・沖縄米海軍病院インターン
1996年		新潟大学医学部附属病院小児科研修医
1997年	結婚	済生会川口総合病院小児科研修医 （夫：消化器外科研修医）
1999年	渡米	ボストン小児病院神経内科研究フェロー （夫：研究留学）
2000年	第一子出産	シュナイダー小児病院神経内科研修医
2001年		（夫：外科臨床研修開始）
2003年		シュナイダー小児病院小児科研修医
2005年	第二子出産	モンテフィオーレ医療センター臨床神経生理学フェロー
2006年		モンテフィオーレ医療センター指導医 （夫：移植外科フェロー開始）
2007年		米国小児科，神経内科の専門医習得
2009年		臨床神経生理学の専門医取得 （夫：移植外科指導医）

専門を決めかねていた私にはちょうどよい長期休暇に思えた．

身近にアメリカや海軍病院で研修経験がある医師はおらず，近所の医学書店で手に入る主に研究留学や学会発表向けの医学英語の本を買い込んで，海軍病院受験に備え始めたのが夏休み明けだった．インターン試験は筆記と面接で，USMLEの勉強をしていればそれほど難しい内容ではなかったのだろうが，今と違ってインターネットが普及する前だったこともあってUSMLEの存在すらよく知らなかった．

もともと英語が堪能な上にアメリカの病院に短期留学していたり，発展途上国でのボランティア経験があったりする受験生が多かったが，同期になったインターンたちから察するに，私たちの年は面接での態度と前年度日本人インターンたちの意見が重要視されたようだった．率直に言って，採用時に英会話に困らなかったのは6人中2人だけ，帰国子女はおらず，短期留学経験者も1人だけだった．

第二のポイント：てんかん・脳波を専門に

海軍病院での経験は予想外のことばかりだった．英語が下手で現病歴すら十分にとれない私たちに対して，アメリカ人の指導医たちはいらだつこともなく熱心に指導に当たってくれた．

指導医が即座に答えられない質問には，「いい質問だね．私も知らないから，後で調べてみるよ」「この病気は珍しいから，最近どんな文献が発表されているか調べてご覧」など，常に勉強するきっかけを与えられた．

英語の不自由な私たちに診察されることを不安がる患者には，日本人インターンは正規の医師であり，医療チームの一員だということを，事あるごとに説明していた．医学部時代，授業は必要最低限しか出席せず，テストに通ることが結果を出すことだと思っていた私だったが，海軍病院で人から教わること，議論することの面白さに目覚めていった．

海軍病院では入院患者は1，2人しかいないことも多く，患者が若くて健康な軍人と家族に偏っていることから症例が豊富とは言えなかったが，このデメリットは逆に，患者を丁寧に診察すること，教科書や文献に目を

通す時間を確保するというメリットでもあった．

　あっという間に1年は過ぎ，予定どおり新潟大学の小児科に入局することにした．沖縄での休暇を終了して医者としての実際の研修を開始する時期だと感じていた．英語漬けの毎日に疲れていたこともあった．優秀な医師になることは，自分の心がけ次第で日本でも十分実現可能に思えた．

　新潟大学では小児科研修医として週末も夜も病院にいるのが当たり前．特に不満もなく，勝手知ったる母校での研修は今振り返っても楽しい思い出ばかりだ．そのまま新潟県内の関連病院でさらに研修するはずだった．ところが，交際相手が東京で外科研修をしていたため，たった1年で結婚をきっかけに新潟を離れることになった．都内の大学病院に入局することも考えたが，離れた関連病院に派遣されて別居になるのがいやで独立した研修病院を探したところ，幸いにも埼玉県の済生会川口総合病院が小児科初期研修医として受け入れてくれた．

　小児科は常に人が足りず，1人でも重症患者が出ると病院に泊り込みになった．当直時は特に忙しく，ひとりで新生児室を含む30床の小児科病棟，小児救急と分娩室をカバーしなくてはならなかった．

　2年弱が経過する頃には，ほとんどの症例で初期治療に当たることができるようになった手ごたえがあった．と同時に，治療方針についての根拠が希薄で経験主義が支配的な日本の医療に漠然とした不安を覚えることも多くなった．脳死状態の患者や重度障害児に対する治療方針を決めなくてはいけない倫理的な重圧が特に大きく，Evidence based medicine や Practice guideline がはっきりしていることの多いアメリカ式の医療が懐かしく思えた．

　済生会川口では2つ目のターニングポイントがあった．新生児期の脳波所見が神経学的発達予後とよく相関すると知って，てんかん・脳波を専門にしようと決めたことだ．初めのうちは済生会病院の指導医に脳波を教えてもらい，その後は順天堂大学の小児科教室でさらに脳波を勉強するチャンスを頂いた．電車を乗り継いで片道1時間以上かかる順天堂大学附属病院まで，毎週脳波（紙）をバックに入れて通った．

そんな折，都内の大学病院で消化器外科の研修をしていた夫がアメリカに研究留学したいと言い出した．コネもなく，医局のオーケーもなく，研究の経験はおろか初期研修も終わっていないので賛成したのは家族ぐらいだったが，なんとかボストンのマサチューセッツ総合病院（Massachusetts General Hospital）の移植外科に研究留学できる話がついた．私はハーバード大学の聴講生にでもなろうかと思ったのだが，夫の「時間とキャリアの無駄だから，研究先を見つけなよ」との一言で急遽留学先を探すことになった．

　脳波を教わっていた小児神経の先生にボストンで有名なてんかん医を尋ねると，ボストン小児病院（Children's Hospital, Boston）教授のDr. Lombrossoという名前が挙がった．英語の教科書に連絡先も書いてあったので，「無給でいいので，是非あなたのところで脳波の勉強がしたい」と手紙を出すと，「僕はもう退官して名誉教授だけど，現教授のDr. Holmesに手紙を渡しておいたから，連絡してみなさい」と返事がきた．

　Dr. Holmesのこともその研究についてもまったく知らなかったが，無給研究フェローとしてならビザを出せるというので，1999年1月，卒業から約4年後に夫婦そろってアメリカに研究留学することになった．滞在予定は1, 2年で日本に帰国してからの計画は白紙だった（夫が医局に戻れる可能性がほぼないということは覚悟していたが……）．

まず選択し，最善を尽くすということ

自分をアピールできる唯一の場で……

　ボストンでは動物を使った新生児てんかんの基礎研究に携わった．日本での忙しい小児科研修と較べると，基礎研究は休暇のようなものだった．無給だったため，結果を出さなくてはいけないというプレッシャーもなく，研究の合間にはボストン小児病院の神経内科の回診やカンファレンスに参加し，アメリカ最高峰の小児病院の雰囲気を垣間見ることができた．

教科書で知っているような有名な医師たちが，私のような外国人や医学部生からの的はずれな質問に丁寧に答えてくれるだけでなく，日本ではどのように治療するかなど尋ねてくれたことは感動的だった．症例検討と議論を主体とした教育と，知識を分かち合うという伝統は海軍病院での経験を思い出させた．

　同時に Dr. Holmes の配慮で，てんかんのフェローたちと一緒に脳波を読む機会をもらった．海軍病院で英語には慣れていたはずが，アメリカ本土に渡ってみると半分ぐらいしか英語が通じなかった私にとっては，脳波は自分の経験をアピールできる唯一の場だった．

　ボストンで1年ほど経つうちに，アメリカで小児神経の臨床研修をしたいという思いが募っていった．ボストン小児病院では，武岡先生という日本人医師がてんかんフェローとして働いていた．武岡先生は帰国子女で英語にまったく不自由がない上に慶応大学の医局からの派遣という形だったので自分と較べるのは無理があるとは分かっていたが，もしかしたら自分も臨床研修ができるのではないかという希望を抱かせる存在だった．

　しかし，臨床研修を決めた最大の理由は，回診やカンファレンスを通して知り合った小児神経の研修医たちの知識の豊富さに圧倒されたことだ．日本で自分が診断に何カ月もかかり治療に苦労した症候群が，ボストンで研修医によってすらすらと鑑別診断されていったときには，敗北感すら感じた．

　日本で10年小児神経に携わっても，彼らの3年分の密度には敵わないと感じるのは，持って生まれた個人の能力差というよりも研修システムの差による部分が大きいと感じた．日本で治療に携わった，たくさんの小児患者たちの顔が浮かび，アメリカで研修したらあの子どもたちにもっと的確な治療ができるはずだとの確信があった．

Dr. Maytal のこと

　15ほど願書を出した病院のうち，ニューヨーク（NY）にあるシュナイダー小児病院（Schneider Children's Hospital; 現 Steven and Alexandra Cohen Children's Medical Center）で小児神経の臨床研修を開始することになったのが2000年10月，ボストンで生まれた長女は生後6カ月だった．

　小児神経の研修を始めるには一般小児科での2年間の研修が前提で，シュナイダー小児病院のプログラム責任者のDr. Maytalからも最初は「一般小児科の研修先が確保できたら，2002年開始の研修医として採用する」という返事だった．ところが小児科からはまったく面接に呼ばれない．丁寧なプログラムからは"外国人はUSMLEの点数が92以上じゃないと考慮できない"と足きりの説明があった（私のスコアは82点でアメリカ人医学生の平均点だった）．

　実は小児神経は外国人医師が多い科で，Dr. Maytalもイスラエルで医学部卒業，初期研修を修了していた．家族を連れてアメリカで研修を開始した時点では30歳を超えていて，あるプログラムからは「そんな年で研修開始は遅すぎる」と言われたらしい．そのような自身の経験からか，小児科のポジションが見つからないと相談したら，日本での小児科臨床経験が十分あるということ，ハーバード大学のDr. Holmesから良い紹介状をもらっているということで特例として2000年の小児神経研修医として採用を病院側に交渉してくれた．

　私を採用するかを決める部長会議で他の医師たちから，「面接したけど，彼女の英語はさっぱり分からなかったよ．大丈夫なのか？」と聞かれたと後日話してくれた．英語は駄目だけど仕事はできると言い張ったDr. Maytalのおかげで，なんとか小児神経科医としてのスタートに立つことができた．

あせりからうつ状態に

　海軍病院でアメリカ式の医療を経験しているとは言っても，英語は通じないし病院によってシステムが違う．最初の3カ月はうつ状態になるほどのストレスだった．

　他のスタッフが自分を役立たずだと思っているんじゃないかという被害

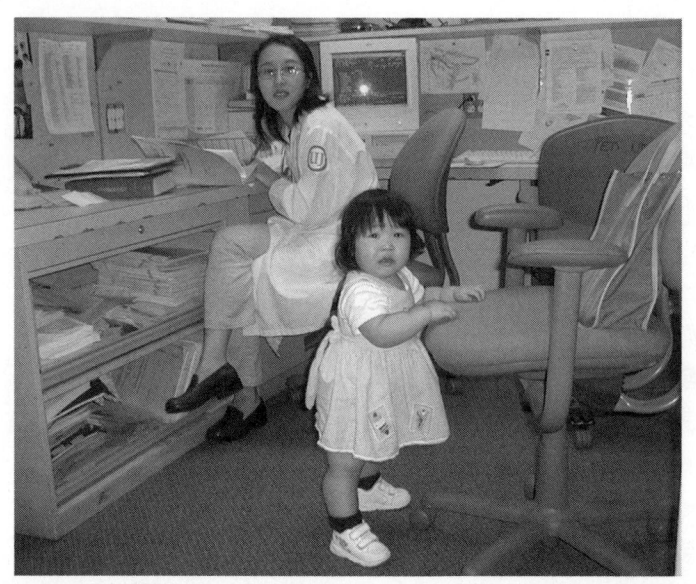

▲小児神経内科研修医室にて——保育園が休みだったためやむなく長女を同伴

妄想（半分は事実だったと思う）で一時はポケベルが鳴ると動悸がするほどだった．この時期のストレスは，心配した夫が「いやなら辞めたっていいじゃないか．日本に帰ったっていいんだし」と切り出すほどだった．

期待された仕事ができていないというあせりを払拭するきっかけは，小児科専門医試験のために日本から持ってきていた退院抄録だった．研修開始から数えて500人以上の患者の退院抄録に目を通しているうちに，これだけの数の患者を診察してきたんだから医者としての能力に問題があるわけがない，と思えた．

その後，指導医が不在のときに代わりに脳波を読む機会があって集中治療室の指導医たちが喜んでくれたり，神経内科の予定入院患者に関する外来サマリーを準備することで病棟研修医や看護婦との関係が改善したりと，次第に研修生活がスムーズになっていった．

小児神経内科は小児科同様，伝統的に女性医師が多い．私のプログラムでも研修医全員に子どもがいたので，子どもたちが病院の年末パーティー

で集まったり，病気で学校に行けない子どもが医局に連れて来られたりすることが多々あった．当直は自宅待機が基本．だが，外科の臨床研修医だった夫は家に居ないことが多く，長女をベビーカーに乗せて患者を診察しに病院に戻ることも何回かあった．

小児科研修，そして，てんかんフェローシップへ

　神経内科の3年が終わる2003年ころには夫の外科研修との兼ね合いでまだ数年はアメリカにいることが決まっていた．

　就職先を探すにも，てんかんフェローシップに応募するにも，やはり小児神経専門医の資格があったほうが有利だとのアドバイスをもらい，受験資格を得るために順序は逆になったが一般小児科を2年間研修することにした．前回は全滅だった小児科ポジション．幸い小児神経フェローとして働いた3年間で小児科プログラムのディレクターとも気心が知れていたので，そのままシュナイダー小児病院で小児科研修を行った．

　小児科研修が始まってすぐに，どこでてんかんフェローシップを行うかを考え始めた．小児てんかんに強いこと，研究へのサポートが得られること，日本ではそれほど盛んではなかったてんかんの外科的治療プログラムがあることに重点を置いて全米の有名なプログラムに問い合わせ，年間200例ほどの外科治療が行われているマイアミ小児病院が第一希望として浮上した．

　面接時に見学した病院の設備や指導医たちの印象もよかった．残念なことに，夫が移植外科フェローとしてマッチしたのがNY市内の病院だったので，私もNYで研修先を探すことになってしまった．夫の移植外科研修先が決まったのは私の小児科卒業の9カ月前で，ほとんどのプログラムがすでに応募を締め切っていた──フェローシップをすることになるNYのモンテフィオーレ医療センターは現国際てんかん学会会長のDr. Mosheのいる有名なプログラムだと知ってはいたが，小児てんかんの外科治療はほとんど行っていなかったため，願書を送っていなかったのである．

　卒業の6カ月前，2004年12月になってもどこからも面接に呼ばれず，

モンテフィオーレ医療センターで欠員が出たらしいとのうわさを聞いた私は，ちょうど12月にあったアメリカてんかん学会で履歴書をDr. Mosheに手渡しし，1月に面接に呼んでもらった．Dr. Moshe を個人的に知っていたDr. Maytal も推薦状の他に直接連絡をしてくれて，無事フェローとして採用されたのは卒業の3カ月前だった．

永住権の取得とともに

　小児神経科研修の後に一般小児科研修，さらに神経生理学（脳波）フェローシップを修了する間に6年が経過した．この間に次女が生まれ(2005年)，長女は小学校に入学したこともあって，仕事と子育ての両立はいっそう慌しくなっていった．研修開始時点で3分の1程度は既婚者で，小児科研修医の7割が女性で占められているアメリカでは，研修医の出産は珍しくはないが，託児所や家事のことなどで悩むのは日本と変わらない．
　急な当直で，「ママと全然一緒に寝てないよ」と泣く娘をベビーシッターに預けて出かけたときなどは，それこそ何のため，誰のための仕事なのか自問自答した．小児科研修が修了したら，もう私が病院に泊まることはないと知って1カ月以上も前からカレンダーをチェックする娘を見ながら，日本に戻って小児科医として病院勤務をするのは不可能かもしれないと思ったりもした．
　研修修了後は，そのままモンテフィオーレ医療センターで小児神経，てんかんの指導医として働いている．小児神経科の専門医試験に通った時点で医学部卒業から12年が経過していたので，日本の同級生たちと較べるとかなりの遠回りのような気もするが，当直や週末出勤がほとんどなくて，自分の専門に集中できるアメリカのほうが自分には合っていると思う．
　初めは臨床医としての契約で，てんかん病棟担当が3－4カ月，外来が週6回，脳波判読が隔週，といったところが主な仕事だった．2年目の2007年に入って永住権が取れたことをきっかけに小児神経内科医の研究者を養成するためのNIHの3年間の助成金がもらえることになり，その

後は研究と臨床が半々になっている．永住権取得は経験豊富な移民専門の弁護士に頼めば，時間とお金はかかるが難しくはない．

研究志向とグラントの獲得

　小児神経，てんかんの臨床医になることが目標だった私だが，研修を続けるうちに研究にも興味が向いていった．日本では臨床の仕事の後に研究をするのが当然とされているが，小さい子どもたちをベビーシッターに預けている状態では残業はありえない．

　また，臨床医として採用された場合，年間の売り上げ目標額が設定されていて，自分の都合で外来数を減らすわけにはいかない．医学研究の最先端というイメージの強いアメリカだが，研究費用と自分の給料を調達するのは大変なため，研究中心の生活を送る医師は少数だ．私の場合は勤務時間の10％（半日に相当）を研究に当てていいことになっていた．現実には，研修医への講義などもあるのでなかなか自分の思うようには研究に取りかかれない．

　NIHの助成金は給料は据え置きで勤務時間の7割は研究にあてることができるという，夢のようなものだったが，応募の条件に永住権保持者かアメリカ市民という項目があったので，永住権が取れるまでは応募すらできなかった．

　この助成金で医学部にある臨床研究修士学プログラム（古くからある公衆衛生学のプログラムよりも，治験やメタアナリシス，医療統計に重点が置かれている）を受講したことがきっかけで，治験や多施設研究に脳波判読者として参加させてもらったり，Dr. Moshe のグラント申請を手伝ったりという仕事が増えていき，他大学のてんかん医との交流につながっていった．

　日本も同じだと思うが，治験や多施設研究などはどこで誰と働いているかが大きな要因となるので，大きなてんかんセンターや大学病院勤務でないとなかなか参加するきっかけはつかめないように思う．

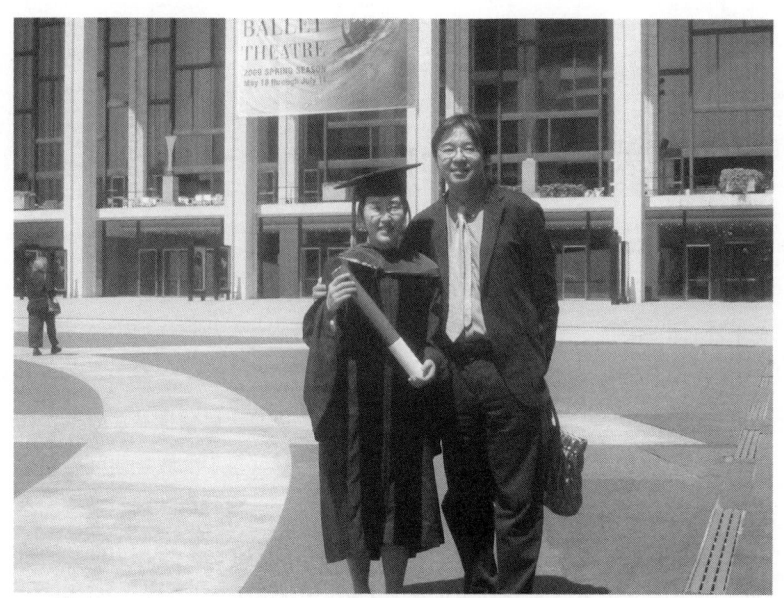

▲マンハッタンのリンカーンセンターで行われた臨床研究修士学の卒業式，夫と一緒に（2009年）

子育てしながらの臨床研修を選んだ（!?）わけ

　専門科，研修先，大学院での研究，派遣病院のタイプなど医師としての普遍的な悩みに加えて，女性医師には結婚，子育てという不安定要因が出現しがちだ．夫と自分のキャリアの折り合いをつけることは子どもがいない場合でさえ難しく，海外留学は独身のうちにと考える気持ちもよくわかる．ただ，子どもを抱えながら夫婦が同時期にアメリカで臨床研修ということは，私たちが実際に経験したことだ．

　私も日本にいたときには現在の状況はまったく予想していなかったし，沖縄米海軍病院出身者を除けば留学経験のある女性医師は珍しかった．なぜ子育てしながらの臨床研修を選んだのかと聞かれると，「臨床研修をしようと思ったときに子どもがいた」としか答えられない．研修を始めてみ

> 【留学先の情報】
>
> **Children's Hospital, Boston**
> 300 Longwood Avenue, Boston, MA 02115
> URL● http://www.childrenshospital.org/
>
> **Schneider Children's Hospital（現 Steven and Alexandra Cohen Children's Medical Center）**
> Residency Program Director: Dr. Joseph Maytal
> Pediatrics Program Director: Dr. Robert Katz
> 269-01 76th Avenue, New Hyde Park, NY 11040
> URL● http://www.northshorelij.com/ccmcny/home
>
> **Montefiore Medical Center/ Albert Einstein College of Medicine**
> Fellowship in Clinical Neurophysiology（EEG）
> Director: Dr. Fred Lado
> Montefiore Medical Center/ Albert Einstein College of Medicine
> 111 East 210th Street, Bronx, NY 10467
> URL● http://www.einstein.yu.edu/neurology/index.aspx

ると，アメリカでは子育て中の研修医が多く，精神的には日本よりもかえって楽だったのではないかとすら思う．

　留学とは直接関係ないが仕事を定時で終わらせてオンとオフをはっきりさせる，仕事を安請け合いせずに自分の興味のある分野に集中するなど子どもがいることで学んだことも多い．留学に限らず，自分は××がないから，など理想的な状況でないことを嘆くよりもまずは始めてみることが大切だと思う．始めて，続けていれば必ずどこかに到着する．早く到着する必要はないし，到着先が予想と違っていたからと言って失敗あるいは不正解とは限らない．せっかく"手に職"をつけたのだから，自由に働いてほしい．

謝辞：アメリカでの医師生活は10年を超えましたが，ここまで来られたのは日本での小児科研修で巡り会ったすばらしい指導医の先生方のお力添えあってのことです．

　延べ200通以上の推薦状にサインしてくださった新潟大学小児科の内山聖教授，医局に所属しないままでの小児科研修を引き受けてくださった済生会川口総合病院小児科の大山昇一先生，呉本慶子先生，島崎信次郎先生，そして呉本先生のお口添えがあったとはいえまったくの門外漢である私に，脳波を教えてくださった順天堂大学小児科の高橋系一先生にこの場をお借りして厚く御礼を申し上げたいと思います（所属は当時のまま）．

　また，結婚出産後もフルタイムで仕事をしている私を誇りに思うと常に励まし，支えてくれている夫と子どもたちに深く感謝しています．ありがとう

[参考文献（過去5年間）]
1) <u>Sogawa Y</u>, Maytal J. Emergency Department Admission of Children With Unprovoked Seizure: Recurrence Within 24 Hours. *Pediatr Neurol* 2006 Aug; 35 (2): 98-101
2) <u>Sogawa Y</u>, Moshe SL, Shinnar S, Dlugos D, Conry J, Overby P, Cnaan A, Glauser TA. Petit-Mal Sonata; An Electrographic Analysis of 3 Hz Spike-and-Wave Discharges in Childhood Absence Epilepsy (CAE): baseline Data from the NIH CAE Trial. *Neurology* 70 (suppl 1); A46, 2008
3) <u>Sogawa Y</u>, Moshe SL, Shinnar S, Dlugos D, Conry J, Cnaan A, Glauser TA. Petit-Mal Sonata: Predominant EEG Seizure Patterns in Childhood Absence Epilepsy (CAE). *Annals of Neurology* 64(suppl12); S23, 2008
4) <u>Sogawa Y</u>, Kan L, Levy AS, Maytal J, Shinnar S. The use of antiepileptic drugs in pediatric brain tumor patients. *Pediatr Neurol* 2009 Sep; 41: 192-194
5) Valeta T, <u>Sogawa Y</u>, Moshe SL. Impact of focal seizures on patients and family. In: Editors. Panayiotopoulos CP, Benbadis S, Sisodiiya S. Edicational kit on epilepsies. Vol 5. *Focal Epilepsies*. Seizures, syndromes and management. Oxford: Medicinae: 2008. 240-247
6) <u>Sogawa Y</u>, Moshe SL. Cognitive Decline associated with Childhood-onset Epilepsy. 10th Asian & Oceanian Congress of Chld Neurology-AOCCN. Daegu (Korea). *International Proceedings*: Medimond S.r.l: Bologna, Italy. June 10-13, 2009. 129-132
7) Fishman O, <u>Sogawa Y</u>, Moshé SL. Transient axial hypotonia and alteration of consciousness in an infant with Chiari I malformation. *Semin Pediatr Neurol*. 2010 Mar;17(1):17-23.
8) <u>Sogawa Y</u>, Moshe SL. Catastrophic epilepsies: Clinical controversies of infantile spasms. *Neurology Asia* 2010;15 (suppl 1); 5-7
9) <u>Sogawa Y</u>, Masur D, O'Dell C, Moshe SL, Shinnar S. Cognitive outcomes in children who present with a first unprovoked seizure. *Epilepsia* 2010 Dec; 51 (12): 2432-2439.

chapter 13

金城さくら
カリフォルニア大学サンフランシスコ校麻酔科

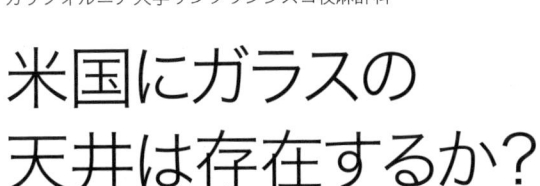

米国にガラスの天井は存在するか？

July 1997-June 1998
Intern, Medicine/Pediatrics
University of Texas, Houston
July 1998-June 2001
Resident, Anesthesiology
University of Texas, Houston
July 2001-June 2002
Fellow, Pain Medicine
University of California, Davis
May 2005-June 2009
Assistant Professor, Anesthesiology
University of California, San Francisco
July 2009-present
Associate Professor, Anesthesiology
University of California, San Francisco

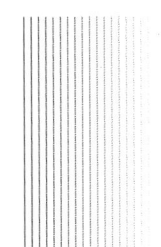

要旨………

　私は米国で卒後臨床研修をして，一時日本に帰国したが，再び米国に戻り，現在大学病院で麻酔科医として勤務している．米国での生活が10年以上になった．臨床留学後の進路はさまざまであるが，米国でのアカデミックキャリアを選んだ1例として参考になれば，と思う．

近年はますます狭き門に

留学の動機

　学生の頃より，いろいろな国を見てみたい，住んでみたいと思っていた．英語が使えれば国を越えて生活や仕事ができると思い，医学の勉強はそこそこに，英語ばかり勉強していた．

　ポリクリで外科を回っていたとき，担当させてもらった患者さんは末期の肝臓病を患っており，肝臓移植しなければ生きられない，といわれていた．当時の日本では肝臓移植はまだおこなわれていず，脳死判定の基準すらない状況であったため，外科医師たちは豚を使って肝臓移植の練習を積んでいた．米国の病院で肝臓移植を受けるために家族は必死になって大金を工面していた．いよいよ渡米という頃，患者さんの状態が急変し渡米前に亡くなってしまった．

　国がちがうだけで助かる人と助からない人がいるのは理不尽だと思った．そこで臨床研修するのなら，米国に渡って20年あるいは30年先の医療を見てみたいと思った．その頃はいろいろな分野に興味があってまだ何を専攻するのかは決めていなかった．

第一志望にマッチ

　インターンシップは地元の沖縄米海軍病院でおこなった．米国式の卒後臨床研修方式に触れ，米国で研修したいとさらに強く思うようになった．インターンシップの間に麻酔科に進路を定めて1995年に琉球大学の麻酔科に入局した．研修医として過ごす間にUSMLE（United States Medical Licensing Examination）を受験し，ECFMG certificate を取得した．

　当時はERAS（Electronic Residency Application Service）は存在しなかったため，各プログラムに手紙を送って応募書類を送ってもらった．麻酔科も他の科と同様にレジデンシーの人気の度合いは年によって変化す

る．私の応募した時期は麻酔科不人気の時期であったのでかなり入りやすい時期であったのだが，実際に面接まで行けたのは3校だけであった．

マッチングに参加してテキサス大学ヒューストン校（University of Texas Houston：以下，UT Houston）のcategorical programにマッチした．UT Houstonからは アウト・オブ・マッチでポジションをオファーされていたのだが，正式にマッチングに参加してみたかったのでその旨を伝えた．

しかしながら今から考えると，UT Houstonが第一志望だったのでマッチングに参加する意味はなかった．アウト・オブ・マッチだとマッチングに参加するよりも早くポジションを獲得できた可能性があったので，そのほうが良かったと思われる．

特に外国から応募する場合，ビザを取得したり，たくさんの書類を提出する必要があるので十分な準備期間があるほうがよい．私の場合，小さな書類の不備でレジデンシーのスタートが遅れてしまい，やきもきした．

ポジション獲得の条件

NRMP（National Resident Matching Program）のウェブサイトには2011年のマッチングの結果が公開されている．麻酔科のPost Graduate Year 1（PGY-1）のポジションは841あったが，820ポジションが埋まった．

その中でNon-US IMG（Non-US Citizen Students and Graduates of International Medical Schools）がとれたスポットは34しかない．外国人にとっては狭き門である．したがって外国人が麻酔のレジデンシーに入るにはたくさんのプログラムに応募することが重要である．またある程度大きなプログラムに応募すると入りやすいと思われる．

当然ながらテストでの高得点，強力な推薦状が大切であるが，臨床やリサーチの経験もプラスになるだろう．学生時代に夏休みを利用して興味のあるプログラムを実際に見学するのもいいかもしれない．いったん米国のプログラムに入り込めれば道は自然に開けてくる．

土曜の当直の思い出

インターンシップの選択

　米国で麻酔科のレジデンシーをするためには1年のインターンシップをする必要がある．UT Houstonはcategorical programであったのでマッチした時点で，インターンシップは内科または内科小児科のどちらかを選ぶようにいわれ，内科小児科を選択した．

　内科小児科は内科，小児科を半年ずつまわるシステムで，病棟，外来，ICU等をローテーションした．麻酔科は日本で研修したので勝手がわかるが，他の科だとやはりあまりよく分からないため，慣れるまで時間がかかった．海軍病院での経験が役に立ったのはいうまでもない．

外傷症例を多く体験

　米国で麻酔科のレジデンシーをすると1年に500症例くらい経験する．3年間で一人前になるようにプログラムはよく組み立てられており，各々のプログラムに若干の差はあるだろうが，目標とされる症例数が麻酔の分野ごとに細かく設定されているため，症例が偏らないようになっている．また，各プログラムは規定をみたすように努力している．

　UT Houstonでは毎月ミニテストをおこない一定以上の成績をおさめなければならなかったため，勉強せざるをえなかった．また，毎年ABA（American Board of Anesthesiology）の筆記試験を受けて成績がファイルされるのでそれも刺激になった．

　UT Houstonの本拠地であるハーマン病院（Hermann Hospital）のほかに，LBジョンソン郡病院（LB Johnson County Hospital），テキサス心臓研究所（Texas Heart Institute），テキサス小児病院（Texas Children's Hospital），MDアンダーソンがんセンター（MD Anderson Cancer Center）等をローテーションでき，恵まれていたと思う．

ハーマン病院はLevel One Trauma Centerであったため，Shock Trauma ICU，Burn Unitがあった．土曜の夜ともなれば手術室はフル回転でほとんど寝る暇はなかった．当直室はヘリポートの側にあったため，ヘリコプターの到着する音が聞こえると緊張した．3年間の間にあまりにも多くの外傷を見たのでバーンアウトし，次に行く病院はTrauma Centerはやめよう，と思ったほどであった．

　渡米のひとつのきっかけとなったのは移植医療への興味であるが，研修中に移植手術の麻酔が経験できた．無輸血で肝臓移植ができたときは凄い国だなあ，と思った．

サクラメントでの生活

　Critical Care Medicine, Pain Medicine, Hospice and Palliative Care Medicineが正式にABAで認められている．正式な認定制度はないがその他にも，さまざまなフェローシップがある．

　フェローシップは大体1年間なので早い時期に進路を決めなければならない．私はペインフェローシップの面接をいくつか受け，カリフォルニアの首都のサクラメントにあるカリフォルニア大学デービス校（University of California, Davis：以下，UC Davis）に決まった．

　違ったプログラムで研修をするのは環境の変化に対応するのがストレスにはなるが，新たな出会い，他のやり方を見ることができるので勉強になる．サクラメントはサンフランシスコから車で2時間くらい内陸の位置にあり夏はかなり暑くなり，冬でも雪は降らない．首都ではあるが，小さな街である．比較的忙しいプログラムであったので夜遅くまでディクテーションしていたことを思い出す．

　それでも仕事の合間を縫って時々サンフランシスコへドライブがてら出かけたが，サンフランシスコが近づくと海がみえて，気分がぱあっと明るくなる気がした．

　2002年6月にフェローシップを修了後は，帰国を1カ月延長して麻酔

科専門医試験の第二部である口頭試問の勉強を集中しておこない，口頭試問を受けてから帰国した．合格通知は帰国してから受け取った．

熟慮のとき～帰国後母校で過ごした2年間～

　日本人はJ-1ビザで卒後臨床研修をする場合が多い．J-1ビザには2 year rule（臨床研修後は母国で少なくとも2年を過ごす義務）という制限があるビザであるので，卒後どのような進路をたどるか熟考することが必要である．したがって帰国したくない場合は米国の過疎地域で働くなどしてJ-1ビザのウェーバーをしたり，違うビザに切り替える等々の手続きが必要になるが，ビザの切り替えは容易ではない．

　私の場合はいったん帰国し，2 year ruleの義務を果たして再渡米する道をたどることになった．母校である琉球大学医学部麻酔科に助手として就職し，2年半ほど過ごした．その間に米国のPain Medicine専門医資格をとり，また日本の麻酔専門医資格を取った．

　逆カルチャーショックはなかったか，とよく質問されるが，特に大きな弊害はなかったと思う．しかしながら，米国の医療を日本の医療に取り入れることは，社会的な背景，医療システムが違うため困難であると思われた．どちらにも良い点，悪い点があり単純に比較することは難しい．

一人前になるための道

史上ナンバーワンの麻酔科医局

　米国で卒後臨床研修だけでなく，指導医として働いてこそ一人前と思っていたので再渡米することは帰国する前から考えていた．帰国して1年半が経った頃より就職先を探しだした．

　現在の職場であるカリフォルニア大学サンフランシスコ校（University of California San Francisco：以下，UCSF）麻酔科で指導医として活

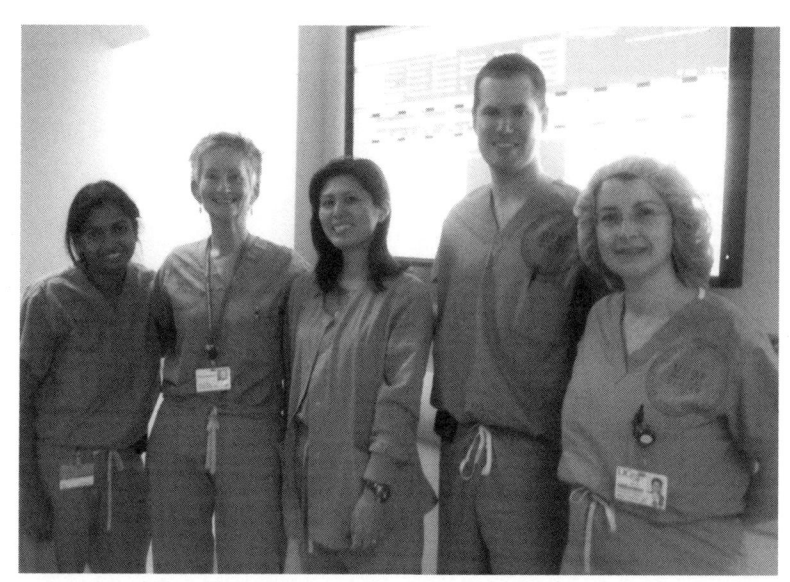

▲ Orthopeadic Institute にて撮影──（向かって左から）整形外科医 Dr. M. Amirtharajah，看護師 Ms. J. Zettle，筆者，整形外科レジデント Dr. D. Lansdawn，リハビリ科医 Dr. S. Deviren

躍している．友人の橋本友紀医師が橋渡しをしてくれて，Acute Pain のポジションに就職が決まった．UCSF が H-1 ビザをサポートしてくれることになった．

　面接から 4 カ月後の 2005 年 5 月には UCSF でのアテンディングとしての仕事がスタートした．その当時は Dr. Ronald Miller が主任教授であった．Dr. Miller は麻酔科のバイブルである *Miller's Anesthesia* を編集した方で，麻酔科医であれば Miller の名前を知らない人はいない．その教授率いる麻酔科であるからそのプライドの高さは尋常ではない，ということに入ってから気がつき，とんでもないところに来てしまったと冷や汗をかいた．

　Dr. Miller は最近主任教授から退くまで 20 年以上医局を率いてこられ，米国，世界のみならず，歴史上でナンバーワンの麻酔科医局をつくるという壮大な目標をもっておられた．医局には名前が通った麻酔科医がたくさ

んいて，レジデントは至極優秀である．NIH（National Institutes of Health）からの Research funding は例年全国一というところであった．

Acute Pain と整形外科麻酔グループに入り，特に末梢神経ブロックを専門にして次第に自分のニッチを築いていった．

思いがけないオファー

UCSF に移ってから 4 年目の 2009 年に整形外科が整形専門の施設，Orthopaedic Institute（OI）を設立することになった．OI は整形外来，Radiology（MRI, X-ray），Human Performance Center，外来手術ができる手術場を備えている．手術の内容としては，関節鏡下の肩，膝，肘の手術，前十字靭帯再建術，手足の手術等，輸血や入院の必要がないものである．なんとそこの Medical Director にならないか，と打診された．思いがけない大役に身のすくむ思いがしたが，いろいろな意味で勉強になると思い引き受けた．

麻酔科で必要とする機械，器具の選択，麻酔テクニシャンの採用面接，薬剤の選択，UCSF のマニュアル，ポリシーに準じた OI の独自の基準の作成など，仕事は山ほどあり開院までは寝る暇がなかったほどである．開院後は仕事量は減ったが日々の麻酔業務，研修医の教育のほか，麻酔科チームメンバーのスケジュール作り，症例の割当など手術室運営のための細かい仕事が依然としてある．

いまは 3 カ月に一度大学病院側との合同経営委員会がある．そこではファイナンスのプロたちのはじきだした数値をみながら，OI の経営状況，マーケティング戦略等を話し合う．米国の病院経営がどのようにおこなわれているかを間近でみることができ，非常によい経験をさせてもらっている．

とりあえず，OI の運営を軌道にのせる，という第一段階の目標は達成したので，今後はそこを基盤として，整形外科との共同の臨床研究をしてさらに発展させていきたいと思っている．

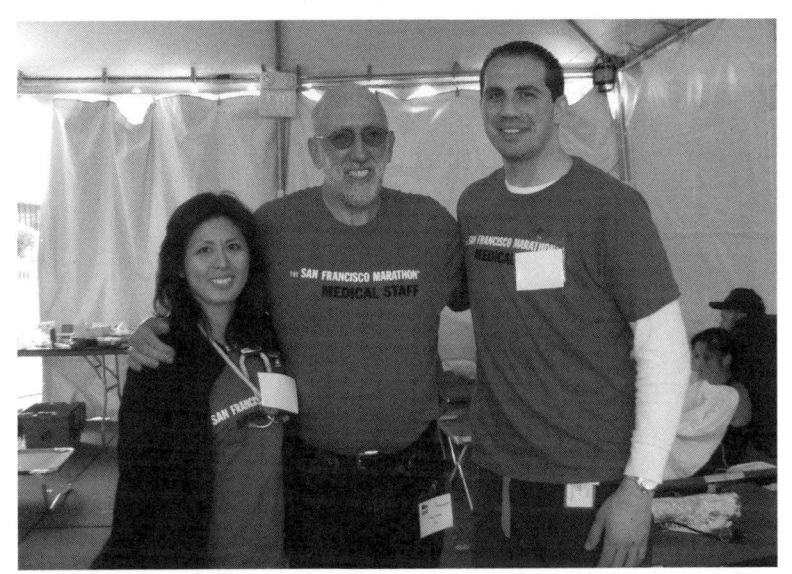

▲サンフランシスコマラソン（2011年7月）のメディカルテントでボランティアドクターとして働く──（向かって左から）筆者，集中治療医 Dr. L. Lehman，麻酔科レジデント Dr. B. Cohn

米国での生活雑感

・私生活

　私は昨年（2010年）米国人と結婚したので，仕事の面だけでなく，私生活をとおして米国社会を見る機会に恵まれている．夫はシリコンバレーにあるハイテク企業のエグゼクティブであるが，驚いたのは日本人並，あるいはそれ以上に（？）よく働くことである．非常に多忙で15分刻みのスケジュールをこなす．例えば米国内の出張なら会社の飛行機で移動するので空港での待ち時間等の時間のロスがない．米国ではトップに上がれば上がるほど仕事は忙しくなっていくようだ．

　グローバル化された時代であるので，24時間絶え間なく世界中からEmail は届くし，アジア，ヨーロッパ，アメリカ間のカンファレンスは早朝であったり，夜遅くであったり，週末であったりする．しかしながら，日本よりも仕事後の Business dinner は少ないようで，自分の趣味に費やす時間，家族と過ごす時間を優先するのが基本のようである．

・ボランティア活動

　米国は大きな国なので地域によって雰囲気が全然違う．そのため，他の地域については語れないが，サンフランシスコベイエリアはさまざまな人種がいるメトロポリタンな地域である．当然ながら病院のスタッフも色々である．他国の人と働くのは他の国のことを学べるので刺激的である．

　日系人もたくさんいるのであるが，残念ながら日本語が流暢な医師は少ない．私の知るかぎり日本で医学部を出てサンフランシスコ近郊で働いている臨床医は数名である．日系人を対象として何かボランティアとしてできることがないかと考え，北加日米会（The Japanese American Association of Northern California）の主催で UCSF やスタンフォード大学の日本人医師を招いて日本語でそれぞれの専門の講義をしてもらう機会を何回か設けた．

　何十年も米国に住んでいても，英語の医学用語は一般の人には分かりにくかったりする．異国で病気をすることは心細いものであるし，また年をとると健康が一番の関心事になってくる．日本語で医学の話が聞けるということで，わざわざ遠くの街から駆けつけてくれる方もいた．多くの人が喜んでくれて，嬉しかった．今後もこのような活動を通して社会貢献をしていきたい．

米国で生き抜く条件，とは

米国での 10 年を振り返る

　人には適材適所があり，それぞれ活躍できる場所が違うと思っている．

> 【留学先の情報】
>
> Brian D-L Marasigan, MD
> Residency Program Director
> 6431 Fannin Street, MSB 5.020 Houston, Texas 77030
> Tel: +1-713-500-6200
> Fax: +1-713-500-6208
> URL●http://www.uth.tmc.edu/anes/index.html

　たまたまそれが私の場合，米国であった．米国での生活はハイリスク，ハイリターンで，苦労はするが目標を達成したときの喜びは大きい．米国での生活は10年以上経った今でもまだまだ気が張る．しかし，最初に来たときと同じようにチャレンジ精神はまだまだ自分の中に生きているのでしばらくは頑張れるような気がする．
　それと同時に米国だけにこだわるのではなく，他国でも生きていけるようなフレキシビリティーも持っていたいと思う．

日本人に足りないもの
　日本人持ち前の勤勉さ，思いやりの心（sensitivity）は高く評価されると思う．日本人に概して足りないのはプレゼンテーション，ディベート能力である．米国人は子どもの頃からの教育でこれらが自然に身に付いている．これらは英語力と連動し簡単に身に付くものではないので，上手な人をお手本に練習する必要がある．
　また，異国にいる以上恥をかいたり，悔しい思いをしたりするのは日常茶飯事であるので，いちいち気にしないことである．大切なことは同じ失敗を二度としないようにし，それをバネにして進歩することである．

女性とアカデミズム

　私の場合，外国人で女性，しかも他の大学で臨床研修して指導医としてUCSFに入ったので，いわゆるマイノリティーでかつ外様である．それでも，重要な役職に就けたのは整形外科からの強い推薦があったからである．

　特別なことをしたわけではない．日々の仕事をきちんとこなしていき，外科側からの信頼を得た．朝は誰よりも早く仕事場に到着，速く，効率的，かつ安全に麻酔をするよう心がけた．まだまだ未熟な私を信頼して，チャンスを与えてくれた米国の懐の広さに感謝している．

　米国には日本のような女性医師麻酔科復帰支援プロジェクト（出産，育児等のために長期休暇を余儀なくされた女性医師を支援）はない．しかしながら米国には仕事上の選択肢が日本よりも多くあり，かつサポートシステムが日本よりもしっかりしていると思われる．そのため家庭との両立において自分の最も快適なライフスタイルを選びやすいと思われる．

　研修医だったころお世話になったUT HoustonのDr. Carin Hagbergは最近UT Houstonの麻酔科主任教授になられたが，3人の子どもがおり，朝6時にはNannyが家に来てくれる，と話していたのを思い出す．

　UCSFを見渡してみても，ロールモデルになる先輩がたくさんいる．例えば，UCSFのトップ（Chancellor）であるDr. Susan Desmond-Hellmanは内科医で，癌のリサーチを専門とされ，Genentechというバイオテクノロジーの会社からリクルートされてきた．また，外科の主任教授Dr. Nancy Asherは女性初の肝臓移植外科医である．外科医の夫と2人の子どもがいるそうだ．Dr. Elizabeth Blackburnは2009年，医学，生理学の部門でノーベル賞を受賞している．

　米国にガラスの天井は存在するかもしれないが，日本より薄いかもしれない．それは女性ということが言い訳にならないという厳しい世界でもあるだろう．

［参考文献］
1）金城さくら：麻酔科，佐藤隆美，中川伸生：アメリカ臨床留学への道　改訂3版：266-270，南山堂，2005．
2）National Resident Matching Program（NRMP）ウェブサイト
　　http://www.nrmp.org/data/index.html

chapter 14

矢野（五味）晴美
自治医科大学臨床感染症センター

圧倒的な情熱を賭けられるものを見つけて

July 1995-June 1998
Resident in Internal Medicine, Beth Israel Medical Center in New York
July 1998-August 2000
Fellow in Infectious Diseases, University of Texas-Houston Medical School
January 2000-April 2000
London School of Hygiene and Tropical Medicine
July 2002-May 2003
Johns Hopkins Bloomberg School of Public Health
October 2003-December 2004
Southern Illinois University, School of Medicine, Division of Infectious Diseases

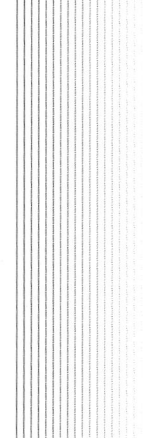

要旨……

　男女を問わず，グローバルに活躍できる場を求めて大いに広い世界に目を向けてほしいです．自分は何が好きで，何をしたいのかを明確にすることでおのずと道は開けてくると思います．結婚，出産，育児の女性としてのライフイベントは人生の一部としてキャリアにうまく統合して考えるとよいのではないでしょうか．

　直感にしたがって夢を追いかけてほしいと思います．「世界とつながる仕事がしたい」気持ちからこれまで常に直感にしたがってやってきた私の経験が少しでもお役に立てるならとても幸いに思います．

本稿は，男女問わず，日本の若手が今後どんどんグローバルに活躍してほしいという願いをこめて執筆します．

　日本では国外に比べ，男女問わず職場環境のインフラが未整備の部分が多いのも現実です．そして日本社会全体は，グローバル化に伴う世界の価値観の多様化やパワーシフト（韓国，中国，インド，BRICSなどの経済的発展や台頭）が急速に起こっている現状にもなかなか対応しきれていません．

　それでも，やる気のあるあなたなら，個人として敏感にアンテナを張って，世界の現状を自分の肌で見て感じて判断してほしいのです．女性だから，日本人だから，xx大学卒業だから，第一希望の病院では卒後研修できなかったから……などの"できない理由"を探すより，今の自分は何が好きで，何がやりたくて，そのためには日本や世界にはどのような可能性があるのか，そこに焦点を当ててほしいのです．

キャリアとプライベートのバランス

それは"自然なこと"だから

　人間なら誰でも，愛する人と家庭を築き，子どもを育て，親になり，同時に社会でも有益な仕事がしたいと願うのではないでしょうか．キャリアと家庭の"二者択一の発想"を抜けて，"自分はどう生きたいのか"を真剣に考えることで，人生の真のパートナーと一緒にキャリアも家庭も両方とも手に入れることは可能です．

　断言できるのは，それは"自然なこと"だからです．どうして手に入らないと決めるの？という感じです．つい最近ですが，女性は拘束時間の短い診療科に進むほうがいいのでしょうか？という質問を医学部4－5年生の女性の学生から質問されて，私はびっくりしたことがあります．そんなことで自分の可能性を閉ざし道を狭めないでほしいのです．もっと外の世界を見てほしいです．

私は20代後半のとき，米国で，妊娠中の外科レジデントが自然に業務をこなしている姿を何度も見て，あるいは女性指導医・大学教官が子どもの話をとても幸せそうに話す姿を見て，家庭も重要なキャリアも両方手に入れることは人間として"自然なこと"という印象をずっと持ってきました．
　いつも参考にさせてもらっている，2つの会社経営者で二児の母で著書も多い佐々木かをりさんの本にも，"自分の24時間で仕事もプライベートもまとめてひとつの手帳に予定をすべて書き込むことで，全部達成できる"という趣旨のことが書いてありました．予定を統合して分けないことがコツのひとつみたいです．

"二者択一"の発想から抜ける

　私は自分が女性であることを意識してキャリアを選択したことがないので，結婚，出産，育児とキャリアの両立についてのアドバイスはできないと思います．
　私自身，結婚かキャリアかの"二者択一"の発想から抜けるため，いろいろなマインドコントロールを行ってきました．よい意味で"思い込み"が自分を大きく左右することを，自分の経験とたどった経過から確認しています．どのようにキャリアとプライベートな生活のバランスをとるのか私の経験をご紹介し，何かのお役に立てればと思います．

人生のパートナーがあらわれるとき

　私は晩婚で，日本に帰国後，40歳で結婚しました．27歳で渡米して5年半在米，一時帰国後，再渡米して，沖縄米軍病院時代をあわせると米国環境に通算9年弱いたことになります．
　当時の臨床留学仲間の同期のうち半分ぐらいは米国永住の人生を選択しています．米国で国際結婚した人も多いです．そのなかでなぜ帰国したのか？　自分に"こころの底からわきあがる情熱，圧倒的な情熱を賭けたい

ことが見つかったから"というのが正直なところです．
　いわゆる自分の人生を賭けたい道が見つかった人にはそれにふさわしいパートナーが出現するそうですが，私は帰国後，少し落ち着いたころ結婚を真剣に考えていたときに出会った相手と結婚しました．お互いに社会経験を積んでからの結婚でしたので，仕事上は非常に理解があり，寛大で自立した夫に感謝しています．お互いにまったく別の分野の仕事をしているので，新しい領域を教えてもらう感じで本業にも役立つ感じがします．
　夫婦のあり方も，人気まんがの"サザエさん"の感じの2－3世代がひとつ屋根の下に住んでという時代は遠い昔になり，遠距離で別居している夫婦もあれば，同じ屋根の下に住んでいても医師同士だと顔を合わせることも少ないなどの，それぞれの夫婦の形があるのではないかと思います．"こうじゃないといけない"と決めつけることで不自由になって解決策が見出せなくなる感じがしています．
　お互いにどんな家庭生活を築きたいのかをよく話し合って，その上でどこかで折り合いをつけるのがよいのではないでしょうか．少し会えなくても相手を尊重するとか，逆に理解してもらえるように別のやり方でフォローするとか，関係を良好に維持するには，努力の継続が不可欠と思っています．
　夫婦関係も子どもが成長するように，その関係性は年を追うごとに成長，進化してくる感じがしています．世間の夫が嫌うこと10カ条というのが新聞に掲載されていたのですが，その第一は家が散らかっていることだそうです．私はその点は心して取りかかっています．またお互いの記念日，誕生日，仕事がうまく行った日などは努力して時間をつくり一緒に過ごすなどの思いやりは必要で，それが普段会えない分も埋め合わせて幸せを感じる瞬間なのかなと思います．

人生でもっとも大切なもの

　私は結婚後，幸い妊娠してわが子を授かったのですが，妊娠高血圧症に

なり子どもも病気が判明して，緊急入院，緊急帝王切開になりました．残念ながら子どもは亡くなりました．

　はじめての妊娠で，自分でもそれが自分の体にどのくらいの負担をかけているのか自覚できていない面も多かったと思います．仕事も妊娠が判明する以前からの出張予定などはキャンセルするわけにもいかず，そのままできる範囲で続けてはいました．

　自分自身の健康診断や検診は率先して受けて，自分でも健康管理しているつもりでしたが，オーバーワークは認識できていなかったと反省しています．

"家族は仕事よりも大切"という価値観

　キャリアを積み30代後半から40歳代で出産する女性も増えてきていますので，自分の健康管理には気をつけることを強くお勧めします．妊娠，出産，育児では，職場や家族などの周囲の協力と理解は大切だと切に思います．少しずつですが，日本の職場も女性の出産を助ける社会基盤ができつつあるように思います．

　欧米の現状は，"人生でもっとも大切なものは家族"という共通価値観が浸透しているため，非常に楽だと思います．家族を犠牲にして仕事をするという発想はほとんどありません．家族の一大事で，重要な学会講演などを直前キャンセルする方もありますが，責める人はほとんどいません．"家族は仕事よりも大切"という価値観が"無意識の常識"として浸透しているからです．

　日本では，自己犠牲の美徳があります．"自分が犠牲になっても職場のために"という発想のほうが普通ですので，そこを少しずつでも，より人間らしい生活ができるように価値観のシフトが必要ではないかと感じています．若い世代の方がたは，このような，より人間的な価値観を尊重している人が増えている印象です．

　アジア諸国は，韓国，中国，タイ，フィリピンなど，いわゆるお手伝いさんを雇うことが普通の国は，日本とはまた状況が異なると知人の先生に

伺いました．彼らの悩みはいかによい家事手伝い・ベビーシッターを雇えるかが問題だとのことでした．そうした社会資源・慣習を利用してアジア諸国の女性はキャリアを維持，発展できているようです．

女性の社会進出が遅れる日本

現在，OECDデータで，日本の女性は学歴は高いにもかかわらず社会進出で世界の70－80位（？）ぐらいというのを聞いたことがあります（詳細は要確認）．

これまで途上国と言われていた国がどんどん発展し，そのなかで女性の大統領や首相が輩出されています．つい最近，44歳の女性首相がタイで誕生しました．国会議員，地方自治体の首長，会社の経営者，役員，大学なら学長，学部長，教授などの重要役職に就く女性の割合が日本はまだまだ極端に少ない状況です．

北欧のスエーデンは国会議員の半分を女性が占めることを法制化したと以前伺いました．男女の存在比率という生物学的な観点からは当然といってもよい措置ですが，強制化しなくても自然にそれが達成される社会が目指すべき目標でしょう．

直感にしたがうキャリア選択

世界とつながる仕事がしたい

私のこれまでのキャリアは，ほとんどが直感で，瞬間的に決断していることが多かったです．最初のきっかけは10歳のころにはじめたNHKラジオの『基礎英語』です．そのとき英語に果てしない興味を感じてワクワクしました．

本物の外国人と話してみたいという願望が強くなり，医学部2年生の20歳のときにはじめての外国である米国でホームステイしながらダートマス大学（Dartmouth College）に行き，英語の集中講座を受けました．

21歳のときに今度はヨーロッパに行こうと思って，英国オックスフォードに英語留学しました．そこでヨーロッパの多言語国家・文化に圧倒され，「世界とつながる仕事がしたい」と強く思うようになりました．ベルリンの壁が崩れた1989年です．世界はひとつなんだと確信したのをいまでも覚えています．

　医学部3年生だった私は卒業後に渡米することを決めました．インターネットも携帯電話もない時代でしたから，情報収集として臨床留学体験記などの本や医学書院の『医学界新聞』などを頼りにしていろいろ調べました．

　当時は強力な医局講座制で，卒業後入局しないのは"頭がおかしい人"などと同級生からは思われていたかもしれません．情報収集を続け，偶然に見つけた開設直後の野口医学研究所の方がたにお会いしました．その結果，体系だった臨床トレーニングができると確信した米国のレジデンシーに入る決心をしました．当時ペンシルベニア大学小児科教授の浅倉稔生（としお）先生に，医学部3年生のそのタイミングで連絡くれたのは最高のタイミングだとも励まされました．アドバイスとして，医学部で使う教科書をすべて英語の教科書にしなさいといわれました．

キャリアの始まり

　米国国家試験であるUSMLEの勉強をしなければと思いつつ，最終学年を迎えていました．渡米の決意は変わらなかったので，5年生の春休みに申し込んで6年生の夏休みに横須賀米海軍病院を1週間，沖縄県立中部病院を1週間見学に行きました．その後，沖縄にも米海軍病院があることを知りました．夏休み明けは卒業試験に終始しましたが，卒業試験の一部を蹴って（本試験不合格扱いで再試験になる），横須賀米海軍病院などの採用試験を受けに行きました．幸い海軍病院の2つとも合格し，沖縄米海軍病院を選択しました．沖縄米海軍病院に採用してもらったことが，私のキャリアのすべての始まりだったと思います．

　沖縄にいる間に，6人の同期みんなでUSMLEの試験勉強をし，近く

の台北や香港に受験に行きました．みんなそろって合格できました．試験に合格したことで渡米が本当に"射程距離"に入ってきました．

　その頃の医学書院の『医学界新聞』に，現在聖路加国際病院の膠原病科の岡田正人先生がニューヨーク（NY）の病院からイェール大学（Yale University）へ膠原病科フェローとして移られるという記事があり，自分もこのNYの病院に行こうと直感しました．

　幸い，臨床留学制度として東京海上日動メディカルサービスのNプログラム*を立ち上げた西元慶治先生とお会いすることになりました．そのプログラムに応募し，私は幸運にも女性医師第一号の臨床留学医師として採用してもらったのです．

　* http://www.tokio-mednet.co.jp/nprogram/

内科レジデントと感染症科フェロー

初出勤の日の記憶

　渡米してからは，念願のレジデンシーで研修ができるうれしさと喜びで，毎日大変でしたがまったく苦にはなりませんでした．いろいろなことを学べて知的にとても満足した日々でした．日米の文化の狭間で，無意識の認識部分のずれのため，かなり苦労したこともありますが，自分を鍛えるという意味ではかけがえのない経験でした．

　晴れてNew Yorkerとなり，ベスイスラエルメディカルセンター（Beth Israel Medical Center）*への出勤第一日目，朝焼けがきれいで少し冷んやりした外気が気持ちよかった，早朝5時半ごろに三番街を渡って通勤した日のことは，いまでも鮮明に覚えています．それから半年ぐらい英語での仕事で夕方には，頭がクラクラする日々が続きましたが，ようやく慣れて3年間の研修はあっという間に過ぎ去りました．

　* http://wehealny.org/patients/BI_home/Bi_index.html

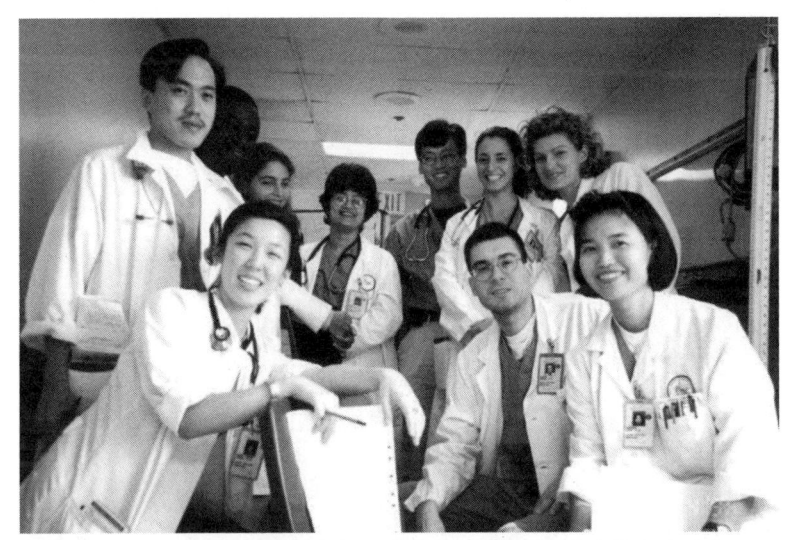

▲ Beth Israel Medical Center の仲間らと──筆者，前列（向かって）右端（1998 年）

　仕事とプライベートがはっきりと分かれている生活が，これほど快適なものかを実感した3年間でもありました．ブロードウエイのミュージカルや，ジャズのライブや，オペラやバレエなど芸術では事欠かない NY を寸暇を惜しんで満喫しました．

感染症フェローシップへ

　内科での専門科を決める時期はレジデント2年目なのですが，当時，医学部5年生のときにはじめて担当した患者さんのことが心に残っており白血病に興味がありました．またいろいろな国をピースボートで回った経験から，アジアやアフリカの国のことが頭から離れませんでした．「世界とつながる仕事がしたい」と医学部3年生のときに芽生えた気持ちも強く，最終的に感染症科を選びました．

　研修先をマッチングで探しました．私の希望は，温暖な気候の "Southern Belt" と呼ばれる西海岸からぐるっとテキサス，フロリダなどでした．研修先の内容としては，公衆衛生大学院 School of Public Health が併設

圧倒的な情熱を賭けられるものを見つけて……chapter 14　　265

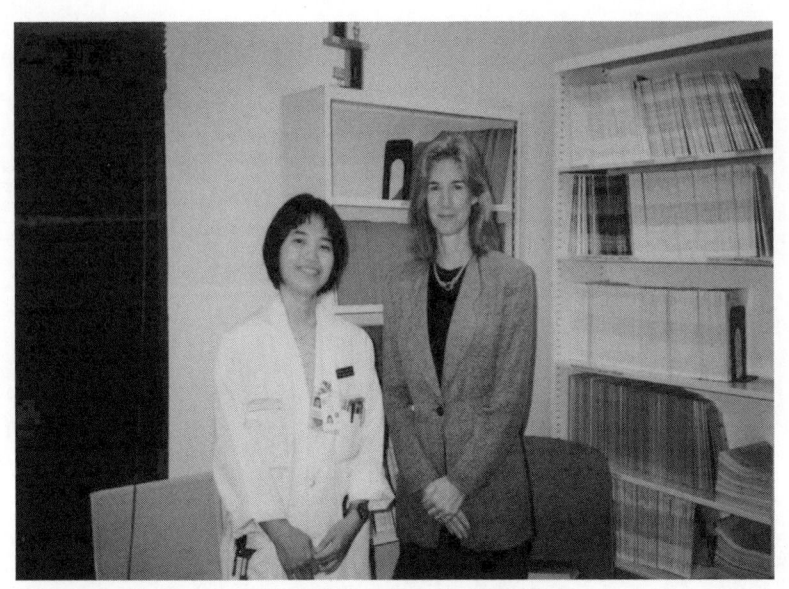

▲ University of Texas-Houston での恩師 Dr. Murray と（2000 年）

されている大学で，国際保健が強いプログラム，Geographic medicine, Travel medicine, International health が強いプログラムを中心に探しました．その結果，第一希望エモリー大学（Emory University），第二希望テキサス大学ヒューストン校（University of Texas-Houston）[*]，そのほかケース・ウエスタン大学（Case Western University），旧タフツ大学（Tufts University）であるニューイングランド医療センター（New England Medical Center），メリーランド大学（University of Maryland）などが有力候補として挙がりました．マッチングの結果，テキサス大学ヒューストン校に無事マッチできたので非常にうれしかったのを記憶しています．

* http://www.uth.tmc.edu/schools/med/imed/divisions/infectious-diseases/index.html

テキサス大学ヒューストン校では，旅行者下痢症の世界的権威の先生の

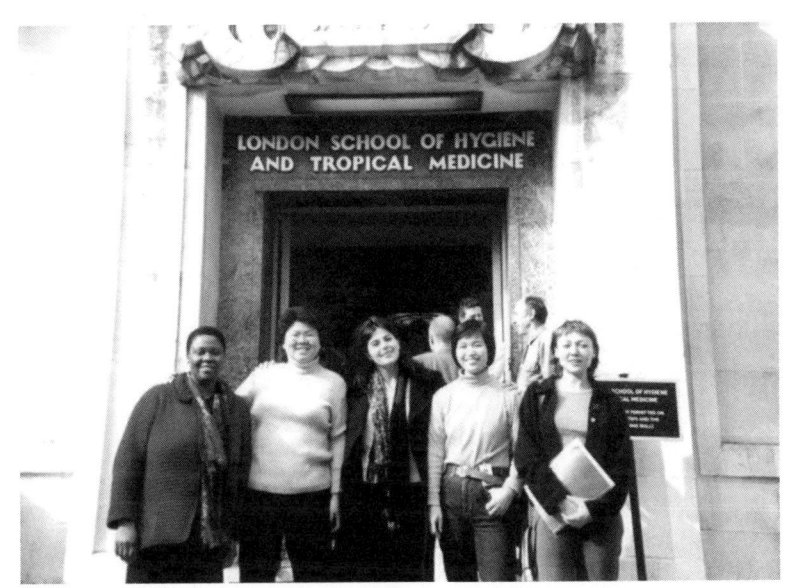

▲ London Schoolにてクラスメートと——筆者，右から2番目（2000年）

もとで国際プロジェクトに参加させてもらいました．またフェロー2年目の終わりに，1カ月は休暇を使い2カ月は leave of absence（研修中断）し，ロンドン大学衛生熱帯医学大学院熱帯医学集中コース（London School of Hygiene and Tropical Medicine）[*]に3カ月半行って，熱帯医学の基本を学びました．ここのプログラムは非常に定評がありすばらしかったです．マラリアなどを途上国で実際に自分で診断できるようにトレーニングが組まれています．

＊ http://www.lshtm.ac.uk/

不思議なのですが，テキサスでの研修中に別の先生のもとで抗菌薬の耐性について研究する機会があり，自分の興味が少しずつ国際保健から先進国の感染症（医療関連感染や一般感染症）へシフトしてきているのを実感していました．

医学教育にいだいた興味

主任研究員としての帰国

約5年半に渡る研修をすべて修了し，2000年12月に都内の日本医師会総合政策研究機構[*]に主任研究員として帰国しました．ここでの2年弱の期間は私のその後の人生を大きく左右する貴重な機会となりました．ここでの経験がその後の再帰国の原動力でした．

＊ http://www.jmari.med.or.jp/

都内での一時帰国後は，国際保健と感染症科を専門とする自分にとっては必須の領域の公衆衛生を学ぶため大学院に入学しました．ここでは身近に"世界を動かす"偉大な教官が多く，また自分の教官モデルとなっている統計学の教授の先生と出会えたことはいまでも大きな糧です．

再渡米の原動力となった体験

最初の渡米後，自分が米国医学部卒業の同期や現地の医学部3－4年生の実力にはるかに及ばないことを自覚しました．それが能力や知性の差ではなく，教育システムの大きな差であることに後になって気がつきました．

レジデント3年目のときに，自分のチームについた学生が自分をはるかにしのぐほぼ完璧な症例プレゼンテーション，鑑別診断，プランの設定を指導医に提示するのに遭遇し，その確信はより確かになりました．アルバート・アインシュタイン大学（Albert Einstein College of Medicine）4年生のその優秀な女子医学生と出会ったことは，医学教育システムを学びたいと思う大きな原動力になりました．

「米国の学生はいったいどのような教育を受けているのだろうか？」「だから，このようなすばらしい患者評価ができるのだろうか？」という素朴な疑問から，米国の医学部に教官として就職する決意をしました．幸い南

イリノイ大学（Southern Illinois University：以下，SIU）[*]，School of Medicine で Assistant Professor として採用されたので，教官として米国の医学部教育を体験できる機会に恵まれました．

　[*] http://www.siumed.edu/medicine/id/

　SIU は，偶然にも Problem-based learning（PBL）をハーバード大学と並び早期に取り入れ開発してきた"老舗"の大学でもあり，確立された臨床前教育としての PBL のカリキュラムを教官として経験できました．またここでは，感染症科専門の指導医として"医療訴訟の十字架"を自分で初めて背負って診療にあたる大きなジャンプを要する場でもありました．
　瞬時の的確な臨床判断，学生，レジデント，フェローの教育者としての振る舞い，教育スキルなどを身につける機会となりました．

好きなことは何か，夢中でやれることは何か

"ゼロから１をつくる"感じで
　SIU の生活にちょうど慣れたころ，現在の職場（自治医科大学）への帰国の話がありました．さすがにこのときばかりは 8 カ月近く迷いに迷った末に決断しました．直感ではなく長期に悩んでの決断は苦しいものでしたが，決めたあとはすがすがしい気持ちでした．
　帰国後は，母国で，まだ未確立の感染症科の専門診療を立ち上げたい，世界で渡り合える人材を輩出するための医学教育を提供したいと思い，これまでやってきました．
　これは私の人生のミッションです．"ゼロから１をつくる"感じで，臓器横断的な感染症専門診療と感染症科の専門医養成プログラムを立ち上げました[*]．これまでに 9 名のフェローのトレーニングに力を注いできました．

　[*] 自治医科大学臨床感染症センター：http://www.jichi.ac.jp/hospital/rinsyoukansen/index.html

ちょうど5年が経過したとき，医学教育を専門的に学ぶ必要性が高くなり，今度はオランダのマストリヒト大学大学院（Maastricht University, School of Health Professions Education, Master of Health Professions Education）[*]で医学教育に従事する教官向けの遠隔教育プログラムへ登録しました．このプログラムで専門的に学びながら，感染症科専門医養成プログラムに関する国際共同研究を開始しました．

　　* http://www.maastrichtuniversity.nl/web/Faculties/FHML/Theme/Education/InstituteForEducationFHML/SchoolForHealthProfessionEducation-SHE.htm

キャリア後半戦を迎えての決意

　自分の好きなことは何か，夢中でやれることは何かと問われると迷わず，感染症診療と教育と答えます．私は圧倒的な情熱を賭けられるものを見つけることができました．母国で臓器横断的な感染症科専門診療を確立すること（日本の感染症科をつくること），そして，自分が享受することができた世界最高レベルの医学教育環境を母国で実現し，提供すること，これが私の人生のミッションでありビジョンです．

　いま43歳の私が後世に残せるものは，世界に少しでも貢献できるものは，これだと思っています．60歳ぐらいまで現役で働けるとするとキャリア人生は残り20年余りです．キャリア人生40年のうち，もう後半戦に入っています．

　その後半戦は，これまでの自分のトレーニングを最大限生かし，できるかぎり学生や若手の研修医が大きく飛躍できるお手伝いがしたいと思っています．

　それが，これまで本当にお世話になった国内外の偉大な恩師たちに，私ができる最大の恩返しだと思います．

◎留学に関する役立つ情報………………………………………………………

自治医科大学臨床感染症センター
URL●http://www.jichi.ac.jp/hospital/rinsyoukansen/index.html

岡山大学医学部
URL●http://www.hsc.okayama-u.ac.jp/med/

岡山大学大学院医学研究科社会環境医学系衛生学
URL●http://www.unit-gp.jp/eisei/wp/

沖縄米海軍病院　United States Naval Hospital, Okinawa, Japan
URL●http://www.med.navy.mil/sites/nhoki/Pages/default.aspx

岡山赤十字病院
URL●http://www.okayama-med.jrc.or.jp/

Beth Israel Medical Center, New York, NY, USA
URL●http://wehealny.org/patients/BI_home/Bi_index.html

University of Texas-Houston Medical School, Department of Internal Medicine, Division of Infectious Diseases
URL●http://www.uth.tmc.edu/schools/med/imed/divisions/infectious-diseases/index.html

London School of Hygiene and Tropical Medicine
URL●http://www.lshtm.ac.uk/

Johns Hopkins Bloomberg School of Public Health
URL●http://www.jhsph.edu/

日本医師会総合政策研究機構（日医総研）
URL●http://www.jmari.med.or.jp/

Southern Illinois University, School of Medicine, Department of Medicine, Division of Infectious Diseases
URL●http://www.siumed.edu/medicine/id/

東京海上日動メディカルサービス
Nプログラム
URL●http://www.tokio-mednet.co.jp/nprogram/

Maastricht University, School of Health Professions Education, Master of Health Professions Education
URL●http://www.maastrichtuniversity.nl/web/Faculties/FHML/Theme/Education/InstituteForEducationFHML/SchoolForHealthProfessionEducationSHE.htm

II部

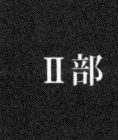

JANAMEF留学セミナー2010
―海外医学留学の魅力と、
　留学への準備・秘訣―

chapter 01

卒前臨床留学と私

1. オックスフォード大学（英国）の臨床実習を経験して

聖路加国際病院内科

候　聡志

期間：2009年3月2日〜3月27日
場所：イギリス・オックスフォード大学

　私が医学部5年生であった2009年3月，医学教育振興財団（JAPAN MEDICAL EDUCATION FOUNDATION：JMEF）の英国短期留学プログラムを通じて英国オックスフォード（Oxford）大学ジョン・ラドクリフ（John Radcliffe）病院循環器内科にて計4週間の臨床実習を行いました．本稿ではその内容報告に加え，臨床実習の利点や必要な準備等について書きます．

　JMEFは毎年3月に日本の医学生を英国の医学校に短期留学生として派遣しています．派遣先の施設名および数はその年度によって変わることがありますので，詳しくは財団のホームページ*にて確認ください．

　＊ http://www.jmef.or.jp/index_main.html

　派遣医学生は毎年日本全国の医学部から公募によって集められ，大学からの推薦状やIELTSという英国版TOEFLのような試験成績表など，さまざまな準備書類を財団に提出し，その後書類選考および面接試験を経て留

学が決定するという流れです．私の大学がそうであったように，大学によっては財団に応募する学生を決める学内選考もあるかもしれません．

興味のある方は前述の財団ホームページで確かめるほか，毎年の留学生の体験記を集めて作成される報告書（毎年各医学部に送られています）を読んでみてください．

外来を中心とした実習内容

JMEFが医学生を派遣している数ある医学校の中で，オックスフォード大学は有名であるだけでなく，環境や条件的にも非常に恵まれていました．私の場合は早くから循環器内科に興味があったので，臨床留学に行くまでに国内の複数の施設で実習をして，ある程度の勉強はしてきました．

オックスフォードでの病院実習は学生の自主性に任せるという方針であったため，自分の計画に従って自由にやることができました．私の場合，過去に国内で行ってきた実習は主に病棟での実習や手技の見学が多かったので，オックスフォードでは積極的に外来見学をして，どんどん症例を経験しようと決めていました．

また，循環器領域の医療に関しての日英の相違点を知り，まだ日本に入ってきていない治療やそれほどメジャーではない領域の知識についても学びたいと思っていました．

外来では受診してきた患者さんにまず自分で問診や身体診察を行った後，その結果を患者さんの前で先生にプレゼンテーションし，フィードバックをしてもらいながら再度一緒に診察や方針説明をするという流れでした．また，循環器内科外来に限らず，オックスフォードでは病棟や救急外来などにおいても学生が患者さんの問診や身体診察を行い，鑑別診断や検査，治療などに関して医師と議論することが一般的でした．そのため，実習期間中に多くの身体所見を経験して学ぶことができただけでなく，臨床推論の良いトレーニングもできました．

日本でまだそれほどメジャーになっていない領域については，例えば先

天性心奇形の治療を過去に受けた（あるいは現在も抱えている）成人先天性心疾患の分野や遺伝性心疾患の分野などを精力的に勉強したほか，2009年3月時点で日本においてまだ認可が下りていなかった数種類の新薬や薬物溶出性ステント，研究開発段階にある治療法や将来への展望などについても知識を深めることができ，非常に中身の濃かった実習内容だったのではないかと思います．

当時学んで身につけた知識やスキルは，卒業して実際に医師として働きだした現在でも大いに役立っています．

循環器内科に実習に行ったわけですが，循環器内科以外でも学生や研修医向けのレクチャーやセミナー，症例検討会等に参加したり，休日や平日の夜に Accident & Emergency（救急外来）に行って実習させてもらったりと，勉強の機会は多かったです．オックスフォードに限らず，海外では積極性が重要視されるので，時間さえできれば積極的に何かをやろうと常に努めましたし，スタッフもモチベーションのある学生を歓迎するため，どんどん色々なことをやらせてもらうことができました．

オックスフォードの救急外来は北米型救急であり，受診もしくは搬送された患者さんの初期診療にあたり，その後専門の各科につなげるという診療スタイルでした．学生は研修医と同様に受診した患者の初診を担当して，救急部の医師にプレゼンテーションして共に方針について議論します．単なる見学に終わりがちな本邦の学生実習と違い，責任を負う分，とても刺激的で貴重な体験で，現在でも強く印象に残っています．

オックスフォードという環境

英国の医学教育全体に言えることですが，学生は早期から臨床の現場に出て，その中でチームの一員として行動し，前述のように非常に実践的な訓練を受けています．実際に研修医と同様に働くことで，医学生は患者さんの主訴や徴候から鑑別診断を考え，それらの検査前確率に応じて適切な身体診察や検査を選択して，得られた結果も踏まえてプロブレムを抽出し，

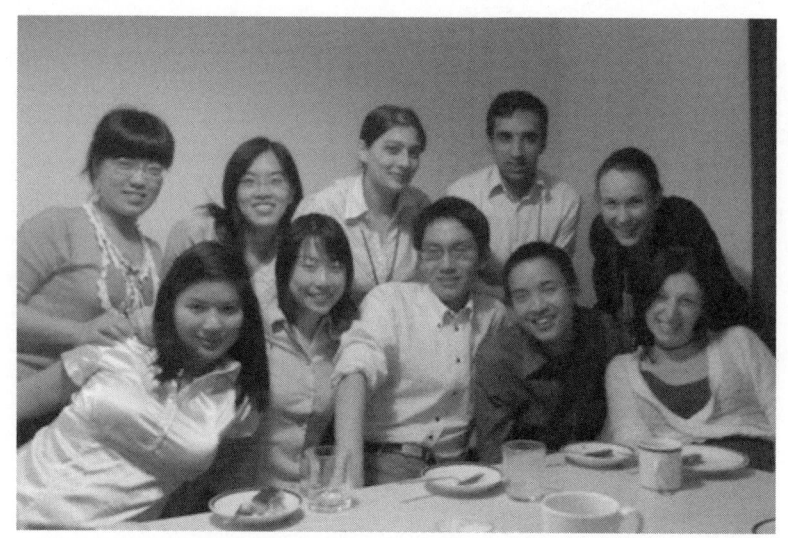

▲各国からオックスフォードに訪れた留学生——仲良くなった友人とともに

アセスメントやプランを考えることに慣れ親しむことができます．また，薬の使い分けや投与量，緊急時（急変時）の対応の流れなど，実際に働いたときに重要となる知識も身につきます．

　もう一点強く印象に残っているのは，医師だけでなく，その他のスタッフ，さらには患者さんも一緒になって，病院全体で優秀な医学生を育てていこうとするその雰囲気でした．外来での体験がそうであったように，学生による診療が病院における診療の一部に組み込まれており，まさに「当然のこと」でした．

　学生という点で嫌がられることはなく，（抱えている疾患の重篤さに関係なく）患者側にはむしろ自分たちを通じて勉強してもらい，優秀な医師になってほしいという寛大さを感じ取ることができました．また，学生側にもそれに対する感謝の意と強い責任感がありました．

　オックスフォードは英国の医学校の中では臨床医よりもむしろ医学者を育てる部類の学校でしたが，それでも私が出会った現地の学生たちは幅広い知識を持ち，それを有効に運用できていたので，彼らの存在は大いに刺

激となりました．

　人との触れ合いも海外臨床留学の大きな利点ですが，オックスフォード大学はその点では特に優れており，何しろ知名度が高いため，英国各地の学生だけでなく，世界各国から大勢の留学生が訪れています．私が実習を行っていた1カ月の間にも実に10カ国以上の国々から留学生が来ており，宿泊先が同じであるため，交流を深めることができました．

　海外に身を置き，外国の人々と交流して初めて日本の医療や医学の特徴が見えてくることもあり，これは国内では得ることができない財産だと思います．実際，私の場合も英国の医療，そして医師たちの振る舞いを生で見て日本のそれと比較することで，逆に日本の医療や Work ethic などの良し悪しについて幾度も考えさせられた記憶があります．

具体的な目標設定と綿密な準備のもとに

　医学生が充実した臨床留学を行う上で大切なのは目標設定と綿密な準備であると思います．もちろん海外で臨床実習をしたという体験はそれ自体貴重なものであるし，海外の医療現場に身を置いたということ自体に意味があります．しかし，単なる見学や観光で終わらせず，さらに価値ある実習にするためには，具体的な目標設定が重要だと思います．

　私の場合は事前にリストを作成し，実習が始まってからはスタッフの先生と相談しながら，1つひとつ消化していった結果，希望通り，前述のような豊富な学習内容を達成することができました．

　海外の医学教育では学ぶ者の積極的な態度が重要視されるため，向こうが教えてくれるのを待つような受け身の姿勢では明らかに損をします．単に海外の医療を体験したいというのも悪くはないのですが，せっかく海外へ臨床実習に行けるのであれば，高いアウトカムが得られるよう努力していただきたいです．

　綿密な学習項目を設定するためには，やはりある程度知識や好奇心がなくてはなりません．自分が好きな（得意な）分野で実習をし，できれば実

習先の施設ではどんな臨床や研究をして，何に強いのかを事前に下調べすることを勧めます．

　私の場合，事前の勉強として，教科書は『ハリソン内科学』を主に使いつつ，*New England Journal of Medicine* や *Lancet*，*JAMA* などの有名な論文誌に掲載されている Review article を読んだり，*UpToDate* を見たりして勉強しました．実習科である循環器については総論的な教科書以外にも，不整脈や心臓超音波，心不全といった特定の分野に関する本（あくまでも入門的なものです）を読みました．鑑別診断や身体診察については教科書以外にも，*New England Journal of Medicine* で連載されている MGH Case Records と Clinical Problem Solving は大いに活用できるため，強くお薦めします．

生涯忘れることのできない経験に

　1カ月という短期ではあったものの，留学を通して得たもの，感じたことは多く，私にとっては生涯忘れることのできない貴重な経験となりました．貴重な機会を提供していただいた医学教育振興財団および留学に関わった多くの諸先生方にこの場をお借りして厚く感謝申し上げます．

　限りある紙面上では決して臨床留学の魅力を伝えきることはできませんが，本稿が少しでも海外臨床実習を考えている医学生の皆様の役に立つことができれば，これに勝る喜びはありません．今後も多くの日本の医学生が海外へ臨床留学し，素晴らしい経験ができることを心からお祈り申し上げます．

2. ジョーンズ・ホプキンス病院での臨床留学を経験して

虎の門病院脳神経外科

清藤哲史

期間：2008年1月4日〜3月15日
場所：アメリカ・ジョーンズ・ホプキンス病院

　僕にとっての臨床留学は決して単純なハッピーな経験ではなく，むしろつらい思いのほうが大きかったかもしれない．留学中に僕がかつて経験したのと同じような苦労を味わうことは決して珍しいことではないと思う．そのような時に少しでも励みにしてもらえたら，筆者としてこれ以上の喜びはない．また，この原稿を書きながら，今まで腫物を触れるかのように，留学を振り返ることができなかったので，これをもってしっかり留学を振り返る最後の機会としたい．

夢と現実

　留学に漠然とした憧れを持ち始めたのは僕が高校生のときに遡る．それまで僕は受験勉強をして日本の大学の医学部に行くことしか考えていなかったが，1人の友達が，高校卒業後ハーバード（Harvard）に行く，そのための勉強をしているのだという話を聞いた．
　海外──．それまで考えたこともなかった．自分もアメリカに，と憧れないわけではなかったが，日々の勉強をこなしていくと，自分の勉強のゴールもでき，現実的に考えることは日々薄れていった．結局，僕は東大に進み，彼はデューク大学（Duke University）に進んだ．
　時は流れ，大学4年．僕は双子なのだが，双子の妹（真由）が大学のプ

ログラムでアメリカはミネソタ州ロチェスターのメイヨー・クリニック（Mayo Clinic）に実習に行く機会があった．成田空港で真由を乗せた飛行機が飛び立っていくのを見て，「自分もいつかはアメリカへ」．そう思った．

　5年生になり，学年の何人かが東大の大学間交換留学プログラムでアメリカへ行けるということを知った．そのためには大学内での選抜を通過し，USMLE Step 1，そしてTOEFLでの高得点が必要とのことだった．自分の熱意をアピールし候補者に選ばれたのが6月．夏休みはひたすらstep 1の勉強をし，10月に受験．結果は決して高得点ではなかったが合格し，続けてTOEFL iBTも受験し，acceptableな結果を得て，留学する権利を得ることができた．あとはビザの申請や，必要書類の提出といったペーパーワークであった．

　大学間協定ではおよそ2カ月半，その間に2つの科で実習を行える．僕は高校生のときから海外ドラマの『ER救急救命室（E.R.）』が好きだったので救急は決まっていて，あとひとつをどうするかだった．これまではGeneral surgeryへ行った先輩方が多く，閉創をやらせてもらえたり，日本で医学生が手を出せるレベルとはかけ離れた経験をしているという話を聞いていた．

　後日わかったのだが，それは単にこれまでジョーンズ・ホプキンス病院（Johns Hopkins Hospital：以下，JHH）へ留学した僕の先輩方が非常に優秀で勤勉であったからであり，ただ単に行ったらやらせてもらえるといったものでは到底なかった．

　手を動かせるGeneral surgeryはとても魅力的だったが，自分はなぜかNeurosurgeryを選んだ．思えばこのときが僕が脳外科を志した初めてのときである．1つはNeurosurgeryという響き，そしてJHHのNeurosurgeryはメイヨー・クリニックと並び全米評価1，2位を争う有名施設であったこと，あるいはその頃見ていた「グレイス・アナトミー（Grey's anatomy）」のDerekのかっこよさ，臨床実習（Bed Side Learning：以下，BSL）で脳神経外科を回ったときにまあまあ楽しかっ

たこと，それに今までの先輩方でNeurosurgeryへ行った人はいなかったこと，そういったことすべてが絡み合って，僕はNeurosurgeryで実習をすることを決めた．

海外初体験が留学

大学5年生の1月．成田国際空港．僕は同期のRyoとアメリカはワシントンDCへ飛び立った．見送りには母が来てくれた．成田を離陸し，高度を上げていく飛行機の中で思った．とうとうここまで来た．"Goodbye, Japan."と．それまで僕は海外旅行の経験もなく，海外は初体験であった．

14時間のフライトを終え，ワシントンDCに着くとへとへとだったが，スバーロのピザを食べ，辺鄙なメリーランド州ボルチモアへ向かった．ボルチモアは恐縮ながらそれほど開けた街ではなく，治安も悪い．メトロやシャトルなどの公共交通機関は危険なので1人では利用しないほうがいい，といった日本では考えられないようなところだった．確かにメトロはAfrican-Americanがオーディオを爆音で鳴らしていたり，乗り込むと鋭い目つきで物珍しげに見られたりして，僕も自然と目を吊り上げていたように思う．

駅からシャトルに乗り，何とかReed hallという寮に着いたのは夕方．東京の見慣れた低い空ではなく，きれいな夕日は高い空に射し，広大なアメリカを想像させた．色々な手続きを済ませ，夕飯はRyoと病院内のハンバーガーを食べた．ブロンドのナースを見て騒いだりした．その日の夜，東北大学から基礎の教室に留学にきていたNobu，通称Bobと知り合い，2日間の休日をインナーハーバーという繁華街に出かけたりしながら過ごした．

卒前臨床留学と私……chapter 01　　283

想像と現実の差── Neurosurgery での実習

　教育担当の先生にまず言われた．日本の脳神経外科は尊敬されているのに，なぜわざわざアメリカの脳神経外科を見に来たのか．早くも自分の考えの浅はかさを思い知らされた気がした．デューティとして言われたのは，毎日オペに入ること，毎朝6時からのラウンドに参加すること，週1回アテンディングの外来を見学することだった．

　日本でのBSLのときからオペに手洗いして入るのは嫌いではなかったし，積極的に入っていった．ただ，そんなに手を出せるわけではなかったし，自分から手を出さないとただ見ているだけ，しかもアテンディングとレジデントのジョークのやりとりもわからなかった．周りが笑っているから自分も笑う，という場面に何回も遭遇し，自分の無能さ，無力さに腹が立ち，失望もした．手術ではもっと手を動かすつもりでいたのに，手術中のコミュニケーションもままならないとは．Neurosurgery をローテーションしている学生はほかにいなかった．僕がそれまでの想像と現実の違いに愕然としたのはこの頃からだった．

　早朝からオペに入り，昼はむさぼるようにサンドイッチを口に詰め込み，午後も手術に入る．時には逃げ出したくなって，このまま午後の手術に入らず寮の自室にこもってもばれないんじゃないかと思ったこともあった．しかし自分は東大を代表してJHHに留学しているのであり，無責任なことはできなかったし，何よりそんなことをしたら止めどなくさぼってしまいそうだった．

　オペも終わって寮の自室に帰ると，何をするでもなく気づいたら自室の絨毯をむしっている自分に気づくこともあった．そんなときに助けになったのは他でもない，RyoとBob，日本人の友達だった．夜僕の部屋に集まって皆でパソコンで『ときめきメモリアル』をやったり，お菓子を食べながらぐだぐだと話をし，明日も集まろうと約束したり．

　思い出すと今でも彼らへの感謝は尽きることがない．留学当初は，せっ

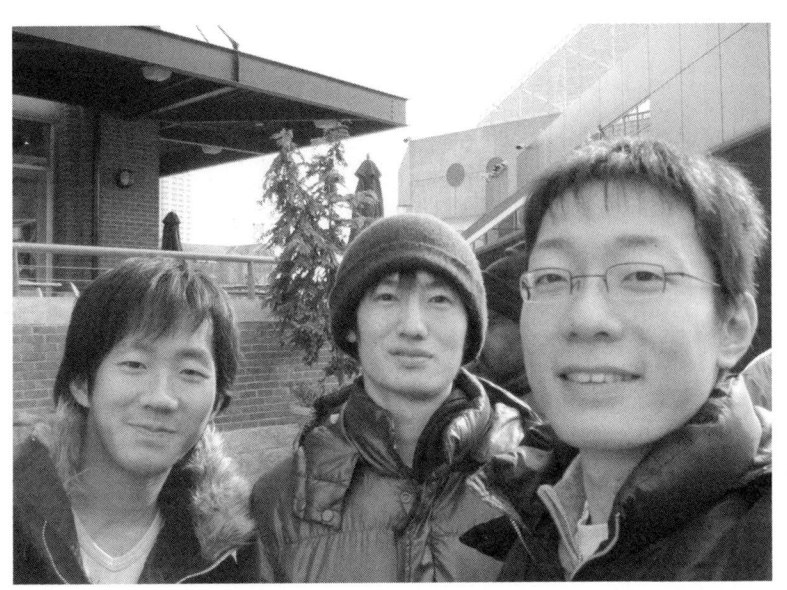

▲ Bob と Ryo．一番右端が筆者

かくアメリカにいるのだし，日本人で群れるつもりはないなんて思っていたが，日本人コミュニティーなしでの留学なんてきつすぎることを思い知った．

　週末はワシントンDCのスミソニアン美術館を訪れたり，繁華街でおいしいものを買って帰ったりして楽しんだ．

　次第に慣れ，最終週にはあるアテンディングが僕を評価してくれた．「君は何年生？」「医学部でいう最終学年です」「じゃあ執刀させよう」．Spineのオペだったが，頸椎を露出するまでの執刀をさせてもらえた．自分の人生初執刀がJHHとなり，身震いを覚えたのを思い出す．いつもは腰が疲れるのに，このときばかりは首が疲れた．新鮮だった．

　つらさも知ったが，大きな充実感を得て，僕のJHHでのNeurosurgeryでの実習が終わった．

卒前臨床留学と私……chapter 01　　285

ダメ出しの連続——Emergency medicine

　僕が Neurosurgery を回っている間に，同期の Ryo が Emergency medicine を回っていた．彼の話を聞いていたこともあって，Neurosurgery のときほどのプレッシャーはなかった．7：00-15：00，15：00-23：00，23：00-7：00 のシフトをなるべく均等に，月 20 コマ弱実習するというものだった．実習の内容は外来の救急患者の問診，診察，アセスメントおよびウォークアッププランを上級医にプレゼンテーションを行うといったものだった．手技としてはライン取り，ABG，LP，簡単な縫合などといったものだった．BSL での手技の経験はほとんどなかったので，採血にどきどきするくらいだった．

　Neurosurgery のときとはうってかわって同期というか，同僚が 12 人ほどいた．レジデントたちもしょっちゅう回ってくる学生の扱いに慣れているようで，僕はしょっちゅうダメ出しをされていたように思う．「サトーシ，もっとイニシアチブを発揮しないとだめだよ」「待って！　あなたは誰かにプレゼンの仕方を習ったの？」など，ダメ出しを食らうとへこんだが，「～をやらせてください」と言えずにまごまごして時間が過ぎるのを待つ苦痛よりは数倍マシだった．

　そんな風に自分の至らなさを実感しながらの実習ではあったが，シフト制だけあって自分の時間は結構とれた．といっても有意義に過ごしていたかというと微妙で，部屋で『聖剣伝説』というゲームをやったり（留学中に 2 回クリアした），日本に帰ってから部活が大変だろうなと思って体育館でバスケの練習をしたり，昼寝をしたり，思い思いの時間を過ごしていた．

　この 1 カ月の間に旅行に行こうと決めていたので，2 泊 3 日でボルチモアからフィラデルフィアに抜け，同期で留学にきていた女の子とデートをしたり，サンフランシスコに行ってヨセミテ国立公園観光をしたりした．夜のペンシルベニア大学（University of Pennsylvania）のキャンパスは

とても幻想的で，歩道の上には星々のライトが輝き，キャンパス内のレストランも程よく暗く，帰りに寄ったスターバックもおしゃれで，僕の記憶に残る最も美しいデートの中の1つである．思えば『ER 救急救命室』のAbby がどんなに好きでも，僕が現実で好きになるのはやっぱり日本人だったわけである．

　余談が過ぎたが，ER での実習で得たのは，アメリカの実習では，特にアメリカ人が周りにいるような実習では自分から「〜させてください」と言ってイニシアチブを発揮していかないと「やる気がない」と思われて評価されないし，放置されかねないということである．自分はまだ学生だし，という気がしないでもないが，ある程度空気を読んで，自分でもできる，と思ったことは積極的にトライするべきだと思った．

　この辺は Ryo と僕の意見は正反対で，Ryo はもともと外交的な性格であり，彼の感想は，思ったほど空気読まなくていいな，と思ったそうだが，僕の感想は，日本人の空気読む力はアメリカでも通用する，といったものだった．アメリカで偉い先生に "〜, Sir." と言うと「君礼儀正しいねえ」といった目で見てくれていた気がするからである．

つらさは頑張ったことの証し

　僕の中で「留学」は全員ができるわけではないという特別な体験だという先入観があったためか，それまでの日常に戻るのが何だかチャレンジをしていないような気がして，訳のわからない焦燥感に駆られた．留学を何とか今後に生かさなきゃと必死で，色々なことを考えては，とある先生にこっぴどく罵倒され怒られたこともあった．結局普段の生活で頑張るのが大事，と気持ちを切り替えるに2，3カ月かかったように思う．

　留学は僕にとってはつらいものだった．せっかくのチャンスをもらい，家族にも金銭的はもちろんすべての経験は家族のサポートがあったからなのであるから……つらいなんて言えなかったがつらかった．それは異国での孤独感，言葉の障壁，民族性の違いなど要因はいろいろとあったのだと

思う．けれど僕はさぼらなかったし，一生懸命やったと胸を張れる．あのとき Neurosurgery をローテーションしたのがきっかけで僕は脳神経外科医の道を選んでいる．つらかったというのは，そのまま頑張ったことの裏返しであるように思う．

あれから僕は医学部卒業前に USMLE step 2 CK に合格し，初期研修修了前に step 2 CS にも合格し，先日 ECFMG certification の証書が届いた．心のどこかで留学への憧れは捨てていないし，自分にも自信があるからまたチャレンジしたいと思っているのかもしれない．

＊　　＊　　＊

留学の機会をくださった東京大学医学部，国際交流室の丸山稔之先生をはじめとしたスタッフの皆さん，家族，Ryo と Bob に改めて感謝したい．

そしてこれから留学をチャレンジされる方にはエールをおくりたい．健闘を心からお祈りします．

3. デューク大学での３カ月留学

名古屋大学医学部６年

原田陽平

期間：2010年４月５日〜６月19日
場所：アメリカ・ノースカロライナ州
　　　デューク大学

　2010年４月から６月にかけて，名古屋大学の交換留学プログラムにより，アメリカのノースカロライナ州デューク（Duke）大学へ留学しました．ローテーションした科は，Consultative Cardiology, Neurosurgery, Neuroradiology, の３つです．今こうして机の前に座ってこの報告書を書いていると，留学が決まるまでのTOEFLとの格闘，決定後の留学メンバーとの事前研修会，そしてアメリカでのさまざまな思い出など密度の濃いあの毎日が蘇ってきます．

英語力を伸ばすために

　一体，英語をどこまでのレベル準備し，対策していけば実習を有意義なものとできるのか？という疑問，不安は留学前の私に常に付きまとっていたものでした．
　改めて振り返ると，いくらやっても十分とは言えないものなのだろうと思います．よく聞かされたのは，TOEFL iBTで100点以上取れる実力があればやっていけるということです．真偽はさておき，日本にいる間は可能なかぎり英語に接する機会を増やすよう努力することだと思います．
　海外生活を経験したことのなかった私は，４年生の夏休みを利用してニュージーランドへ約１カ月間ホームステイに行きました．たった１カ月

の海外生活で，英語の実力が劇的に伸びた！ということはないのですが，何よりネイティブと話すことへの抵抗がなくなったのが大きかったと思います．話せないことや間違えることを恥ずかしがるのではなく，それをむしろ受け入れ，英語を話すことへの抵抗をなくすのがまずは英語力の向上には欠かせないのではないのでしょうか．

また，ホームステイ後は早速，実習や部活動の合間を縫ってTOEFL iBTの勉強をしました．TOEFL iBTの良いところはスピーキングの評価があるということだと思います．私は，スピーキングの得点が思うように上がらなかったので，何度もスピーカーに向かって吹き込んでは，聞き直すという作業を繰り返していました．この時期の勉強が最も英語の実力を伸ばしてくれたと実感しています．

ただし，やはり実際に現地で触れる英語は予想以上に多種多様なものでした．何よりも苦労したのはこの"多種多様な英語"に対応することでした．お互いの英語が分からないことで，逆に心が通じ合うという皮肉な現象も何度か経験しましたが，それ以上に苦い思いをしたことは数多くありました．これからも英語に対する努力は惜しまないつもりです．

事前研修で学んだ臨床

「アメリカに留学するにあたって，普段の実習での勉強に加えて何をすればよいか」——この点については，名古屋大学が留学生向けに行っている事前研修で学びました．

事前研修とは，留学先が決定する5年生の秋ごろから留学予定者を対象にほぼ毎週の土曜日に行われるものです．講師は留学経験の豊富な名古屋大学の先生方，現在海外でご活躍の先生方や，この交換留学プログラムの先輩，また名古屋大学に在籍している留学生にもお願いし，実習先で必要となるであろうカルテの書き方，プレゼンテーションの方法，問診，身体診察などの基礎を徹底的に教えてもらいました．

この他にも，留学に行くメンバー同士で自主的に毎週勉強会を開催する

など，互いを刺激し高め合いました．そのおかげもあってか，実習は医学知識や英語の実力不足で苦労することはありましたが，実践的な面ではまったく不都合は感じないほどでした．講師の先生方には大変感謝しています．

デューク大学での生活

　デューク大学での3カ月の実習は，約1カ月ずつConsultative Cardiology，Neurosurgery，Neuroradiologyを回りました．最初のCardiologyは率直に言って，非常にハードな実習でした．朝5時半に家を出てバスで大学へ向かい，帰りは大学の深夜タクシーを利用して帰るという日々でした．

　学生としての役割は他科からのコンサルトを受けることを主に行い，その他に週2回の身体所見の取り方のレクチャーがありました．一日中働き続ける形の実習で，肉体的にはきつかったのですが，実際は毎日大学に行くのが楽しみでした．何よりデューク大学の学生と一緒に，お互いの担当の患者さんについてあれこれ議論しながらの勉強が充実していたからだと思います．高いモチベーションで勉強している彼らと過ごすことは非常に刺激的でした．

　2つ目の実習はNeurosurgeryでした．デューク大学のNeurosurgeryはアメリカの中でも高い評価を得ているという話を聞いていたので大変楽しみにしていましたが，期待以上のものでした．毎日10件以上の手術があり，自分の興味のある手術を選んで参加し，さまざまな器具の使い方，縫合などの手技を学びました．

　このNeurosurgeryの実習では思わぬ経験を得ることができました．それはフロリダで行われたワークショップに参加させてもらったことです．このワークショップには世界中の脳神経外科医が集まり，3日間ホテルに泊まり込み検体を前にデューク大学の教授から指導を受けながらその技術を高めていくというものでした．

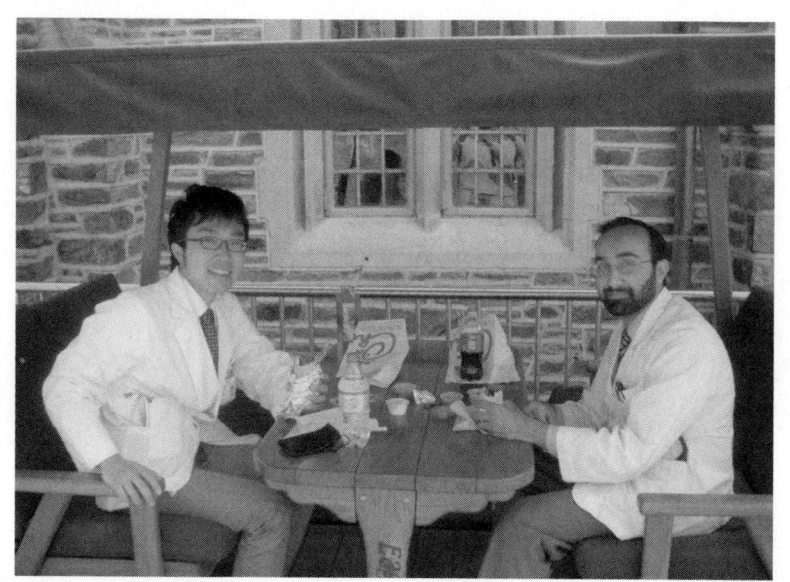

▲デュークの学生とのランチ

　レジデントはもちろん，大病院の部長や大学教授などすでに何年も脳神経外科医としてのキャリアを積んだ先生方まで参加していたのには驚きを感じました．先生方の常に自らを磨いていく姿は将来自分が医師になったときも決して忘れてはいけないものだと強く感じました．また，毎晩行われた食事会は，先生方のさまざまな経験を知る機会でもあり，とても楽しいものでした．

　最後の実習科はNeuroradiologyでした．Neuroradiologyでの実習は，読影している先生のすぐ横に座り自らも読影を試み，その場で質問していくという形でした．読影の勉強になったのはもちろんですが，私にとっては有意義な英語学習の場でもありました．先生方は私のどんな質問に対しても1つひとつ丁寧に，私が理解できるまで教えてくださいました．医師を育てるという責任感だけでなく，自らも教えることを楽しんでいるようにさえ思えました．

　実習以外でのデューク大学の学生たちとの交流も忘れられない経験のひ

とつです．彼らとは，毎日のように実習の空いた時間や食事の時間などをともに過ごし，日本とアメリカの医療や医学教育の違い，将来どのような医師になりたいかなどの真剣な話から，取るに足らないいわゆる世間話や下らない冗談までさまざまな話を交わしました．

　院内の食堂でデューク大学のあるノースカロライナ州が発祥の地であるクリスピークリームドーナッツをスターバックスコーヒーと一緒に食べながらの時間は，アメリカに来ているのだなあということを私に感じさせてくれるものでした．彼らと別れるのは本当に寂しかったです．しかし，これから医師として世界中のそれぞれの場所にいるであろう彼らの存在は，私にその仲間の1人であるという誇りと勇気を与え，これから常に励ましてくれるものだと思います．

ホームステイ先で……旅先で

　私は，名古屋大学からの留学生を毎年受け入れてくださるご家族のもとにホームステイさせてもらいました．非常に面倒見のよいご家族で休日には観光名所に連れて行ってくださったり，ホームパーティを楽しんだり，今思い出すだけですぐに会いに行きたくなるような素敵な方々でした．また，デュークへ留学に来ている日本人の方々のコミュニティーと交流する機会があり，海外で働くとはどのようなものかを感じることができました．

　実習の合間には東海岸の主要な都市を，その先々で留学している同級生を訪ねながらまわりました．睡眠時間を削ってのストイックな旅であり，"旅先でのトラブルを解決する方法"を学ぶ旅ともなりましたが，多くのものを見て感じ，さまざまな人と交流できたことは留学での大切な経験のひとつだったと思っています．

かわった自分に気づく

　学生の間に留学することの意義は，いくつかあると思いますが，私なり

の考えを述べさせていただきます．

　1つは，帰国後，医学知識への貪欲さが留学前に比べて格段に高まることです．アメリカの医学生は大学卒業後に医学部に入学します．そのためか彼らは日本の学生と比べ早い時期から臨床の現場に送り込まれ，同じ学年であってもその臨床経験の差は歴然としたものがありました．彼らに何とかして追いつきたいという思いで，留学中はもちろん帰国後も必死に勉強するようになりました．

　2つ目には，初期研修医としての働き方が変わるということです．留学先での学生の役割は日本での初期研修医の役割と近いものがあります．患者さんを何人も担当し，それぞれ適切なアセスメント＆プランを作り指導医にプレゼンテーションするというものです．この働き方を学生の時期から，それも英語で試行錯誤しながら学んでいくことは研修医になったときに必ず生きてくると思います．

　まず，理解しやすく簡潔なプレゼンテーションの型を反復練習できます．また，英語で調べることに抵抗がなくなるのは情報を得る上での選択肢の幅が増えるという点でも大きなものだと思います．それは研修を始める前の実践的なトレーニングにもなるでしょう．

　3つ目には，今後の医師として働く上でのモチベーションになると思います．留学中の悔しい思いや，感動は生涯忘れることがないでしょう．また，日本を離れれば多種多様な文化的背景を持った人々がいます．もちろん働く理由や描く理想はそれぞれに異なっています．医師としてどのように働いていくかを模索している学生にとっては，こういった人々との交流は自分の描く医師像というものに大きな影響を与えるきっかけとなるのではないでしょうか．

留学のすすめ

　留学を考えている学生の方に，ぜひ伝えたいことがあります．挑戦しなかったことで後悔するくらいなら，挑戦して後悔したほうがよい！という

ことです．皆さんは幸運にもまだ学生という立場です．何をしても，それがうまくいってもうまくいかなくても必ず将来の糧になります．怯むことなく努力し続けてください．応援しています．

　このようにして思い起こすと，留学を無事行えるよう支えてくださった名古屋大学の皆様，デューク大学の先生方や学生たち，快適なホームステイを提供してくれた Fred と Jenny，共に切磋琢磨した今回の留学の仲間たち，そして金銭面でも精神面でも私を支えてくれた両親には感謝の気持ちで一杯です．今は毎日を研修医として忙しく過ごす日々ですが，この経験を活かし医師として成長していきたいと思っています．

chapter 02

海外でのレジデント・フェローの経験と私

1. 米国臨床留学の意義と代償
――現役チーフレジデントの立場から――

ニューヨーク・ベスイスラエル
メディカルセンター内科
島田悠一

期間：2008年7月――現在
場所：ベスイスラエルメディカルセンター

　この稿では，米国臨床留学の意義と代償に関して述べたいと思います．まずは，なぜこのような主題を扱おうと思ったかというところから始めます．

　昨今，米国の臨床教育制度が優れていて日本の卒後臨床教育が追いついていないという論調の本やウェブサイトが多く見受けられます．日本の初期臨床教育制度が整備される前ではもしかするとこれは真実であったかもしれませんが，スーパーローテーションが始まり各研修病院が優秀な医師の確保のために研修医教育に力を入れるようになった今では，これは必ずしも正しいとは限らないのではないでしょうか．

　結論から先に申し上げますと，その人にとって日本と米国の卒後臨床教育のどちらが利益が大きいかは，その人の身につけたい能力や最終的な目標，現在の環境によってさまざまだと思うのです．そこでこの稿では，米国臨床留学の良い点とともにその代償についても日米両国での研修医としての実体験に基づいて伝えていきます．

その優れたシステム

・米国臨床研修制度の概略

　米国の卒後臨床教育の概略を図1に示しました．ここには大きく分けて2つの特徴があります．1つは，選抜に受からないと専門分化した課程に進めないこと．2つ目は，その選抜された医師に症例と教育を集中させることによって，課程を修了したら一定水準の能力が確実に身につくようになっていることです．

　このように，選抜と徹底した専門性の強化を繰り返すことにより，幅広い対応力と高度の専門性をあわせ持つ医師を養成していきます．また，課程修了後も専門医試験を定期的に課すことによって一定の水準が維持されます．

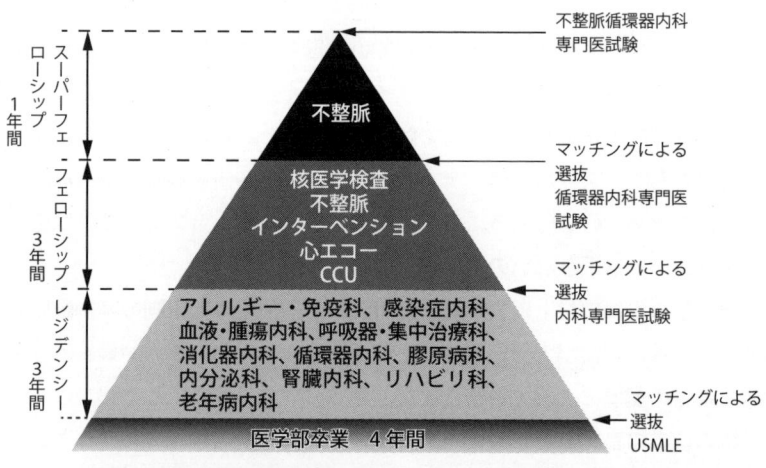

図1　米国臨床研修制度の概略（例：不整脈専門医取得を目指す場合）

・医師は治療方針の決定に専従

　米国臨床留学のもう1つの意義として，医師が治療方針の決定に専従できる点があります．これをとって，MD は make decisions の略だという人もいるくらい，医師は治療方針を決定することを常に求められます．このために，学生のうちからよく論文やガイドラインを批評的に解釈しながら実際の症例に当てはめていく訓練が繰り返し行われます．

　研修医2年目になると，チームリーダーとして朝の回診時や急変時の基本的な意志決定を任されることになり，標準的治療を知っていることを前提に，さらに個々の症例の背景に合わせて最適な治療法を選ぶよう求められます．

・第三者機関による質の確保

　米国の卒後臨床プログラムの大きな特徴は，その質が ACGME（Accreditation Council on Graduate Medical Education：卒後医学研修認定委員会）という第三者機関によって確保されているという点にあります．この機関は毎年監査を行い，勤務時間の一定以上が教育に充てられているか，研修医が過酷な労働を強いられていないかなどを調べ，違反があれば罰金処分，最悪の場合はプログラムの存続を認めない等の厳しい処分を下します．

　例えば，研修医には毎朝教育回診という時間が割り当てられており，この時間は急変以外は病棟業務から離れてよいことになっています．内容としては，研修医3人につき教育担当医1人が配属され，研修医は毎朝新規入院症例を提示します．この後教育担当医は研修医をベッドサイドに連れていき，問診や診察のデモンストレーションをし，これに基づいてその症例の管理や当該疾患に関連する最近の話題などを，1時間から1時間半程度かけて講義します．

　このほかにも教育的な講義がたくさんあり，全体として勤務時間の3割程度が病棟業務以外の教育的時間になります（図2）．毎日昼食を摂りながら最近の話題の講演を聴き，週1回の EBM（Evidence-Based Medicine) カンファでは論文の背景にある方法論を1時間程度かけて学びます．ここでは日常診療で遭遇した疑問に対してその場である程度の答えが得られるように，数分程度で適した論文を見つけ，それを1分程度で批評することを目標にします．Journal club では EBM で学んだことを応用し，論文の背景や実際の症例に当てはめる際の注意点を含めて議論していきます．また，Morning report というものがあり，これは内科の各部長とプログラムディレクター，病棟指導医，研修医全員の同席のもと，前日入院した新規症例を提示し，その初期管理の是非について背景にある理論や科学的根拠を交えながら1例につき15分程度議論するというものです．このほかに月に1度程度の M&M（Morbidity and mortality conference）と，週に1回外部の講演者を招いての Grand rounds があります．

　教育の質の確保については，何か問題があればチーフレジデントがその報告を受け対処に当たり，またすべての研修医はプログラムディレクター

時間	10/11(月)	10/12(火)	10/13(水)	10/14(木)	10/15(金)
7:00					
8:00		8:30〜9:30 Grand rounds		8:00〜9:00 Morning report	
9:00	9:00〜10:00 Morning report	9:30〜10:30 Teaching round	9:00〜10:30 Teaching round	9:00〜10:00 Teaching round	9:00〜10:30 Teaching round
10:00	10:00〜11:00 Teaching round				
11:00					
12:00	12:00〜13:00 Noon conference	12:00〜13:00 Noon conference	12:00〜13:00 Noon conference	12:00〜13:00 Noon conference	12:00〜13:00 Noon conference
13:00		13:00〜14:00 EBM		13:00〜17:00 Outpatient clinic	13:00〜14:00 Journal club
14:00					
15:00			15:00〜16:00 Resident report		
16:00					
17:00					

図2　研修医の講義スケジュールの一例

と最低でも半年に1度面接してその改善策を話し合います．

　米国のプログラムの変化の早さは目を見張るものがあり，朝1年目の研修医から提起された問題がチーフレジデントを通して午後にはプログラムディレクターの耳に入り，その日のうちにシステムが変わることもよくあります．他には1年に1度の内科専門医模擬試験や，研修医・上級医による相互評価制度，職場で接する人全員による360度評価システムにより，研修医の苦手とするところを早めに把握し対処する工夫がなされています．

米国臨床留学の代償
―時間・費用・労力・家族・その他―

　さて，今まで米国臨床留学の良いところを述べてきました．では，米国臨床留学に伴う代償とは何でしょうか．それは，大きく分けて時間・費用・労力・家族・その他に分けられると思います．

・時間

　まずは時間的な問題ですが，USMLE の受験準備と受験，マッチング，マッチした後の渡航手続きなどを合計すると，相当な時間を費やすことを覚悟しなければなりません．

　日本からの応募者にとってUSMLE の点数は最も重要な要素ですので，確実に高得点を狙うためには，Step 1 で1000時間弱，Step 2 CK では臨床経験にもよりますが 500〜750 時間程度が必要と言われています．Step 2 CS では実際に渡航しなければならず，また日本では準備が難しいので Kaplan 等の直前講習を受ける場合にはその時間が必要になります．また H-1 ビザのために Step 3 を取ってから応募する場合にはそのための時間がかかります．

　さらに，マッチングでは全米のプログラムに面接に行かなければならないため，少なくとも2週間から1カ月程度が必要となります．引っ越しにも時間がかかります．結局時間の捻出の仕方は各人の状況によって人それぞれですので，なるべく現在受けているトレーニングに支障のないような

計画を立てることが大事だと思います．

・費用

次に，費用について述べようと思います．まず，USMLEの受験費用でひとステップ10万円程度，Step 2 CSはこれに渡航滞在費用とKaplanの講義を受けるなら数十万円がかかります．次に，マッチングに参加する場合には面接に行くプログラムを絞っても60〜80万円程度，平均では100万円程度の出費を覚悟しなければなりません．

また，マッチ後は家族の大きさに応じた手続き・引っ越し費用がかかります．さらに，これは日本でどのくらいの給料が出ているかにもよりますが，米国ではレジデンシー・フェローシップともに研修中の給料は必要最低限程度しか支給されないので，日本で働く場合に比べて大幅に減額になる場合もあります．

・労力

今までお話してきました通り，USMLEの受験とマッチングだけでもかなり職場を空けなければならず，現在責任ある立場で働いている方々には前後の穴埋めが厳しいものになるかもしれません．また，病棟を任されながらUSMLEの勉強やマッチングの手続きを進めるのは不可能ではないにしても非常に難しく，そのために費やす労力は多大なものとなりえます．このように，職場の同僚の理解がないと，受験やマッチングへの参加自体が不可能になることもあります．

・家族

準備を始める前によく考えておかなければいけないのは家族のことです．家族にとっては環境が激変し，英語のみの生活となるため，そのような変化に家族が耐えられるかよく考えておかなければなりません．また，滞在が長くなる場合には子どもの教育や両親の介護をどうするかという問題も出てきますし，米国で病気になったり出産したり子育てをしたりという状

況にもなりえます．米国臨床留学の実現と継続は，家族の理解なくしては実現不可能といえます．

・他に考慮すべきこと

まず，仮にマッチして研修を終えても，米国で訓練した能力が必ずしも日本で役立つとはかぎりません．やはり米国で鍛えられるのは米国で医師として機能するための能力であって，それはその国の文化や社会的背景を反映して日本とはかなり異なったものになります．例えば内科では手技を行う機会はほとんどなく，日本での勤務経験がまったくないと日本で医師としてすぐに機能することは難しくなります．

他にも，米国のプログラムでは容赦なく留年・退学がありうること，特に渡米後間もない時期には英語力の問題で臨床能力が正しく評価されにくいこと，帰国後の就職先の保証がないことなどが挙げられます．

最後に，現在自分が専門としている科，または進もうとしている科によって，米国臨床留学による利益は違うかもしれません．考えるべき要素は2つあり，1つは米国ならではの分野であるかどうか，2つ目は米国での競争率だと思います．

例えば，もし感染症内科に興味がありHIVをきちんと診られるようになりたければ，米国にいたほうが豊富なHIV症例を診ることができ，また競争率も今のところさほどは高くないので，米国臨床留学は大きな利益をもたらすでしょう．逆に，皮膚科や消化器内科など，米国での競争率が非常に高く，なおかつ日本で十分な卒後教育が受けられる科を志望する場合には，その利益はそれほど大きくないのかもしれません．

マッチングを優位に進めるために

マッチングにおいて考慮される要素の中で最も大切なのは，USMLEの得点です．これは日本人にとっては唯一米国人の候補者に対して優位に立てる可能性があるところかもしれません．

というのは，自己推薦状というのは米国人は高校生の頃から書き続けてきているので書き慣れていますし，英語力は日本人が面接で失敗する一番の原因になります．

　日本での臨床経験はあまり評価されず，研究成果もあれば有利にはなりますが，研究成果が有利に働くのは主にフェローシップのマッチングになってからです．また，ビザはプログラムが慣れていない，余計なお金がかかるなどの点で歓迎されません．以上をまとめますと，やはりUSMLEの高得点が必須，ということになります．

　次に推薦状に関してですが，効果的な推薦状の要素は3つあると言われており，①米国に知り合いが多い高名な人で，②密接に長い期間働いた人に，③長く具体的で強力な推薦状を書いてもらうことが重要とされています．もちろん米国で研究者として働いていたり，または臨床の見学をするとこのような効果的な推薦状をもらえる確率は高くなりますが，これも日本人が米国の医学生に対して非常に不利になる点といえるでしょう．

米国式臨床教育を振り返る
―その良い点，良くない点―

　まず，来てみて良かったと思える点がいくつかあります．1つ目は，普段自分が行っている検査や治療にどの程度の根拠があるのか，判断に迷う場合にどのように対処したらよいのか，という意志決定の仕方を実際の症例に基づいてしっかりと学べたことです．2つ目は，臨床研究に関わり結果を論文として発表する過程で，臨床研究の考え方や進め方を学ぶことができました．3つ目は，チーフレジデントとして医学生や研修医の教育，病院全体のシステムの改善に関わる機会を得られたことです．

　逆に米国の研修に足りないものもよりよく見えてきます．例えば，週80時間制を遵守するために引き継ぎが頻繁になり，治療の継続性や主治医の責任感が育ちにくいこと．また，専門分化が進んでいるため自分の科以外の経験や知識を磨けず，内科では特に手技をする機会が少ないことが挙げられます．

最後に，米国では初期研修（レジデンシー）や専門医教育課程（フェローシップ）に進むためにマッチングという選抜試験を受けなければなりません．このため，競争の激しい科では自分の希望の科の教育が受けられない，または希望よりもランクの低いプログラムに進まなければならない，といったことが起こりえるのも米国の制度の弊害といえるかもしれません．これは専門医の数を制限したり卒業生の質を確保したりするためには必要なことなのですが，これも米国の制度の弊害といえるかもしれません．

フェローシップに向けて，そしてまたフェローシップ後の展望

　渡米して間もない時期，特に最初の3カ月間は，さまざまな壁にぶつかり辛い時期を過ごす日本人研修医が多いようで，私もそのひとりでした．言語の壁，システムの壁，文化の壁，生活習慣の違いなど，日常の些細なことが重なり合って大きなストレスとなり，臨床留学という判断が本当に正しかったのか思い悩んだのもこの時期でした．

　半年を過ぎるとそういった違いにも慣れ，研修医としてきちんと機能していることを実感できるようになってきました．そうなると精神的にも時間的にも比較的余裕ができ，臨床研究に関われるようになってきました．

　2年目になるとチームリーダーとして日常診療上の主な部分を任されるようになるので，意志決定に専従できる環境を楽しむことができるようになり，また研究やUSMLE Step 3の勉強，フェローシップのマッチングの準備などにも時間を割けるようになりました．

　その後に迎えた循環器内科フェローシップのマッチングは臨床業務の合間を縫って飛行機で面接に行くなどストレスの多い時期でしたが，色々な方からのお力添えによって運良く希望の病院にマッチすることができ，将来への展望が描けるようになってきました．

　渡米して4年目になる今年度はチーフレジデントとして管理・教育に携わりつつ，ジョーンズ・ホプキンス大学公衆衛生学修士課程の単位をオンラインで取り，またニューヨーク市内の大学病院で大動物を使った実験に

も取り組むなど，充実した日々を過ごしています．

　来年度から始まるハーバード大学医学部附属ブリガムアンドウィメンズ病院での循環器内科のフェローシップにおきましては，まずはしっかりと一般循環器内科の基本的な手技と知識を身につけ，さらには基礎医学での発見を臨床につなげていくような研究に関わることができればと思っています．

　フェローシップ修了後はできればハーバード大学に残って研究・臨床・教育に携わり，何か自分の得意な分野を身につけることを目標としています．これを将来日本に持ち帰り微力ながら医療の発展に貢献することができれば，これに勝る喜びはありません．

まとめ

　米国臨床留学というのは言うなれば両刃の剣であり，成功すれば幅広い対応力と高度の専門性を備え，優れた卒後臨床教育の方法と国際人としての幅広い視野を身につけることができます．しかし同時にそれは時間と費用と労力のかかる過程であり，家族の理解と協力なくしては成り立たず，また帰国後にそれが役立つ保証もありません．

　まとめますと，米国臨床留学による利益は各個人の置かれた環境と，目標とするものによって大きく異なります．よってまずは自分は今後10年で何がしたいのか，どんな能力を身につけたいのかをはっきりさせることが大事なのではないかと思います．

　以上を踏まえて，もし興味を持ったのなら，まずはUSMLE Step 1で確実に高得点を取ることと，短期臨床留学を体験して実際に米国式卒後教育の現場に触れることから始めてはいかがでしょうか．

　また，筆者と現在米国で研修中の医師十数人が中心となって立ち上げた情報ポータルサイト，米国臨床留学フォーラム＊では，日本国内では不足しがちな米国臨床留学の情報を供給しています．

　＊http//:www.usrinsho.com

このウェブサイトは多くの経験者の意見をまとめて定期的に更新している数少ないサイトの1つとなっています．質問箱コーナーなどもありますので，是非立ち寄ってください．

2. バーモント大学（米国）での循環器科フェローシップを経験して

東京大学大学院医学系研究科
（循環器内科）

鈴木健樹

期間：2005年7月〜2009年6月
場所：アメリカ・バーモント大学循環器科

　筆者はNプログラムを通じてニューヨークにて内科研修を修了した後，バーモント州にて内科の専門科である循環器科（Cardiology）の研修をする機会を得た．本稿では，循環器科フェローシップの概略，実際の循環器科フェローの生活，そこに至るまで，そして，その後の進路に関して述べようと思う．

■ 循環器科フェローシップの開始まで

　米国で循環器科の研修を行う際には，内科研修（レジデンシー：Residency）を修了している必要がある．私はNプログラムを通じてニューヨークにあるセントルークス・ルーズベルト病院（St. Luke's-Roosevelt Hospital Center）にて研修をする機会を得た．Nプログラムに関しては，Nプログラム*のウェブサイトを参照ください．

　＊ http://www.tokio-mednet.co.jp/nprogram/

　循環器科への応募は通常，内科研修の2年目または3年目に循環器科に行うこととなる．応募はERAS（Electric Residency Application System）を通して行う[1]．面接に呼ばれると，実際にプログラムに行ってプ

ログラムディレクターをはじめとするファカルティ（指導医）の先生方とのインタビューを受けることとなる．

　面接に行くことは時間的にも，経済的にも負担となるが，非常に有用である．というのは，実際にファカルティの先生方と話すことによって，自分を売り込めるし，同時に，フェローシップの特徴や実情（面接では，大体フェローたちと話し合う機会がある）に関する情報も入手できるからだ．プログラムは自分のプログラムに合う応募者を取りたいと思い，志願者側も自分の力を最も伸ばせる，また行きたいと思えるようなプログラムを探し出す．最も理想的なのは"相思相愛"の状態となることだ．

　ERASを通して，「マッチ」することによって，プログラムが決定される．このあたりは，現在の日本の初期研修のマッチングの制度と同様なのではないかと思う．

決められた時間で"スペシャリスト"を育成するシステム

・専門医に必要とされるレベルとは[2]

　米国での循環器科フェローシップの特長を一言で挙げるとすると，「決められた時間でスペシャリストを育成すること」に尽きると思う．一般内科研修においては，幅広く，一般性を重視した研修を受ける．一方，循環器などの内科のサブスペシャリティ（超専門科）においては，短期間で各々の専門科に必要な知識，技術の習得が強調される．

　特に循環器の分野においてこの傾向は顕著である．この分野でのフェローシップを行うに当たってはCOCATS（Core cardiology training）という詳細なカリキュラムが存在する[3]．具体的には年間で心臓超音波検査を300件（レベル2），カテーテルを300件（レベル2），CCUなど循環器専門病棟を9カ月といったようにそれぞれの分野において"レベル"到達目標が設定されており（表），決められた数の手技と経験を積まなければ専門医認定試験を受験できない．

表　米国循環器科専門研修（Cardiology fellowship）必修事項

	レベル1	レベル2	レベル3
循環器科専門病棟	9カ月		
循環器科専門外来	週半日		
運動負荷試験（Exercise testing）	2カ月		
冠動脈造影検査（Cardiac catheterization）	100例4カ月	300例8カ月	Intervention 250例 20カ月
心臓超音波検査（Echocardiography）	150例3カ月	300例6カ月	600例（TEE150例）12カ月
心臓核医学検査（Nuclear cardiology）	2カ月（80時間）	300例4カ月	600例（TEE150例）12カ月
心臓MRI検査（Cardiac magnetic resonance）	50例1カ月	150例3-6カ月	350例12カ月
心臓電気生理学検査（Electrophysiology, pacing, and arrhythmias）	2カ月	6カ月	150例2年

レベル1：専門医として最低限必要とされる基礎的研修期間
レベル2：専門医として十分にその検査を施行，読影するために必要とされる中等度研修期間
レベル3：専門医として十分にその検査を施行，読影，さらに他者に教育を行うために必要とされる高度研修期間
※循環器科専門医はすべての項目でレベル1を要求され，その上で自らが必要とする項目のレベルを専門研修の中で上げていく．すべての項目においてレベル3を満たす必要はない．なお，循環器専門医の採用はいかなる施設においても上記規定によるレベルに沿って行われ，例えば「non-invasive cardiologist with level 3 echocardiogram 募集」などと表記される．

また，各フェローシップ・プログラムの研修内容がカリキュラムに沿ったものであるか否かはACGME（Accreditation Council on Graduate Medical Education：卒後医学研修認定委員会）によって厳しく監視されている．

　具体的には2，3年に1度ACGMEの委員が病院を訪問し，必要なレベルが保たれた教育が行われているか，ファカルティとフェローの相互評価は行われているか，勤務時間規定が守られているかといったことを視察およびプログラム側とフェロー側（トレーニングを受ける側）への個別面接によりチェックしている．

　中でも，教育に十分な症例数をその施設のフェローに提供できるかという点は非常に重要視され，これが多くの場合その施設で採用できるフェローの数に制限を加える．

・実際の研修

　私はバーモント大学（University of Vermont）にて研修を受ける機会を得た．実際の勤務の様子を述べてみようと思う．

　勤務は7：30頃より始まる（大体午後5時から6時まで勤務）．日によってはカンファレンスもあり（312頁参照），フェローはカンファレンスに参加してから実際の業務を始める．

　業務としては，循環器の中の色々な部署を2週間から4週間単位で回っていく．その期間は，その分野の研修をひたすらこなす．例えば，心臓カテーテルのローテーションでは，朝から晩までひたすら心臓カテーテル検査に入り，心エコーのローテーションでは，ひたすら経胸壁エコーをやって読影，経食道エコー（TEE）をやって読影，という具合である．

　病棟では，循環器科ファカルティのもと，レジデント，インターン，学生と働く．フェローはレジデント，インターン，学生に実際の患者のケアを通して循環器を指導する立場である．それ故か，フェローにはClinical instructorというタイトルが大学から与えられていた．

　2007年の実際の私のローテーションは以下の通りであった．

7/2-7/29	7/30-8/26	8/27-9/23	9/24-10/21	10/22-11/18	11/19-12/16	12/17-1/13
Cath/CCU	Echo	CCU	Dig	Cath	CCU/Cath	Cath

1/14-2/10	2/11-3/9	3/10-4/6	4/7-5/4	5/5-6/1	6/2-6/29
EP	CCU	Cath	CCU	EP	Echo

それぞれのローテーションの概略を以下に記す.

Cath 心臓カテーテル検査：ひたすらカテーテル室でカテーテル検査を施行.

Echo 心エコー：経胸壁エコーをやって読影，経食道エコー（TEE）をやって読影する.

CCU 循環器科病棟：病棟および一般循環器のコンサルト（他科受診）に対応.

Dig：心筋シンチ，心臓 MRI，冠動脈（心臓）CT など，心エコー以外の画像診断.

EP 不整脈：病棟および不整脈に関するコンサルトに対応.

また，様々なカンファレンスがフェローシップ中に行われる．例を挙げると，

① 月曜日から金曜日昼：Noon conference（循環器科のすべての領域をカバー）
② 火曜日朝：EP conference（不整脈チームのカンファレンス）
③ 水曜日朝：Cath conference（カテーテルチームのカンファレンス）
④ 水曜日昼：Non-Invasive conference（心エコー，心臓 MRI と実際の症例）
⑤ 木曜日：CCU conference（病棟，CCU であった興味深い症例の話し合い）
⑥ 金曜日：ECG conference（心電図のカンファレンス）
⑦ 月1回：Journal club

循環器科のフェローは上記のカンファレンスに参加，およびしばしば症

例の発表（Case presentation）をすることも求められている．また，フェロー期間中は，少なくとも年に1度はAHA（American Heart Association），ACC（American College of Cardiology）などの学会に参加して，最新の知見に接する機会を与えられる．

・プログラム改善のために相互にフィードバック

　先にも書いたが，各フェローシップ・プログラムの研修内容がカリキュラムに沿ったものであるか否かはACGMEによって厳しく監視されている．

　実際私のプログラムにおいても，プログラム改善のための努力は至るところに垣間見られた．

　1つ目としては，プログラムディレクターとの面談である．これは年2回行われ，その間のそれぞれのフェローの評価を話し合い，研修の進み具合（症例数，症例に偏りはないか，十分に症例を経験しているか）を話し合った．同時にフェローの側からも，プログラム側に改善してほしいところを直接述べる機会となっていて，相互のフィードバックができる環境であった．

　2つ目としては，内科の他科の教授との面接があげられる．プログラムをより客観的な視点から評価するため，年1回内科の他科の教授が循環器科フェローと面接をすることになっていた．そのミーティングはフェローシップのすべての分野に関して現時点で改善すべき点，および前の年に指摘された問題が現在はいかに改善されているか，などを検証する機会となっていた．

・教育の整備・目標の設定・学会の役割

　私の循環器科フェローシップに関しての印象をあげると以下の3点に集約される．

　1点目としては，教育が非常に整備されているということであろう．フェローシップ中，毎日何らかのレクチャー等の教育的活動への参加が義

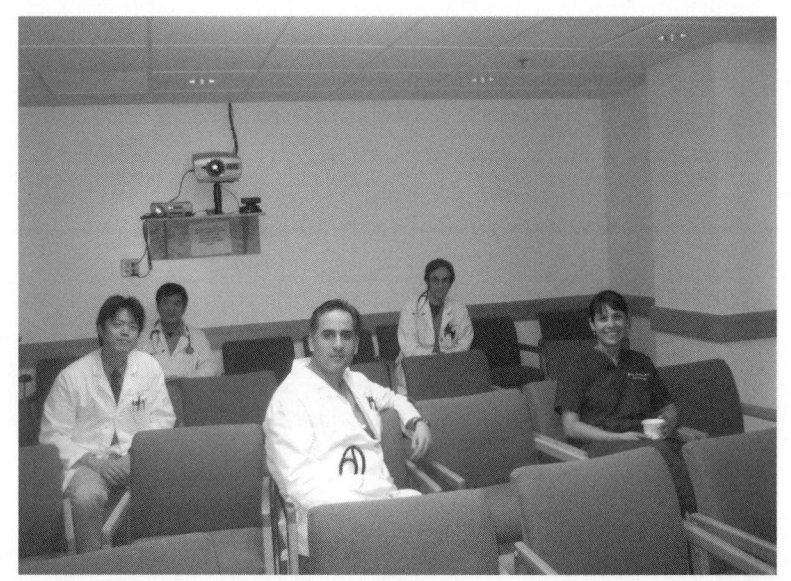

▲循環器科カンファレンス室で同僚（循環器科フェロー）と——筆者は2列目，画面の左端

務付けられていた．このレクチャーは循環器を対象にしたものであり，レクチャーを通じての知識の習得も循環器科のトレーニングに必要不可欠なものであると私は考えている．フェローが循環器科医になるためのトレーニングを受けると同時に，フェローはレジデントの教育に関わっており，レジデントを教育することにより，フェローは米国における卒後臨床教育システムの一端を担っていると言える．

　2点目としては，トレーニングが確立されていて，「決められた期間に，専門家を作る」ことを目標としている点である．前述のCOCATSでは，米国らしく，数値目標が設定されていて，循環器科フェローシップを修了するまでに一定の量をこなすよう仕向けられている．もちろん，それぞれのプログラムに長所短所，得意不得意あるが，ACGMEもプログラムの質保証に一定の役割を果たしていると考えられる．

　最後に，AHAなど，学会での発表がリアルタイムに感じられる．学会で'late-breaking clinical trials'で発表された薬を間をおかずに実際使え

ることはとても楽しく，その論文をカンファレンスやJournal clubで批判的に読めたことはとても楽しいと感じた．

・フェローシップ後の選択

循環器科フェローシップを修了しても，試験を通らないと晴れてBoard-certified Cardiologist（循環器科専門医）にはなれない．いわゆる循環器科専門医以外にも，さまざまな専門医資格を取る必要，または機会がある．

例を挙げると，心エコー（NBE: National Board of Echocardiography），心筋シンチ（CBNC: Certification Board of Nuclear Cardiology），冠動脈（心臓）CT等々．

インターベンション（Interventional cardiology），不整脈（Clinical cardiac electrophysiology）の専門医を取得するためには，循環器科のトレーニングに加えて1年から2年の超専門科のトレーニングを受ける必要がある．

循環器科のトレーニング修了後の選択肢としては，以下の点を考慮する必要があるかと思う．

1．アカデミックな環境で仕事をするか，開業するか
2．超専門科（インターベンション，不整脈，より専門的な心臓画像診断（Imaging））に進むか

この2点に加えて，日本人医師としては「日本に戻るか」「米国に残るか」の選択もすることとなる．これらに加えて，それぞれの医師の好み，家族の希望……などなど，非常に多くの要素を考慮することになる．日本人の場合，ビザが問題となることも多々あるかと思う．が，個人的には，自分のしたいこと，家族の望む方向，に進むのが最も大事ではないかと思う．

まとめ——循環器科フェローシップを実現するには

　少々長くなってしまったので，以下列挙するだけにするが，循環器科フェローシップを米国で行うために筆者が大事だと思うこと（物）を列挙してみた．
　① 米国での内科研修 ⇒ ○（必須）
　② 日本での循環器科研修 ⇒ △（あってもなくても）
　③ リサーチ ⇒ ○△（あったほうがよい）
　④ チーフレジデント ⇒ △（あってもなくても）
　⑤ 循環器への興味 ⇒ ○（必須）　※ Application process はストレスフルで興味や，やる気がないと続きません
　⑥ その時点での将来のビジョン——どうして循環器をやりたいのか，循環器のどの分野に興味があるのか？　5年後，10年後にどこで何をしていたいか ⇒ ○（必須）
　⑦ 運——「運は準備をしている人のところに来る」
　⑧ Where there is a will, there is a way.（意志あるところに道は開ける）

　米国での循環器科フェローシップに関しての概略を本稿にて述べさせていただいた．米国の循環器科のフェローシップは，整備された教育環境，短期間で専門家を育成するための濃縮されたトレーニングが特長と言える．本稿が米国にて循環器科フェローシップに興味を持たれている諸先生，学生の皆様にとって少しでも参考になれば幸いである．

［参考文献］
1）http://www.aamc.org/programs/eras/start.htm
2）鈴木健樹，香坂俊．循環器内科フェローシップの手引き

http://www.usrinsho.com/cn57/cn52/pg398.html
3) Baughman et al. ACCF COCATS 3 Training Statement. JACC Vol 51, No. 3, 2008:339-48

chapter 03

研究留学と私

1. 医学部学生時代に研究留学を経験して

東京大学大学院医学系研究科
公衆衛生学教室
杉山雄大

期間:2005年1月〜4月
場所:アメリカ・ペンシルベニア大学

　私は2005年の1月から4月にかけて12週間,アメリカのフィラデルフィアにあるペンシルベニア大学(University of Pennsylvania)で臨床疫学を学んだ.少し古い情報になるが,私の経験を綴ることで読者の方が進路を考える上での参考になれば幸いである.

世界で最も臨床疫学の盛んなところ

　私が疫学研究を始めたのは,2003年春,東京大学医学部の3年生のときにフリークォーター(自由に研究室に出入りできる期間)で公衆衛生学教室を訪問したときからだった.それからの1年半,講義後の時間や休日,長期休暇を利用して,へき地診療所医師の勤続意思に関する研究を続けた.
　そんな中,5年生の春に海外でのクリニカルクラークシップ・リサーチクラークシップの募集があったため応募したところ,ペンシルベニア大学でのリサーチクラークシップへの内定をいただいた.日本語と英語での面接,学科の成績,研究室配属やフリークォーターでの評価が選考基準と記載されており,成績も英語も優秀とは言えなかった私が内定を得られたの

は，研究の経験があったからだと思う．

　2001年の同時多発テロ以降，入国審査が厳しくなっているということで，研究実習であってもビザの取得を強く勧められ，短期商用・短期滞在のB-1ビザ取得を行うことにした．公衆衛生学教室の先生方と相談し，Center for Clinical Epidemiology and Biostatistics (CCEB) に受け入れ希望を出した．しかし，ここで早くも洗礼を受けることになる．B-1ビザの取得に必要な受け入れ許可の手紙が，出発の2カ月前になっても来ないのである．大変困ってしまい，CCEBのセンター長であるBrian Strom教授に直接メールで受け入れ願いをした．拙い英語で先方が話を理解してくれるか，ましてや受け入れを決定してくれるかとても心配だったが，結果的にはメールを送った30分後にStrom教授から返事が来て，いとも簡単に受け入れが決まってしまった．決まるまでは肝を冷やしたものの，すぐに対応してくださったことに感動を覚えた一件であった．

　私が高血圧，肥満，糖尿病などの勉強をしたいと希望したため，Children Hospital of Philadelphia (CHOP) のNutrition and Growth LabのNicolas Stettler先生の下で12週間勉強することに決まった．Settler先生とメールを交換するなかで，自分の興味の範囲，知識の程度をたずねられ，アメリカに行く前に読んでおくべき論文を10本ほど指定された．

　12月中旬に無事B-1ビザを取得し，2005年1月6日に成田空港を出発した．フィラデルフィアに到着後の数日で，ホテルの一室に机や家具を入れた部屋（1200米ドル／月）に同級生と3カ月住むことに決めた．ホテル内にあるのでセキュリティはしっかりしていたが，安いこともあってサービスが悪く，キッチンがなかったため夕飯が特に困った．友達と外に食べに行くときなど以外は夕飯にサラダとパンしか食べなかったおかげで，日本に帰ってきた時点で5キロ程度減量していた．

　CCEBはペンシルベニア大学医学部の中の一部門であるが，臨床疫学が世界で最も盛んなセンターの1つである．CCEBは各部に渡る横割りの組織となっており，それぞれの部に臨床疫学者がいて，彼らをサポートするためにCCEBから生物統計学者が割り振られる．臨床疫学者は統計

的な問題を生物統計学者と相談しながら解決することができ，臨床研究がスムーズに行われる．1学年30人ほどの修士課程（Master of Science in Clinical Epidemiology: MSCE）の大学院生がいて，私は彼らと共に講義を受け，研究を行った．

CHOPはペンシルベニア大学の関連病院の1つで，ペンシルベニア大学附属病院と並立している．私の滞在していた2005年の時点で *US News* 誌や *Child* 誌でアメリカにおけるNo.1の小児病院とランクされていて，国立成育医療研究センターのように整形外科，血液科などと分科しているとても大きい病院で，研究棟も併設している．医師・研究者はペンシルベニア大学と併任しており，その関係で私はSettler先生のいるCHOPの研究室に配属された．

研究成果は2年後に原著論文として発表

1月10日から始まった研究だが，とても有意義なものであった．オフィスの一室にある机を借り，日本から持ってきたノートパソコンを使って研究をしていた．加えて1日1コマ程度，大学院生や病院で勤務する医師に対する講義があった．また，毎週金曜にSettler先生と彼のもとで研究している院生と集まり，その週の研究の進捗状況を報告したり，討議したりした．

私の研究は，アメリカのデータベース（NHANES）を用いて，青少年における血圧と生活因子（食事や運動）の関係を調べるというものであった．解析に入る前に研究計画書を作らねばならず，研究計画が完成する前にデータを触ってはいけないと厳に言われた．これは研究計画がデータをみてから都合よく変えられるのを防ぐためで，研究者としては当たり前のことだが，そのモラルを徹底してくださったことは，今でもありがたく感じている．

研究計画書を1カ月半程度で作成した後に，解析ソフトSTATAを用いた解析を行った．すると，青少年におけるSedentary activity（座って

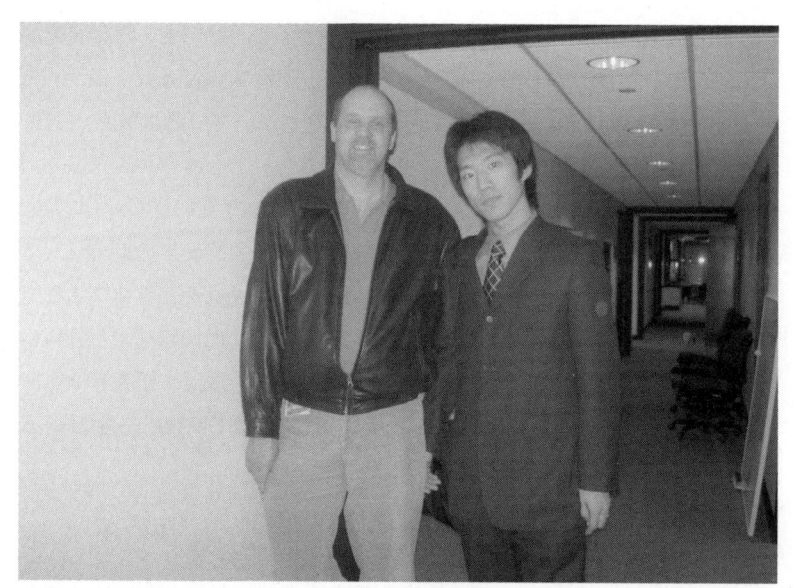

▲ペンシルベニア大学にて，Nicolas Settler 先生と共に

行う活動）が，BMI で調整した上で高血圧と関連があるという興味深い研究結果が出たため，4 月 6 日に帰国後も，学生実習や医師国家試験の勉強の合間に準備を続け，2005 年の AHA Scientific Sessions でポスター発表した．また幸いにも，研修医の間に投稿を行い，2007 年に Journal of Adolescent Health に原著論文を発表することができた．

　Settler 先生に限らず，アメリカの研究者はみんな親切だった．私が何をしたいのか興味を持ってくれて，やりたいことがあるかぎり，精一杯それに応えようとしてくれた．最終的には論文を書きたいと申し出たら，それに向けて指導してくださった．恥ずかしがらずに希望を伝えることが大事だと思った．

　英語の苦手な留学生の立場はできるだけ早く脱出したかったが，伝えようと努力すれば，それを辛抱強く聞いてくれる人がほとんどだった．しかもみんな褒め上手で，英語が理解できないで落ち込んでいるときにも，提出した文章を "Great Job!" などと褒められると，疲れが一気に吹っ飛ぶ

気分がしたものである．

　2月には，新生児学の基礎研究を行っている Rebecca Simmons 先生の研究室で実習をさせていただいた．この研究室では，子宮内発育遅延 (Intrauterine growth retardation: IUGR) で生まれた子供は2型糖尿病になりやすいという説を分子的に解明するという研究をしていた．具体的には，IUGR モデルマウスの島細胞のヒストンにおけるタンパク修飾が転写の変化に関わっているという仮説のもとに，クロマチン免疫沈降 (Chromatin immunoprecipitation: CHIP) という手技を習った．1カ月ということで見学プラス手伝いで終わってしまったが，CHIP や PCR の流れを理解することができ，有益な1カ月であった．

　研究以外にも，たくさんの人々と知り合い，たくさんの経験ができた．Office of International Affairs，日本語のできる現地の医学生を紹介してくれて，彼女が街や大学を案内してくれた．また，日本語会話クラブという会では，日本語を学びたいアメリカ人と英語を話したい日本人が集まって気軽に会話することができた．その帰りにみんなで日本料理を食べに行き，日本人・アメリカ人問わずたくさんの友達ができた．

　遠出はあまりしなかったが，ニューヨークとワシントンDCには1回ずつ遊びに行った．それぞれバスで2時間しかかからず，日帰りでも十分楽しめた．

　バスケットボール部員だったこともあり，運動施設のパスを買ってバスケットボールに飛び込みで参加させてもらった．バスケットボールの観戦も貴重な経験のひとつで，アイビーリーグやNBAの試合を観に行った．

自分の将来に大きくプラスになった経験

　6年間経過して考えてみても，学生時代のアメリカでの経験は私にとって非常に大きいものであった．まず，学生のうちに研究に取り組むことで，臨床医としての研修の間にも研究に関してより具体的に考えることができ

るようになった．また，"how to talk"だけでなく"what to talk"を日本でしっかり学ぶことが，今後国際的に通用する研究者になるために重要だと認識することができた．そして何よりも，この短期留学を通して，自分の成長を感じることができた．今年（2011年）の夏からUCLAの公衆衛生大学院に留学するが，出願を決めた理由のひとつは，ペンシルベニア大学で経験した自分の中での成長をもう一度経験したかったことだと思う．

　私を含めて研修医になって進路を悩む医師は多く，今の制度では仕方ないところもあると思う．しかし，学生のうちにさまざまな経験をして興味の幅を広げておくことで，早くに進路を決めたうえで研修に励むことができるかもしれないし，悩むにしても積極的な決断をすることができるだろう．その点からも，学生のうちに真剣に研究を行うこと，海外で研究生活を送ることは，将来にとって大きなプラスになると思われる．

2. 私の米国・ミシガン大学への研究留学

東京大学医学部附属病院
女性診療科・産科

原田美由紀

期間：2008年10月〜2009年10月
場所：アメリカ・ミシガン大学

　私は2008年10月より1年間，米国ミシガン大学へ研究留学をしました．そこで得た経験の中から，これから留学を考えている皆様の参考になるよう，細かい研究内容の紹介は紙面の都合上割愛し，留学準備やラボでの生活につき主にご紹介します．

伝統あるラボに打診

　巻末の略歴に示したように，私は2007年3月に大学院を修了した後，大学病院で勤務をしていました．大学院時代に研究の面白さを知り，ライフワークとして研究を続けて行きたいと思っていましたが，実際には，大学院卒業後は臨床業務に追われ，夜間などごく限られた時間しか研究に割くことができず焦りを感じていました．元来留学希望のあった私は，大学院を卒業して間もない今こそ，大学院で培った礎をさらに発展させるために研究に没頭する環境がほしい，と願うようになっていました．
　ちょうどその頃，2008年1月に，院内メールで，日本学術振興会若手研究者インターナショナルトレーニングプログラム（ITP）派遣者の募集を知り，教室の許可を得て応募しました．書類選考，日本語および英語の面接試験の結果，ITPの派遣期間としては最長の365日派遣の合格通知をいただきました．

ITPはその運用は各大学に任されており，本学の場合には，留学先は，提携4大学（ジョーンズ・ホプキンス大学，ミシガン大学，ペンシルベニア大学，ワシントン大学）のいずれかであること，という条件がありました．そこで，NIHのデータベースであるCRISP（現在，RePORTという新しいデータベースに変わっています）を用いて，私の専門分野である生殖内分泌学の研究者の調査をおこない，ミシガン大学医学部産婦人科/生化学教室教授 K. M. J. Menonラボを知りました．

Menonラボは，卵巣におけるLHR（luteinizing hormone receptor）の発現調節機構の解明をメインテーマとし，他にも，卵巣顆粒膜細胞，夾膜細胞におけるステロイド合成調節機構の解析，およびその異常とPCOS（多嚢胞性卵巣症候群）の病態との関連の解明など，卵巣研究を約30年にわたりおこなっている，伝統のあるラボでした．

大学院時代は，子宮内膜の生理，病理についての研究をおこなっていましたが，体外受精などの臨床に携わる中で卵巣への興味が膨らんでいた私は，ここでぜひお世話になり勉強をしたいと考えました．そこで，何の面識もない外国人を相手にしてくれるのだろうか，と不安に思いながら，問い合わせの手紙，およびメールを履歴書とともに送りました．

すると，先方よりすぐに受け入れ可能の返事が送られてきました．ITPの条件として，出国は2008年10月1日以降であること，とあったので，10月1日に出発することに決め，先方でDS-2019などの書類の準備を始めてもらうことにしました．

・事前訪問の目的

ラボの下見と生活の準備を兼ねて，夏休みを利用して，7月に6日間，ミシガンを訪問しました．Dr. Menonのご厚意により，その間ご自宅に滞在させていただいたのですが，これにより互いに十分知り合うことができ，留学期間中および帰国後も非常に良好な関係を築くことができました．また，限られた留学期間を有効に使うために，予め準備できることはしておこうと考えていたので，この滞在期間中に，大学の身分証の作成，銀行

口座の開設，アパートメントの契約などを Dr. Menon や秘書の Kelly の協力のもと，済ませてきました．2人ともとても親切で面倒見がよく，この滞在期間および留学期間を私が有意義に，また海外で生活しているという不安をほとんど感じることなく過ごせたのは，彼らの存在に因るところが大きかったと心から感謝しています．

帰国後 J-1 ビザを取得し，出国数日前まで通常通り大学勤務をし，10月1日出国しました．

ラボでの生活

デトロイト空港まで迎えにきてくれた Dr. Menon と Kelly にアパートメントに連れて行ってもらいました．生活のセットアップに時間をかけたくなかったため，家具付きのアパートメントを借りていました．したがって，あと最低限生活に必要なのは，調理道具，食器，リネンなどの細々とした日用品だったので，Kelly にお願いしてそのまま買い出しに連れて行ってもらい，当日中に必要なものはほぼ買い揃えました．

翌日は金曜日で，Dr. Menon は出勤は週明けからでよい，と言ってくれましたが，1日も早くラボでの生活を始めたかったので，不動産屋の事務所で種々の手続きを済ませた後，9時頃（通常は7時半）ラボに初出勤しました．そして，Dr. Menon と研究助手の Helle とともに研究計画について話し合い，実験動物の注文をしました．こうして，私のラボでの生活が始まりました．

そしてこの週末に，荷物の片付けと家の中の整理をすませ，生活のセットアップが完了しました．下見の際に十分に準備をしておいたことにより，自分でも驚くほど早く生活をスタートさせることができました．

・1週間の予定

ここで，少しミシガン大学の紹介をします．ミシガン大学は，三方を五大湖に囲まれたミシガン州にある，州立の研究機関型の総合大学です．

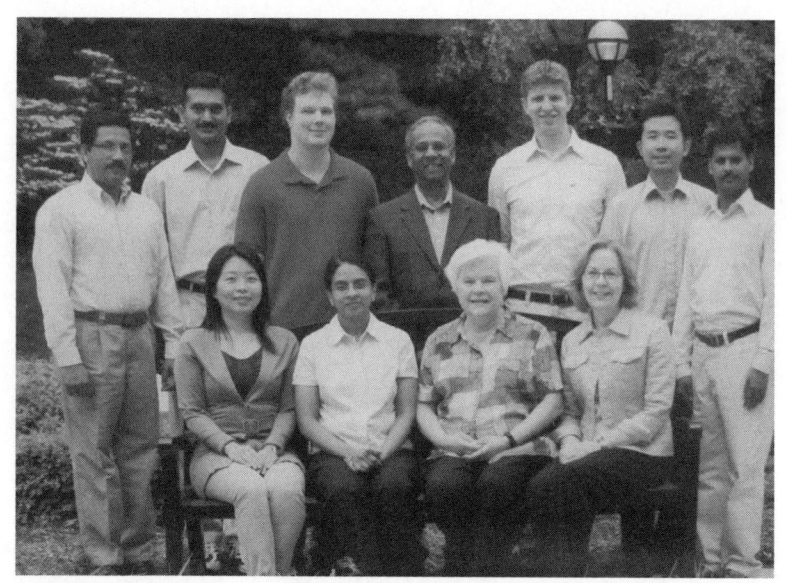

▲ Menon ラボのメンバーと―――筆者，前列向かって左端

　1817 年創設で，アナーバーに本校を置き，アナーバー市内に Central, Medical, South, North の 4 つのキャンパスを持っています．アナーバーは，ミシガン州の南東部，デトロイトから西に約 60 キロメートルに位置し，11 万人の人口の約 3 分の 2 を学生と大学勤務者が占める大学街です．
　ラボの構成は PI である Dr. Menon と，私を含めポスドク 5 名，また常時数名の学生がポスドクの指導のもと研究をしていました．このようなこぢんまりとしたラボだったので，Dr. Menon は日に何度もラボの中を歩き回り，我々に声をかけてくれますし，またこちらから相談したいことがあるときには，気軽に彼のオフィスに行き話し合うことができる，というように常に PI と密にコミュニケーションをとることができました．
　ミーティングとしては，One-by-one meeting，すなわち Dr. Menon と一対一でおこなうものが隔週月曜朝に，また Lab meeting は毎週水曜昼に，おこなわれていました．その他，他の産婦人科学教室内のラボと合同でおこなう Ob/Gy meeting が月 1 回ありました．

また講義やセミナーとしては，産婦人科のGrand round（臨床検討会）が毎週木曜朝に，RSP（Reproductive science program）セミナーが毎週水曜昼におこなわれていました．その他にも，学内中で，学内外の講師による講演が多数おこなわれていました．参加は原則的に自由なので，面白そうなものを見つけては，時間の許す限りノートを持って出かけていました．

　Menonラボでの実験手技は，すでに私が日本で習得し馴染みのあるものばかりだったので，研究計画は順調に進みました．留学期間が1年と短かったので，新しい手技の習得に時間をかけたくなかった，というのもこのラボを選んだ理由の1つでした．運も手伝い，1年間に，主著1本，共著2本を出すことができました．文末に留学中の研究に基づく業績を参考として挙げておきます．

　また，日本では臨床業務に追われてなかなか取ることができなかった勉強時間も存分に得ることができました．留学直後，平日の昼間に，デスクわきの窓から，陽のさんさんと降り注ぐ丘の緑と青空を眺めながら，教科書をのんびりと読むことができるなんて，なんと贅沢なのだろう，と嬉しく思ったのをよく覚えています．

　このときに蓄えた知識が，現在の私の研究生活の基礎となっていることを考えると，このような時間を得ることができたという点でも，留学経験が私にとって非常に貴重なものであったと思っています．

研究に必要な粘り強さと柔軟さ

　留学を通して得たさまざまなものの中で，私が最も重要であったと思うものが，研究に対する姿勢への変化だと考えています．大学院時代は，今思えば，限られた期間の中（本学の臨床教室では，4年間の大学院期間すべてを研究期間としている科は限られており，当科では研究に専念することのできる期間は前半の2年半のみです）で結果を出さなければ，という思いが先立ち，予想した結果が出ないとすぐに諦める傾向にありました．

それが留学したことにより，意図しない結果が出たとしてもそこで諦めないで，軌道修正をしながらそこから新たにストーリーを作っていく，という粘り強さと柔軟さを学びました．本当の研究の楽しさを知ったといえるのかもしれません．

　また，本稿では紙面の都合上研究生活に限って紹介してきましたが，海外で生活をすることの面白さというのもあります．ある社会の中に身をおきそれを内側から眺めるということは，外側からではわからなかった，その社会の長所と同時に，構造上の問題も含めた矛盾も見えてくることを意味するのだと思います．またひるがえって，自分のこれまでいた社会を少し客観的に眺めることにもなります．どちらが優れているというのではなく，社会，文化などを含めた，国のかたちというものについて考えるよいきっかけにもなったと思っています．

　最近日本人の留学離れの傾向が続いているようですが，私は，1人でも多くの方にぜひ留学の経験をしていただきたいと願っています．そして留学をする際には，その留学生活を充実したものにするために，十二分に準備をして出発することを強くお勧めします．本稿が留学を志している皆様の参考に少しでもなれば幸いです．最後に，私を温かく迎え，細やかに心を配ってくださった Jairam Menon 教授に，この場を借りて心からお礼を申し上げます．

[参考文献]

学会発表

1) Evidence that luteinizing hormone receptor mRNA and vascular endothelial growth factor mRNA expression are closely coupled during follicle maturation, ovulation, and ligand induced down-regulation of the receptor in the ovary
Harada M, Peegel H, Menon KM
91st Endocrine Society's Annual Meeting

Washington DC, USA. 2009. Jun.
2) Changes in the Expression of Vascular Endothelial Growth Factor A (VEGF-A) mRNA during Ligand-Induced Down-Regulation of Luteinizing Hormone Receptor (LHR) in the Ovary
Harada M
The 62nd Annual Congress of the Japan Society of Obstetrics and Gynecology
Tokyo, Japan. 2010. Apr.
IS (International Session) Award 受賞

発表論文

1) Expression of vascular endothelial growth factor A during ligand-induced down-regulation of luteinizing hormone receptor in the ovary
Harada M, Peegel H, Menon KM
Mol Cell Endocrinol. 2010; 328 (1-2): 28-33.
2) Molecular regulation of gonadotropin receptor expression: relationship to sterol metabolism
Menon KM, Menon B, Wang L, Gulappa T, Harada M
Mol Cell Endocrinol. 2010; 329 (1-2): 26-32
3) Inhibitory effect of valproic acid on ovarian androgen biosynthesis in rat theca-interstitial cells
Fisseha S, Towns R, Harada M, Peegel H, Menon KM
Endocrine. 2010; 37 (1) :187-93.

chapter 04

東京大学における学生・ポスドク・医師の留学支援:
応募前の準備・応募時のノウハウ等

東京大学大学院・医学研究科・
医学部国際交流室

丸山稔之

医学部学生・医師としての人生で留学する機会は，多くの場合,
　Ⅰ．医学部学生時代の短期間留学
　Ⅱ．初期研修修了前後にレジデントとしての臨床留学
　Ⅲ．大学院卒業（学位取得）前後での研究留学
の3つの時期であり，それぞれの時期に分けて，記述することとする．

　東京大学・医学研究科・医学部に在籍する学生・医師で留学する方の中で，国際交流室に相談に訪問する方について，概数で人数を出すと，Ⅰ．医学部学生時代の短期間留学は毎年15－20名，Ⅱ．初期研修修了前後にレジデントとしての臨床留学は毎年1－5名，Ⅲ．大学院卒業（学位取得）前後での研究留学については，国際交流室に相談に来る人が毎年5－10名となっている．

　それ以外にも，国際交流室に相談なく，医局の紹介や知人の紹介などのルートで留学する方も多くいるため，全体の人数は不明である．

Ⅰ．医学部学生時代の短期間留学

（1）はじめに─短期間留学の現状─

　医学部学生時代の短期間留学の方法としては，主として以下の3つの

ルートがある.
　1）学術交流協定が締結されている海外の医学部の短期間実習（臨床実習，研究実習）
　2）学内の教員に，交流実績のある医学部，病院，研究所を紹介してもらう
　3）近親者あるいは自分の先輩の知人が勤務している医学部，病院，研究所を紹介してもらう

　2011年4月時点での東京大学医学部と学術交流協定が締結されている海外の医学部は以下の11大学である．　※（　）は締結年
　1．米国・ペンシルベニア大学（1998年）
　2．米国・ジョーンズ・ホプキンス大学（2002年）
　3．米国・ミシガン大学（2005年）
　4．米国・ワシントン大学（シアトル）（2005年）
　5．ドイツ・ミュンヘン大学（2005年）
　6．スウェーデン・イエテボリ大学（2008年）
　7．タイ・マヒドン大学（2006年）
　8．タイ・チュラロンコン大学（2009年）
　9．ソウル大学（2007年）
　10．台北医学大学（2005年）
　11．米国・コーネル大学（2011年）

　上述の学術交流協定大学を含め，この5年間の東京大学医学部学生の短期間留学の派遣先は表のとおりである．

　海外臨床実習の際の，学生の費用負担については，協定の有無により異なり，以下のとおりとなる．
［学部間協定がある場合］
　自己負担：渡航費（航空券など），滞在費（宿舎，食事），海外旅行保険，

	協定の有無	2010	2009	2008	2007	2006
ジョーンズ・ホプキンス大学医学部	有	2	3	2	2	2
ペンシルベニア大学医学部	有	3	1	2	2	1
ミシガン大学医学部	有	2	2	0	1	2
ワシントン大学医学部	有	0	1	1	2	2
ハーバード大学医学部	無	1	1	1	2	4
ミュンヘン大学医学部	有	1	2	2	0	0
シドニー大学医学部	無	1	2	0	0	0
米国オレゴン健康科学大学	無	0	1	1	2	2
米国クリーブランド・クリニック	無	0	1	1	0	1
米国チュレーン大学医学部	無	0	1	0	1	0
英国内病院	無	1	2	2	1	1
台北医学大学	有	1	0	0	1	1
タイ・マヒドン大学医学部	有	0	0	0	1	1
その他	無	4	7	7	8	7
計		16	24	19	23	24

予防接種料金，一部の大学では，医療過誤保険料

無料：授業料，入学金，（事務手数料）

[学部間協定がない場合]

自己負担：上記の項目すべて

（一部の大学では，協定がないにもかかわらず Step 1 に合格して，Clerkship：Elective として参加する場合は授業料免除となる大学もある）

(2) 応募に必要な書類について

各大学・病院により，応募に必要な書類は異なっているため，それぞれの大学・病院で指定された申込書（webで公開されている）を用いて，EMS 便（国際宅急便）にて郵送する．

通常，以下の書類が必要となる．

1) Application for clinical elective：

各大学・病院で所定の申込書を用いて，ワードあるいは PDF 版に

入力する（自分の名前を先方が間違えて入力すると返事が届かなくなる）．

2）CV（Curriculum vitae）：

　CV（履歴書）で，良い印象を得られる点としては，高校・大学時代に獲得した賞，および奨学金で，それぞれに該当する英文証明書を添付する．

3）A letter to the chairman of the department (Personal statement)：

　自己紹介文：自分の実習目的，アピールしたい内容を1頁にまとめる．

4）Official transcript with grades：英文成績証明書

5）Dean's letter of good standing：

　本人が在学中であることと，良い学生であることの証明書となる．

6）Score report of the step 1 test　※詳細は後述

7）Score report of the TOEFL english proficiency test：

　TOEFLは受験料も高く，また試験会場も少ないため，早めに申し込んだほうが良い．なお，TOEICは，欧米ではまったく役にたたない!!（TOEICは，日本でのみ通用するローカルな証明書に過ぎない）

8）Immunization and Disease History：

　各大学・病院で所定の申込書に記載する．　※詳細は後述

9）A letter of recommendation：

　自分のことをよく知っている教員に作成を依頼する．内容については，英文原稿を自分で先に作成して，教員がその内容を修正して，サインをする．

　通常は，4）Official transcript with gradesと5）Dean's letter of good standingと9）A letter of recommendationとは，それぞれの封筒に入れ，封印を押して，大きな封筒に，1）から9）の書類をまとめて入れる．特に4）5）9）の3点は開封していると無効とされ，再送付を要求されることが多い．

（3）応募に必要な書類の注意点について
① USMLE Step 1 test の注意点
　●申請時
　　－「大学卒業時にもらえる資格」のところを「MB」にする
　　－自分の名前は，パスポートの名前と，スペルをすべて一致させる．クレジットカードは親名義のカードでもオーケーである
　　－申請書提出が，9月1日以降に先方に到着となる際は新しい年度用の書類でないと受け付けてもらえない（1回目の申請書不備のため，再提出となった際も，9月1日以降に先方に到着となる際は新しい年度用の書類でないと受け付けてもらえない）
　●受験時
　　－米国での臨床実習に必要な場合は，自分の実習開始の12週間前までには受験して，8週間前までには，Step 1スコアを添付して，米国の病院に応募する
　　－Step 1の試験会場とTOEFL試験会場とが同じ場所であることも多いため，同じ時間帯にならないように受験日時を選択する
　　－Step 1の試験内容は，9月1日あるいは4月1日から新年度用となり，傾向が大きく変化することがしばしばある
　　－Step 1の試験内容は，臨床関連の問題が増加してきているため，卒業間近に受けたほうが，高得点となる．そのため，海外実習に際してStep 1の点数が必要でない場合は，なるべく遅い時期に受験したほうが，高得点となる（現時点では，受験時期を考慮した補正方法がない）．受験時期が異なると，獲得点数の分布も異なるため，個人間での獲得点数の比較ができない点に留意する必要がある

② 米国のワクチン接種証明書の注意
　　－TBテスト（ツ反）については日本ではBCG接種のため，ほぼ全員が陽性となるため，実習開始日から6カ月以内のChest X-ray: nega-

tive の所見が必要となる
－テタヌス・ジフテリアは 10 年以内の追加接種が必要となる（日本のワクチン・スケジュールでは，1 回接種のみのため 10 年超過となる）
－HBV ワクチンについては，3 回接種後に HBs 抗体陽性となっていない場合は 4 回目の追加接種が必要となる
－一部の施設（特に小児科）では Meningococcal ワクチンも必要となる

③ 米国の短期間実習の注意点（米国入国に際しての米国ビザ取得）については，後述する．

医学部学生時代の短期間留学（臨床実習）のメリット：
・日本と訪問国での医療について，それぞれの長所・短所を体験できる
・本格的な留学前の予備体験として有益である
・Step 1 に合格して，Clerkship（Elective）として受け入れてもらえた場合は，米国学生と同じ内容の臨床実習が体験できる
・Clerkship での印象が良い場合は，訪問先の教員・医師による推薦文を依頼することが可能となる．この推薦文があると，米国での研修医採用の際に非常に有利となる

以上，医学部学生時代の短期間留学についてまとめると
1）自分を高くアピールできるよう Step 1，TOEFL スコアで高い点数を取得する
2）学術交流協定が締結されている海外の医学部の短期間実習（臨床実習，研究実習）に応募する
3）学内の教員に，交流実績のある医学部，病院，研究所を紹介してもらう
4）近親者あるいは自分の先輩の知人が勤務している医学部，病院，研究所を紹介してもらう

以上の4点が実現可能性を高める重要ポイントとなる．

II. 初期研修修了前後にレジデントとしての臨床留学

レジデントとしての臨床留学の方法として
(1) 初期研修の場合
① 米国のマッチングに応募する── ERAS（Electronic Residency Application Service）を通して，オンライン上でレジデンシー・プログラムへ応募する．
② 東京海上日動メディカルサービス・N Program に応募する．

の2つのルートがある．

(2) 後期研修あるいは Clinical fellow の場合
① 医局所属の教員に，交流実績のある医学部，病院を紹介してもらう．
② 自分で直接，応募する（手術数，特殊検査経験数が多い場合に有利となる）．

の2つのルートがある．
　どの場合も，「I．医学部学生時代の短期間留学」の項目で詳細に記載した応募に必要な書類（Application，CV，Personal statement，など）がすべて必要となる．

　以上，レジデントとしての臨床留学についてまとめると
　1）米国の教員・医師による推薦文があると非常に有利である
　2）Step 1，Step 2 CK，で高い点数（なるべく95以上）を取得する
　3）TOEFL スコアで高い点数（なるべく100以上）を取得する
　4）専門的な臨床経験数が多いと非常に有利である（手術数，特殊検

査経験数が多い場合に有利）

以上の4点が実現可能性を高める重要ポイントとなる．

III. 大学院卒業（学位取得）前後での研究留学

（1）研究留学の方法
① 医局あるいは研究所に所属の教員に，交流実績のある医学部，研究所を紹介してもらう．
② 自分で直接応募する（発表論文数，研究実績が多い場合に有利である）．

の2つのルートがある．

（2）研究留学の応募に際して
① CV（履歴書）で，発表論文数，研究実績が豊富であると大きなセールス・ポイントとなる．
② 留学希望先の研究室の論文を参考にして，自分の研究計画を伝える．
③ 国際学会に参加の際に，留学希望先の研究者（可能なかぎり室長）とアポイントを取り，挨拶をしておく，あるいは，国際学会に参加の際に，留学希望先の研究室に立ち寄る．

以上，研究留学についてまとめると
1）本国での奨学金（少額でも可）を受給予定であると非常に有利である
2）論文，国際学会での発表実績があると非常に有利である
以上の2点が実現可能性を高める重要ポイントとなる．

IV. 米国ビザ取得について

米国での留学に際して大きな問題となるは，米国入国時のビザの有無で

ある.

　91日以上の米国滞在では，必ず米国ビザの取得が必要となる．

　学生時代の90日以内の短期留学の際に，ビザ免除プログラムでビザなしで入国するか，ビザを取得して入国するかが本人の選択となる．

(1) ビザ免除プログラムで入国

　90日以内の滞在で，渡米目的が短期の商用や観光であれば可能である．

　事前にESTA渡航認証の取得が必要（webで取得可能）である．

　通常の旅行では，"ビザなし"の90日以内の滞在は，「ビザ免除プログラム」により，まったく問題なく入国可能であるが，実習の場合は4週間の実習であっても，入国拒否のリスクを伴う（4週間以上の実習の際に，ビザが必要かどうかの判断は，米国入国審査官の裁量による部分もあり，そのため毎年日本や欧州の学生の一部は，4－8週間の実習に際して"ビザなし"での米国入国を拒否されている）．

(2) ビザを取得する場合

　以下は米国大使館での面接とビザ発行手数料（140米ドル）が必要．

① J-1ビザ：交換留学生，研究員，職業訓練生（研修医）ビザ

　J-1ビザでは，米国内の受入校・機関から発行されたDS-2019が必要となる．DS-2019登録手数料（SEVIS Fee）は現在180米ドルであり，米国滞在予定期間すべてをカバーする海外旅行保険を事前に購入して，英文証明書を先方の事務局に送付する必要がある．さらに，DS-2019の内容についての先方で審査があるため，先方の事務局で発行するのに約2週間かかるものの，いったんDS-2019を取得すると，大使館の面接，入国係官とも簡単に審査終了となり，J-1ビザが発行される．

② B-1ビザ：短期商用ビザ（医学研修）

　病院実習を医師としての見習い実習と解釈するとB-1/B-2ビザでも入国可能である．

先方の事務局からの「Clerkship 受け入れオーケー」の手紙のみで申請可能である．

先方の事務局において DS-2019 の発行手続きが非常に煩雑であるため，90 日以内の病院実習については，多くの大学・病院（ジョーンズ・ホプキンス大学とハーバード医科大学とメイヨー・クリニックなど）では，「DS-2019 を発行しない」→「B-1 ビザを取得」となっている．

（3）J-1 ビザの 2 year rule

J-1 ビザの大きな問題点として，いったん J-1 ビザを取得して，その留学プログラムが終了すると，原則は，母国（日本）に帰国後の 2 年間は，2 回目の J-1 ビザが申請できない（2 year rule）点である．

そのため，米国内で，次の就職先からオファーがあっても，2 year rule に基づき 2 年間，日本に帰国した後でなければ，再度のビザ取得ができない（就職できない）ことが，大きな問題点となる（2 年間カナダや欧州に滞在しても 2 year rule は持続され，本国に戻らないかぎり再度のビザ取得ができない）．

ただし，例外があり，著明な業績があれば，O-1（オーワン）ビザ（extraordinary ability in the sciences, arts, education, business and athletics）が取得可能である．

あるいは，米国の軍関連病院や，過疎地や治安の悪い地区の病院で 2－3 年間勤務すると，2 year rule が免除となる．

なお，同一の留学プログラムであれば，最長 7 年間まで J-1 ビザは延長可能である．

2 year rule の期間中でも，米国での学会出席や観光などで，ビザ免除プログラムでの米国入国は何回でも可能である．

V．まとめ

以上，さまざまな留学プログラムについて解説した．

一生懸命，留学中に努力しても，その成果は保証されているものではない．しかし留学中に得られた体験というものは，お金で買うことのできない非常に貴重な体験であり，自分にとって大きな刺激となり，将来基礎・臨床いずれの方向に進むにしても，論理の組み立て方を学び，自分の意見をまわりの人々にわかりやすく伝える能力を向上させることなどを含め，多面的な学習および人間形成に大変役に立つものと考えられる．

　「留学する」ということは，「未来への扉を開けて，将来に向けて踏み出す」という目標のための大きなチャンスである．

資料 1

2012年度 JANAMEF
《研修・研究,調査・研究助成募集要項》

助成要項（A）――研修・研究助成
（JANAMEF-A）

1．助成内容　医療関係者の米国・カナダ他における医療研修助成ならびに米国・カナダ他の医療関係者の日本における医療研修助成（研修期間1年以上）

2．応募資格　①2012年4月1日から2013年3月31日までに出国する方
②臨床研修あるいは医学研究を希望する医療関係者で各専門職種の免許取得の方
③TOEFL iBT80点以上の取得者（IELTSも可）
④USMLE/Step1・Step2CK・Step2CS・MCCEEGFMS・CGFNS等の合格者が望ましい
⑤臨床研修を目指す方が望ましい
⑥研修先が決まっている方（研修先の紹介はしておりません）．あるいは，マッチングに応募していて3月31日までに結果が確定する方
⑦当財団から4年以内にA項の助成を得た方，あるいは他

財団より助成を受けた方は応募資格はありません．
＊留学中の収入合計額が5万米ドル以内の方を優先します

3．助成人数　若干名
　　助成額　最高100万円／人

4．提出書類　①申込書（所定用紙・JANAMEF A-1，A-2，A-3，A-4，A-5，A-6）
　　　　　　＊ホームページより申し込み用紙，ダウンロードページでPDF書類がダウンロードできます
　　　　　　②履歴書・和文（所定用紙2枚．上記PDF書類とセットになっています），英文（A4サイズ・1枚／書式自由）各1通
　　　　　　＊①，②の写真は同一写真で，証明用として最近3カ月以内に撮られたもの
　　　　　　＊家族構成（履歴書に必ずご記入ください）
　　　　　　③卒業証書のコピーまたは卒業証明書
　　　　　　④専門職種免許証のコピー（縮小コピー可）
　　　　　　⑤USMLE/Step1・Step2CK・Step2CS等の合格証をお持ちの方はコピーを提出してください
　　　　　　⑥英語能力試験（TOEFLまたはIELTS等）の点数通知書のコピー
　　　　　　＊TOEFLまたはIELTSを取得されていない場合は受験し，点数通知書のコピー
　　　　　　⑦論文リスト（主な3篇以内 JANAMEF A-5）をA4サイズ1枚に
　　　　　　⑧誓約書（所定用紙・JANAMEF A-6）
　　　　　　⑨推薦書（英文厳守・A4サイズ，1枚）2通

＊推薦者のうち1名は当財団賛助会員であること
　　＊2名とも賛助会員でない場合は，どちらか1名に賛助会員になってもらってください（賛助会費・1口1万円）
　　＊応募者の自己・近親者などの推薦は認められません
　　＊推薦書はレターヘッド付の便箋を使用し，英文でお書きください（日本語の推薦書は認められません）
　　＊ひな型はありません
　　＊応募者の方の人物像がわかる内容をご自身の言葉で，また推薦者の方の財団との現在・今後の係わり合い方も含めてお書きください
　　＊推薦書は推薦者本人が直接，財団へお送りください
　⑩米国・カナダ他あるいは日本での研修または研究受入れを証明する手紙
　　＊受入れ先機関の代表者または指導者のサイン入りのもの（コピー可）
　⑪収入証明書または契約書のコピー
　　＊留学中，日本での収入がある場合も必ず1年間の総額を証明するもの（給与証明書等）を付けてください
　⑫応募者一覧表作成用書式
　⑬上記1-12とセルフチェックリスト

　PDF書類はそのままタイピングしてプリントアウトして提出してください
　書類はできるだけタイピングしたものをご提出願います
（他にタイピングしたものの，切り貼りでも結構です）
　以上13項目の書類をクリアファイルに入れて期限までに提出してください

5．応募締切　2012年3月31日（期日までに着，厳守）

6．選考方法　選考委員会が書類審査ならびに，面接のうえ採否を決定します．

7．選　考　日　2012年5月頃
　　場　　　所　東京

8．選考結果の通知
　　　　　　　応募者本人宛に郵便により通知します．

9．送金方法　合格者は出入国日を所定の連絡票によって財団に通知してください．それにもとづいて振込みます．

10．義務　　　1）研修開始後の近況報告（JANAMEF NEWSやホームページ掲載用）
　　　　　　　2）研修報告（JANAMEF NEWSやホームページ掲載用）
　　　　　　　＊様式は財団指定書類
　　　　　　　＊A4サイズ（40字×30行くらい），3枚程度
　　　　　　　＊日本語または英語（帰国後1カ月以内）
　　　　　　　3）賛助会員に入会
　　　　　　　4）財団主催のセミナーや財団活動への協力等
　　　　　　　5）助成金に対する使途明細書を提出（帰国後1カ月以内）

11．助成金の取消
　　　　　　　下記の不履行があるときは，助成金の取消，助成金の停止，もしくは振込まれた助成金の返却を通告します．
　　　　　　　1）提出書類に虚偽の記載があった場合
　　　　　　　2）医療関係者としてふさわしくない行為があった場合
　　　　　　　3）前項の義務1）〜5）までの不履行

助成要項（B）——研修・研究助成

（JANAMEF-B）

1．助成内容　日本の医療関係者の米国・カナダ他における調査・研究助成，ならびに米国・カナダ他の医療関係者の日本における調査・研究助成（研修期間1年未満）

2．応募資格　財団の事業目標に合致した分野での短期調査・研究を希望する医療関係者で，海外および日本での生活に直ちに順応できる人物であること．ただし当財団から4年以内に助成を得た者は対象としません．

3．助成人数　若干名
　　助成額　10万～50万円/人

4．提出書類　①申込書（所定用紙・JANAMEF B-1，B-2，B-3による）
　　　　　　　＊申し込み用紙ダウンロードページでPDF書類がダウンロードできます
　　　　　　②履歴書・和文（所定用紙・2枚．上記PDF書類とセットになっています），英文（A4サイズ・1枚／書式自由）各1通
　　　　　　　＊①，②の写真は同一写真で証明用として最近3カ月以内に撮られたもの
　　　　　　③卒業証書のコピーまたは卒業証明書
　　　　　　④専門職種免許証のコピー
　　　　　　⑤米国・カナダ他および日本での調査・研究の受入れを証明する手紙等（コピー）
　　　　　　　＊受入れ先機関の代表者または指導者のサイン入りの手紙

⑥推薦書（英文・A4サイズ，1枚）2通
＊推薦者のうち1名は当財団賛助会員であること
＊2名とも賛助会員ではない場合，どちらか1名に賛助会員になってもらってください（賛助会費・1口1万円）
⑦英語能力試験の点数通知のコピー（TOEFL・TOEIC・IELTS など）
⑧誓約書（所定用紙 JANAMEF B-3）
⑨渡航計画書
⑩応募者一覧表作成用書式
⑪セルフチェックリスト

　PDF 書類はそのままタイピングしてプリントアウトして提出してください
　書類はできるだけタイピングしたものをご提出願います
（他にタイピングしたものの，切り貼りでも結構です）
　以上11項目の書類をクリアファイルに入れて期限までに提出してください

5．応募締切　2012年3月31日および9月30日（年2回）

6．選考方法　選考委員会が書類審査により行います．

7．選　考　日　2012年5月および10月予定

8．選考結果の通知
　　　　　　応募者本人宛，郵便により通知します．

9．送金方法　財団所定の連絡票による出国または入国日の本人の通知にもとづいて振込みます．

10. 義務　　　1）調査・研究報告（JANAMEF NEWS やホームページ掲載用）
　　　　　　　＊様式は財団所定指定書類
　　　　　　　＊A4サイズ（40字×30行くらい），1枚程度
　　　　　　　＊帰国後1カ月以内
　　　　　　　2）賛助会員に入会
　　　　　　　3）財団主催のセミナーや財団活動への協力等
　　　　　　　4）助成金に対する使途明細書を提出すること（帰国後1カ月以内）

11. 助成金の取消
　　　　　　　下記の場合，助成金の取消，助成金の停止，もしくは振込まれた助成金の返却を通告します．
　　　　　　　1）提出書類に虚偽の記載があった場合
　　　　　　　2）医療関係者としてふさわしくない行為があった場合
　　　　　　　3）前項の義務1）～4）までの不履行

―◉問い合わせ先―
財団法人　日米医学医療交流財団
〒113-0033　東京都文京区本郷3-27-12　本郷デントビル6階
Tel：03-6801-9777
Fax：03-6801-9778
e-mail ● janamef1988-info@janamef.or.jp

資料 2

JANAMEF 助成者リスト

2011 年度
助成者リスト（医師A項）

ID	Year	氏名	研修先・分野
349	2011	長井俊志	Henry Ford Hospital
350	2011	児島克明	Wayne State University
351	2011	清水英治	Cleveland Clinic
352	2011	朝海廣子	Royal Children's Hospital Melbourne
353	2011	松木隆志	Beth Israel Medical Center
354	2011	生駒成彦	University of Texas, Houston
355	2011	田中竜馬	Michigan State University/Sparrow Hospital
356	2011	平井大士	Loyola University Medical Center

＊頭のIDは『外科診療にみる医学留学へのパスポート』よりの続きの番号です．

資料 3

環太平洋・アジア基金

1．助成内容　①日本での講演，研究並びに研修のために来日する医療関係者の助成
　　　　　　②日本の医療関係者で環太平洋・アジア諸国へ調査，研究並びに研修のために訪問する者の助成
　　　　　　③その他

2．応募資格　原則として医療関係者

3．助成人数　1年間：若干名
　　　　　　助成額　10～50万円/人

4．提出書類　①申込書
　　　　　　②履歴書　和文または英文1通
　　　　　　③受入れを証明する手紙等（コピー）
　　　　　　④推薦者（A4サイズ）2通，推薦者のうち1名は当財団賛助会員であること
　　　　　　⑤渡航計画書
　　　　　　⑥応募者一覧表作成用書式

5．応募締切　毎年9月末日および3月末日

6．選考方法　選考委員会が書類審査により行う

7．選考結果の通知
　　　　　　応募者本人宛てに通知する

8．支給方法　財団所定の連絡票による出国または入国日の本人の通知にもとづいて支給する

9．被助成者の義務
　　　　　　1）調査・研究報告（様式は特に定めていない．A4判．日本語または英語．帰国後1カ月以内）
　　　　　　2）財団事業の支援（賛助会員に入会，帰国後は財団主催のセミナー，財団の活動への協力）

10．助成金の取消
　　　　　　次に述べる行為が確認された時，助成金支給の取消，助成金の停止，もしくは支給された助成金の返却を通告する．
　　　　　　1）提出書類に虚偽の記載があった場合
　　　　　　2）医療関係者としてふさわしくない行為があった場合

11．問い合わせ先
　　　　　　財団法人　日米医学医療交流財団
　　　　　　〒113-0033　東京都文京区本郷3-27-12
　　　　　　本郷デントビル6階
　　　　　　Tel：03-6801-9777
　　　　　　Fax：03-6801-9778
　　　　　　e-mail ● janamef1988-info@janamef.or.jp

資料 4

助成団体への連絡および，留学情報の問い合わせ先

財団法人　日米医学医療交流財団
JAPAN-NORTH AMERICA MEDICAL EXCHANGE FOUNDATION
(JANAMEF)
〒113-0033　東京都文京区本郷 3-27-12 本郷デントビル6階
Tel：03-6801-9777
Fax：03-6801-9778
e-mail ● janamef1988-info@janamef.or.jp
URL ● http://www.janamef.or.jp/

(株) 栄光―カプラン・ジャパン
窓口／メディカル講座担当
〒102-0084　東京都千代田区二番町 8-2
Tel：03-3238-0171
Fax：03-3238-0173
e-mail ● medical@kaplan.ac.jp
URL ● http://www.kaplan.ac.jp/

(有)トータルヘルス教育ネットワーク
窓口／鈴木勇
〒350-1126　埼玉県川越市旭町 3-18-23
Tel：049-249-5720・241-9797
Fax：049-249-5721
e-mail ● total-health@025then.com
URL ● http://www.025then.com/

※看護長期院内研修手配（アメリカ），学生短期留学企画（医学部・看護学部），専門分野視察研修企画手配，留学手続（医療英語研修・語学研修・大学），ホームステイプログラム手配

執筆者紹介

▶Ⅰ部◀

小林美和子（こばやし・みわこ）
千葉県出身
2003 年　筑波大学医学専門学群卒業
同　年　聖路加国際病院内科研修医
2006 年　ニューヨーク・ベスイスラエルメディカルセンター内科レジデント
2008 年　ジョーンズ・ホプキンス大学ブルームバーグ公衆衛生大学院修士課程（2010 年公衆衛生修士（MPH）取得）
2009 年　ニューヨーク・ベスイスラエルメディカルセンター内科チーフレジデント
2010 年　エモリー大学感染症科クリニカルフェロー

松本さつき（まつもと・さつき）
沖縄県出身
2003 年　筑波大学医学専門学群卒業
同　年　沖縄県立中部病院初期研修
2005 年　沖縄米海軍病院インターン
2006 年　医療法人友愛会南部病院小児科
2007 年　アイオワ大学小児科レジデント
2010 年　アイオワ大学小児神経科レジデント

内藤亜由美（ないとう・あゆみ）
神奈川県出身
2002 年　順天堂大学卒業
同　年　順天堂大学小児科学教室入局，順天堂医院研修医
2003 年　国際親善総合病院研修医
2004 年　順天堂医院小児科医，順天堂大学大学院入学
2005 年　キングスカレッジ児童精神学修士課程修了
同　年　ジャパングリーンメディカルセンター小児科医
2007 年　ユニバーシティ・カレッジ・ロンドン児童公衆衛生学修士課程修了
2007 年　順天堂大学大学院博士課程修了
2011 年　英国永住権取得，結婚
e-mail: a.naito@japangreen.co.uk

赤羽桂子（あかはね・けいこ）

福岡県出身

2002 年	富山医科薬科大学医学部医学科卒業
同　年	東京医科歯科大学小児科研修医
2003 年	東京都立墨東病院新生児科
同　年	土浦協同病院小児科・新生児科
2008 年	長崎大学医歯薬学総合研究科熱帯医学修士課程修了
同　年	同　　国際保健学教室博士課程休学中
同　年	医療支援団体「Medecins du Monde（世界の医療団）」エチオピア派遣
2010 年	マラウィ大学クイーンエリザベスセントラル病院小児科
同　年	総合高津中央病院小児科
同　年	ユニバーシティ・カレッジ・ロンドン国際小児保健学修士課程

内野三菜子（うちの・みなこ）
JANAMEF Fellow 2009

東京都出身

1998 年	東京女子医科大学卒業
同　年	国立病院東京医療センター（現・東京医療センター）外科コース研修医
2000 年	聖マリアンナ医科大学大学院（放射線医学専攻）
2004 年	同　　卒業，医学博士号授与
同　年	埼玉医科大学放射線腫瘍科助教
2005 年	日本医学放射線学会専門医（治療）
2006 年	日本放射線腫瘍学会認定医
2009 年	Ontario Institute for Studies in Education /University of Toronto（OISE/UT）修士課程
2010 年	トロント大学・プリンセスマーガレット病院放射線腫瘍科クリニカルフェロー
2011 年 6 月	Higher Education（OISE/UT）卒業，医学教育学修士号授与

鈴木ありさ（すずき・ありさ）

神奈川県出身

1998 年	東邦大学医学部卒業
同　年	湘南鎌倉総合病院総合研修医
2001 年	湘南鎌倉総合病院放射線科研修医
2002 年	聖マリアンナ医科大学病院放射線科研修医
2005 年	ブリガムアンドウィメンズ病院放射線科腹部画像/イメージガイデッドセラピーフェロー
2007 年	ブリガムアンドウィメンズ病院放射線科血管造影/インターベンションフェロー
2008 年	ブリガムアンドウィメンズ病院放射線科血管造影/インターベンション指導医

現在に至る

堤（瀧澤）美代子（つつみ（たきざわ）・みよこ）

千葉県出身
1997 年　聖マリアンナ医科大学卒業
1997 年　同　初期研修医，後期（総合診療科）研修医
2002 年　沖縄米海軍病院インターン
2004 年　東バージニア医科大学ゲント家庭医療科インターン
2005 年　ハワイ大学家庭医療科レジデント
2007 年　帰国．聖路加国際病院一般内科，ナショナル・メディカル・クリニック非常勤
現在にいたる

プレヴォ田辺智子（ぷれぼ・たなべ・ともこ）

京都府出身
1996 年　京都府立医科大学卒業
1996 年　京都府立医科大学第一内科学教室入局
1997 年　渡米
1998 年　ニューヨーク・ベスイスラエルメディカルセンター内科レジデント
2001 年　同　チーフレジデント
2002 年　ペンシルベニア大学総合内科医学教育フェロー
2004 年　サンディエゴ退役軍人メディカルセンター，アシスタント・プロフェッサー，カリフォルニア大学サンディエゴ校医学部，アソシエート・クラークシップ・ディレクター
2008 年　帰国
同　年　京都府立医科大学医学教育研究センター特任講師
同　年　医療法人坂崎診療所中之島クリニック副院長
2009 年　医療法人知音会御池クリニックレディースドック長
現在に至る

木村道子ブルーノ（きむら・みちこ・ぶるーの）

北海道出身
1996 年　京都大学医学部卒業
同　年　沖縄米海軍病院インターン
1997 年　京都大学神経内科
1998 年　ニューヨーク・ベスイスラエルメディカルセンター内科インターン
1999 年　コーネル大学・ニューヨーク病院神経内科レジデント
2001 年　同　チーフレジデント
2002 年　NIH ヒト運動統合科運動障害疾患クリニカルフェロー
2004 年　カピオラニメディカルセンター，ポリ・モミ病院神経内科スタッフ
同　年　ハワイ大学ジョン・A・バーンズ医科大学アシスタント・クリニカル・プロフェッサー
2008 年　クイーンズメディカルセンター神経内科スタッフ／開業
現在に至る

北野夕佳（きたの・ゆか）

京都府出身

1996年	京都大学医学部卒業
1996年	京都大学医学部附属病院にて内科各科ローテーション
1997年	日本赤十字社大阪赤十字病院にて内科各科プラス麻酔，救急，診断放射線ローテーション．また，ファーストコールとしての一次〜三次救急対応
1999年	日本赤十字社大阪赤十字病院消化器内科レジデント．内科チーフレジデント 日本内科認定医取得
2000年	福岡徳洲会病院消化器内科
同　年	京都大学大学院医学研究科分子細胞情報学（月田承一郎教授）にて基礎研究（〜2004年まで）
2004年	渡米
2005年	USMLEs取得，ECMFG certificate取得
2006年	バージニアメイソン医療センター内科レジデント
2009年	同　修了，米国内科専門医取得
同　年	帰国．東北大学高度救命救急センター助教

2011年より聖マリアンナ医科大学救急医学助教（聖マリアンナ横浜市西部病院救急集中治療部勤務）

大津聡子（おおつ・さとこ）

埼玉県出身

1995年	群馬大学医学部卒業
同　年	横須賀米海軍病院インターン
1996年	京都大学医学部附属病院総合診療部研修医
1997年	静岡県立総合病院研修医，修練医
2000年	ジョーンズ・ホプキンス大学ブルームバーグ公衆衛生大学院修士課程
2001年	日本赤十字社和歌山医療センター救急・第三外科，腎臓内科兼国際医療救援部（パキスタン，ジンバブエ，スリランカ，インドネシア，ケニアなどに派遣）
2007年	WHO西太平洋事務局医療技官
2011年	ロンドン大学熱帯医学衛生学学位取得

現在は，日本赤十字社和歌山医療センターの感染症部も兼任

十川佳美（そがわ・よしみ）

東京都出身

1995 年　新潟大学医学部卒業，沖縄米海軍病院インターン
1996 年　新潟大学附属病院小児科研修医
1997 年　済生会川口総合病院小児科研修医
1999 年　ボストン小児病院神経内科リサーチフェロー
2000 年　シュナイダー小児病院神経内科レジデント
2003 年　シュナイダー小児病院小児科レジデント．アメリカ小児神経学会から Outstanding Junior Member Awards 受賞
2005 年　モンテフィオーレ医療センター臨床神経生理学（脳波）フェロー
2006 年　モンテフィオーレ医療センター指導医（現在も勤務）
2007 年　米国小児科，神経内科の専門医取得
2009 年　臨床神経生理学の米国専門医取得．アルバートアインシュタイン医科大学で臨床研究修士号取得．アメリカてんかん学会から Susan Spencer Fellowship/ Early Career Physician-Scientist Award 受賞

金城さくら（きんじょう・さくら）

沖縄県出身

1994 年　琉球大学医学部卒業
同　　年　沖縄米海軍病院インターン
1995 年　琉球大学医学部麻酔科研修医
1997 年　テキサス大学ヒューストン校内小児科インターン
1998 年　テキサス大学ヒューストン校麻酔科レジデント
2001 年　カリフォルニア大学デイビス校ペインフェロー
2002 年　琉球大学医学部麻酔科助手
2005 年　カリフォルニア大学サンフランシスコ校麻酔科アシスタント・プロフェッサー
2009 年　カリフォルニア大学サンフランシスコ校麻酔科アソシエート・プロフェッサー
現在に至る

矢野（五味）晴美（やの（ごみ）・はるみ）

岡山県出身
1993 年　岡山大学医学部卒業
同　　年　沖縄米海軍病院インターン
1994 年　日本赤十字社岡山赤十字病院内科研修医
1995 年　ニューヨーク・ベスイスラエルメディカルセンター内科レジデント
1998 年　テキサス大学ヒューストン校感染症科クリニカルフェロー
2000 年　ロンドン大学衛生熱帯医学大学院熱帯医学集中コース修了
同　　年　日本医師会総合政策研究機構主任研究員
2001 年　岡山大学大学院医学研究科社会医学系衛生学博士課程（医学博士）修了
2003 年　ジョーンズ・ホプキンス大学ブルームバーグ公衆衛生大学院修士課程（MPH）修了
同　　年　南イリノイ大学感染症科アシスタント・プロフェッサー
2005 年　自治医科大学感染制御部講師
2006 年　自治医科大学臨床感染症センター准教授
2010 年　オランダ・マストリヒト大学医療者教育学修士課程遠隔教育在籍中

医師免許・専門医資格
　米国カンザス州，テキサス州，イリノイ州医師免許保持・更新中
　米国内科・感染症科専門医および米国内科・感染症学会上級会員 FACP, FIDSA
　英国熱帯医学専門医（DTM&H）
　国際旅行医学専門医
　日本内科学会認定医・総合内科専門医
　日本感染症学会専門医
　日本化学療法学会抗菌化学療法指導医
　インフェクションコントロールドクター（ICD）

▶解説◀

武田裕子（たけだ・ゆうこ）
JANAMEF Fellow 1989

宮崎県出身
1986年　筑波大学医学専門学群卒業
1990年　筑波大学大学院博士課程医学研究科修了
同　年　ハーバード大学リサーチフェロー，ボストン・ベスイスラエル病院総合診療科エクスターン
1991年　ボストン・ベスイスラエル病院内科インターン
1992年　同　　内科レジデント（プライマリケア専攻）
1994年　ハーバード大学感染症科クリニカルフェロー，フレミングハム病院内科チーフレジデント
同　年　マサチューセッツ州開業資格を取得
1995年　米国内科専門医資格を取得
同　年　筑波大学附属病院呼吸器内科医員
1997年　筑波大学附属病院卒後臨床研修部講師
2000年　琉球大学医学部附属病院地域医療部講師
2005年　東京大学医学教育国際協力研究センター准教授
2007年　三重大学大学院医学系研究科地域医療学講座教授
2010年　ロンドン大学衛生熱帯医学大学院修士課程
2011年　ロンドン大学キングスカレッジ医学部プライマリケア・公衆衛生学講座研究員

II部

候　聡志（こう・としゆき）
東京都出身
2010 年　東京大学医学部医学科卒業
同　年　聖路加国際病院内科初期臨床研修医
現在に至る

清藤哲史（きよふじ・さとし）
東京都出身
2009 年　東京大学医学部医学科卒業
同　年　虎の門病院初期臨床研修医
2011 年　虎の門病院脳神経外科後期臨床研修医
現在に至る

原田陽平（はらだ・ようへい）
愛知県出身
2011 年　名古屋大学医学部卒業
同　年　愛知県厚生農業協同組合連合会安城更生病院初期臨床研修医
e-mail: youhei315@gmail.com

島田悠一（しまだ・ゆういち）
埼玉県出身
2006 年　ジョーンズ・ホプキンス大学医学部に交換留学
2007 年　東京大学医学部医学科卒業．ECFMG certificate 取得
同　年　総合病院国保旭中央病院初期臨床研修医
2008 年　東京大学医学部附属病院初期臨床研修医
同　年　ニューヨーク・ベスイスラエルメディカルセンター内科レジデント
2011 年　同　　チーフレジデント
同　年　米国内科専門医を取得
同　年　ジョーンズ・ホプキンス大学ブルームバーグ公衆衛生大学院修士課程
2012 年よりハーバード大学医学部附属ブリガムアンドウィメンズ病院にて循環器内科クリニ
　　　　カルフェローシップ開始予定
e-mail: usrinsho@gmail.com
website: usrinsho.com

鈴木健樹（すずき・たけき）

長野県出身

2000 年	東京大学医学部医学科卒業
同　年	沖縄米海軍病院インターン
2001 年	東京大学医学部附属病院内科研修医
2002 年	コロンビア大学，セントルークス・ルーズベルト病院内科レジデント
2005 年	バーモント大学循環器科フェロー
2009 年	東京大学大学院医学系研究科内科学専攻（循環器内科）

現在に至る

杉山雄大（すぎやま・たけひろ）

熊本県出身

2006 年	東京大学医学部医学科卒業
同　年	東京大学医学部附属病院初期臨床研修医
2007 年	日立製作所日立総合病院初期臨床研修医
2008 年	国立国際医療センター戸山病院糖尿病・代謝症候群診療部後期臨床研修医
2009 年	東京大学大学院医学系研究科社会医学専攻公衆衛生学分野（博士課程）入学
2011 年	カリフォルニア大学ロサンゼルス校公衆衛生大学院ヘルスサービス部門（修士課程）入学

e-mail: tsugiyama-tky@umin.ac.jp

原田美由紀（はらだ・みゆき）

神奈川県出身

2000 年	東京大学医学部医学科卒業
同　年	東京大学産婦人科入局
	（東京大学医学部附属病院，関東中央病院勤務などを経て）
2003 年	東京大学大学院医学系研究科生殖発達加齢医学専攻進学
2007 年	同　　修了．医学博士
	（東京大学医学部附属病院医員，助教を経て）
2008 年	ミシガン大学医学部/産婦人科学/生化学教室教授 K.M.J. Menon ラボに留学
2009 年 10 月より東京大学医学部附属病院女性診療科・産科助教

現在に至る

丸山稔之（まるやま・としゆき）
和歌山県出身
1981 年　東京大学医学部卒業
同　　年　東京大学医学部附属病院内科研修医
1983 年　国立国際医療センター消化器科レジデント
1990 年　米国カリフォルニア州スクリップス研究所リサーチフェロー
1993 年　東京大学医学部附属病院第一内科医員
1995 年　東京大学医学部附属病院第一内科助手
2000 年　東京大学大学院医学系研究科・医学部国際交流室講師
現在に至る

財団法人　日米医学医療交流財団
JAPAN-NORTH AMERICA MEDICAL EXCHANGE FOUNDATION (JANAMEF)

1988年10月，財団法人として設立．翌1989年5月には特定公益増進法人として認定された．北米諸国間の医療関係者の交流，医療関係者の教育ならびに保健医療の向上への寄与を主な事業目的に，医学医療研修者の留学助成，セミナーやシンポジウムなどを年に数回開催，日米両国の医学医療に関する調査助成も行っている．医学医療研修者に対する助成は，財団設立初年度の10名を手始めに現在まで590名に達する．

〒113-0033　東京都文京区本郷 3-27-12 本郷デントビル6階
Tel：03-6801-9777/Fax：03-6801-9778
e-mail ● janamef1988-info@janamef.or.jp
URL ● http://www.janamef.or.jp/

シリーズ日米医学交流 No.11　女性医師のための医学留学へのパスポート

2011年10月20日初版第1刷発行

Ⓒ 編者　財団法人　日米医学医療交流財団

発行所　株式会社はる書房
〒 101-0051　東京都千代田区神田神保町 1-44 駿河台ビル
Tel.03-3293-8549/Fax.03-3293-8558
振替 00110-6-33327
http://www.harushobo.jp/

落丁・乱丁本はお取り替えいたします．　印刷　中央精版印刷／組版　閏月社
Ⓒ JAPAN-NORTH AMERICA MEDICAL EXCHANGE FOUNDATION, Printed in Japan, 2011
ISBN 978-4-89984-124-1 C3047